脑血管疾病防治与介入应用

主 编 肖国栋 王国军 陆云南 等

NAOXUEGUAN
JIBING FANGZHI
YU JIERU YINGYONG

吉林出版集团
吉林科学技术出版社

图书在版编目（CIP）数据

脑血管疾病防治与介入应用 / 肖国栋等主编. -- 长春：吉林科学技术出版社，2018.4
ISBN 978-7-5578-0140-3

Ⅰ.①脑… Ⅱ.①肖… Ⅲ.①脑血管疾病—人体解剖②脑血管疾病—血管外科学—诊疗 Ⅳ.①R322.81②R651.1

中国版本图书馆CIP数据核字(2016)第007564号

脑血管疾病防治与介入应用

主　　编	肖国栋　王国军　陆云南　罗　毅　徐　元　赵　彬
副 主 编	郑　波　何景良　曹　驰　徐　宁
出 版 人	李　梁
责任编辑	赵　兵　张　卓
装帧设计	雅卓图书
开　　本	880mm×1230mm　1/16
字　　数	337千字
印　　张	11
版　　次	2018年4月第1版
印　　次	2018年4月第1次印刷
出　　版	吉林出版集团 吉林科学技术出版社
地　　址	长春市人民大街4646号
邮　　编	130021
编辑部电话	0431-85635185
网　　址	www.jlstp.net
印　　刷	济南大地图文快印有限公司
书　　号	ISBN 978-7-5578-0140-3
定　　价	88.00元

如有印装质量问题可寄出版社调换
版权所有　翻印必究　举报电话：0431-85635185

前言

脑血管病是我国城乡居民第一位的死亡原因和第一位的致残原因。脑血管病幸存者往往因躯体功能障碍和认知情感障碍而影响其生活能力。因此这一疾病给个人、家庭和社会均带来了沉重的负担。随着我国人群预期寿命的延长和人口老龄化速度的加快，脑血管病发病率和患病率还有逐年增高的趋势。因此寻求有效的脑血管病防治方法是广大医务工作者面临的一项重大课题。

本书主要介绍了脑血管疾病的防治，除相关基础理论外，主要包括脑血管病的病因病理、诊断、鉴别诊断、内科治疗以及介入的应用。全书内容条理清晰，简明扼要，理论性强，实用性好，可以帮助读者获得对脑血管疾病清晰的诊断思路，正确应用治疗方案，准确掌握治疗方法。本书可作为临床住院医师、主治医师、进修医师和在校大学生、研究生的辅助参考资料，有很强的临床实用性和指导意义。

由于参编人数较多，文笔不尽一致，加上编写时间有限，尽管多次校稿，书中难免存在疏漏和不足之处，恳请广大读者提出宝贵意见和建议，以便再版时修订，谢谢。

编　者

2018 年 4 月

目 录

第一章 脑血液循环 ··· 1
    第一节 脑动脉系统 ··· 1
    第二节 脑静脉系统 ··· 8
第二章 脑血液循环的病理生理 ··· 14
    第一节 缺血性脑损伤的病理生理 ··· 14
    第二节 侧支循环 ·· 16
    第三节 脑血管储备功能 ·· 17
    第四节 脑的微循环 ··· 18
    第五节 缺血半暗区 ··· 18
第三章 脑血管疾病的流行病学、危险因素与预防 ·· 21
    第一节 脑血管疾病的流行病学 ··· 21
    第二节 脑血管疾病的危险因素 ··· 23
    第三节 脑血管疾病的预防 ··· 28
第四章 脑血管病的定位诊断 ·· 33
    第一节 大脑皮质病变的定位诊断 ·· 33
    第二节 大脑后部病变的定位诊断 ·· 34
    第三节 大脑深部病变的定位诊断 ·· 35
    第四节 间脑病变的定位诊断 ··· 38
    第五节 脑干病变的定位诊断 ··· 42
    第六节 小脑病变的定位诊断 ··· 50
    第七节 脊髓病变的定位诊断 ··· 52
第五章 脑血流监测技术 ··· 57
    第一节 神经超声:经颅多普勒与经颅彩色双功多普勒超声检查 ································· 57
    第二节 激光多普勒血流测定仪,热弥散血流测定仪,正交偏振光谱成像 ······················ 68
    第三节 颈静脉球氧饱和度监测 ·· 73
    第四节 近红外线光谱技术 ·· 80
第六章 脑血管病的治疗概述 ··· 88
    第一节 脑血管病急性期的治疗 ·· 88
    第二节 脑水肿的治疗 ·· 90
    第三节 抗自由基治疗 ·· 91
    第四节 脑细胞代谢活化剂 ·· 92
    第五节 颅脑创伤后并发应激性溃疡的预防治疗 ··· 93
    第六节 营养支持治疗 ·· 94
    第七节 高压氧治疗 ·· 95
    第八节 脑出血的治疗 ·· 98

第九节　缺血性脑血管病的治疗 …………………………………………… 99
　　第十节　卒中单元 ………………………………………………………… 103
第七章　介入治疗的基础技术 …………………………………………………… 107
　　第一节　Seldinger 血管穿刺技术 ………………………………………… 107
　　第二节　血管切开插管技术 ……………………………………………… 111
　　第三节　常见静脉穿刺部位 ……………………………………………… 112
　　第四节　常见动脉穿刺部位 ……………………………………………… 114
第八章　介入手术常用药物 ……………………………………………………… 116
　　第一节　药品的管理 ……………………………………………………… 116
　　第二节　对比剂 …………………………………………………………… 117
　　第三节　围手术期用药 …………………………………………………… 120
　　第四节　镇痛药 …………………………………………………………… 121
　　第五节　急救用药 ………………………………………………………… 122
　　第六节　抗感染用药 ……………………………………………………… 124
　　第七节　抗凝药、溶栓药 ………………………………………………… 126
　　第八节　肿瘤治疗用药 …………………………………………………… 127
第九章　脑血管造影术 …………………………………………………………… 132
　　第一节　概述 ……………………………………………………………… 132
　　第二节　脑血管造影前的准备 …………………………………………… 132
　　第三节　脑血管造影的影响因素 ………………………………………… 133
　　第四节　主动脉弓造影技术 ……………………………………………… 142
　　第五节　导管和导丝的选择及准备 ……………………………………… 143
　　第六节　选择性脑血管造影 ……………………………………………… 145
　　第七节　超选择性血管造影 ……………………………………………… 148
　　第八节　特殊变异血管的造影 …………………………………………… 148
　　第九节　脑血管造影中应注意的问题和常见并发症 …………………… 149
　　第十节　脑血管病变的判断和测量 ……………………………………… 151
第十章　缺血性脑血管病急性期的介入治疗 …………………………………… 154
　　第一节　理论基础和常用方法 …………………………………………… 154
　　第二节　急性脑梗死动脉内接触溶栓 …………………………………… 155
　　第三节　急性脑梗死动脉内溶栓联合支架置入术 ……………………… 165
　　第四节　器械溶栓和超声辅助溶栓 ……………………………………… 167
参考文献 …………………………………………………………………………… 170

第一章

脑血液循环

第一节 脑动脉系统

脑是人体的重要器官，对血液需求量大，人体每分钟由左心室排出的血量约为5 000ml，供应脑部的血液即达750~1 000ml，约占全身供血量的20%，而人脑重1 300~1 500g，仅为体重的2%，因此脑的血液供应十分丰富。

脑部的血液由左右两条颈内动脉和两条椎动脉供给（图1-1）。每支颈内动脉每分钟约有300~400ml血液注入，其中大部分流入大脑中动脉；每支椎动脉每分钟约有100ml血液注入，因此脑的动脉血中约有70%~80%来自颈内动脉，20%~30%来自椎动脉。

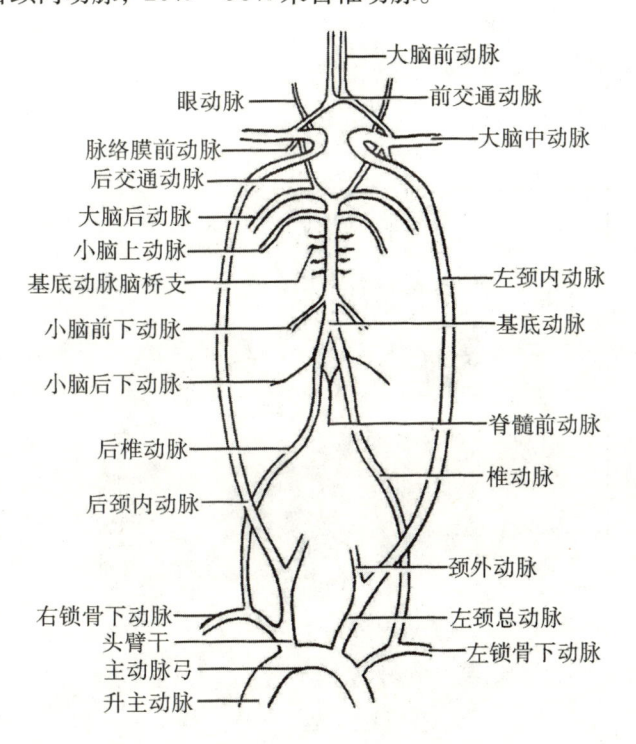

图1-1 脑部各动脉分支及其来源示意图

颈内动脉由颈总动脉分出，入颅后依次分出眼动脉、后交通动脉、脉络膜前动脉、大脑前动脉和大脑中动脉。供应眼部及大脑半球前3/5部分，即额叶、颞叶、顶叶及基底节等处的血液（图1-2、图1-3）。

椎动脉由两侧锁骨下动脉发出，在第6至第1颈椎横突孔内上行，经枕骨大孔入颅后在脑桥下缘汇合成基底动脉，基底动脉的末端即行至中脑处分成左右两条大脑后动脉，供应大脑半球的后2/5部分，即枕叶及颞叶的基底面、枕叶内侧及丘脑等处的血液（图1-2、图1-3）。椎-基底动脉在颅内由近端至远端先后分出小脑后下动脉、小脑前下动脉、脑桥支、内听动脉、小脑上动脉等，供应小脑及脑干。两侧大脑前动脉之间由前交通动脉、两侧颈内动脉与大脑后动脉之间由后交通动脉连接起来，构成脑底动脉环（Willis 环）（图 1-4）。

这一环状动脉吻合对调节、平衡颈动脉与椎-基底动脉两大血供系统之间、大脑两半球之间血液供应以及当此环某处血管狭窄或闭塞时形成侧支循环极为重要。此外，颈内动脉尚可通过眼动脉的末梢分支与颈外动脉的面、上颌、颞浅和脑膜中动脉末梢支吻合；椎动脉与颈外动脉的末梢支之间和大脑表面的软脑膜动脉间亦有多处吻合。当某些动脉发生闭塞时，这些吻合支亦可提供一定程度的侧支循环。脑深部的穿动脉（中央支）（图 1-5）虽然也有吻合支，但直径都是 100μm 以下的细支，当深部动脉闭塞时，尤其是急性闭塞时，此等吻合支难以发挥足够的作用，使脑组织免于发生缺血或梗死。

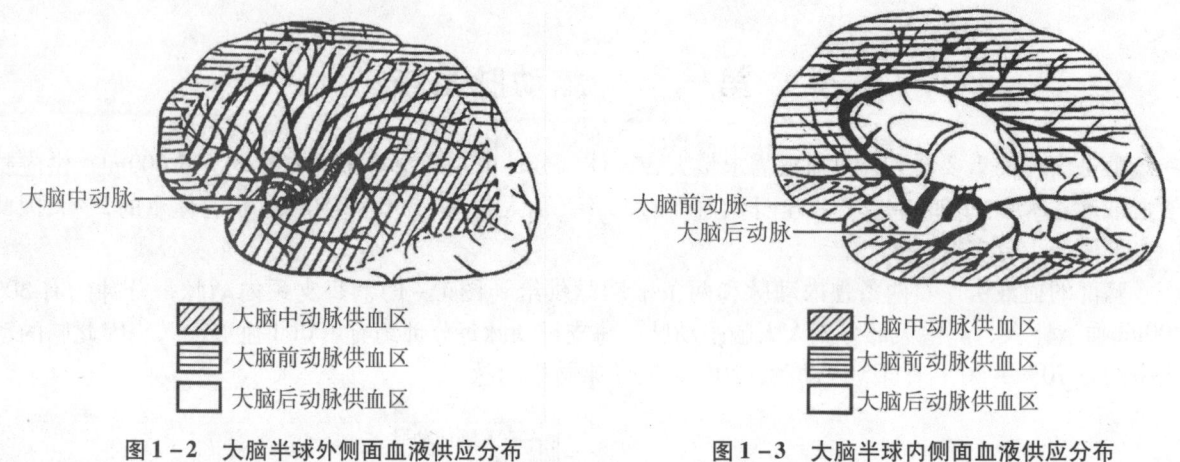

图 1-2 大脑半球外侧面血液供应分布

图 1-3 大脑半球内侧面血液供应分布

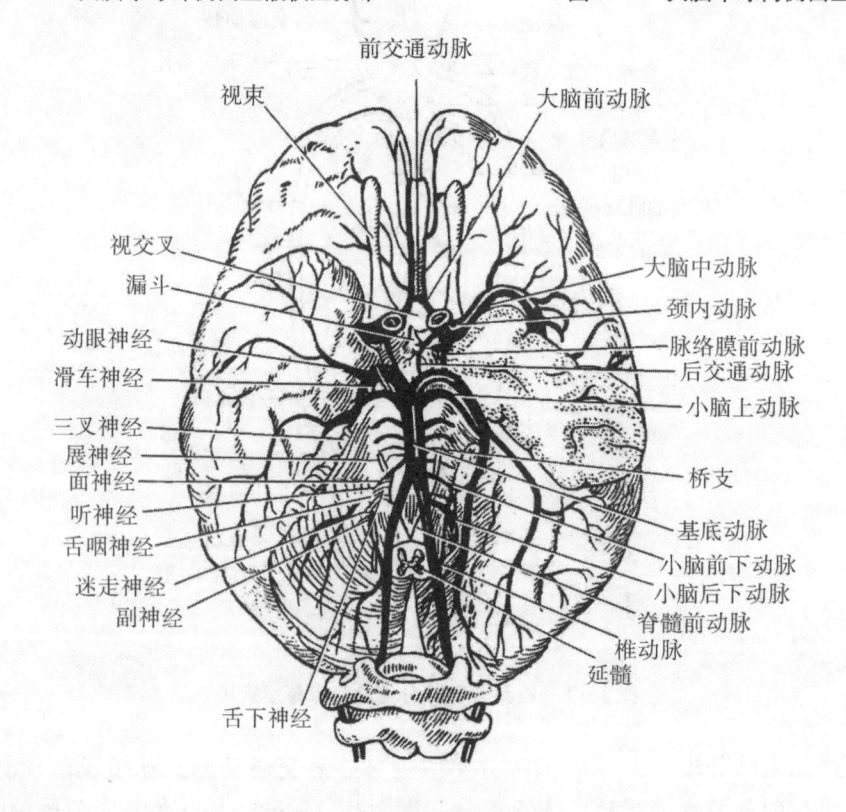

图 1-4 脑基底部的动脉

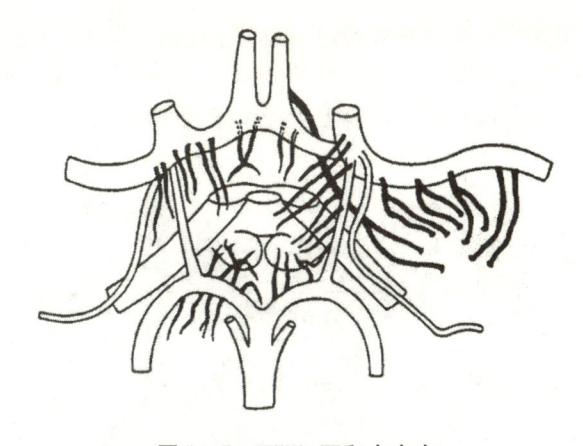

图 1-5 Willis 环和中央支
左侧翻转了颈内动脉,以显示它的背面。图中黑实线均为中央支

为了保证脑部血液得以恒定供应,其形态结构及其行程均有其特点,主要有:①侧支循环丰富:特别是脑底部有由颈内动脉和椎动脉的分支组成的脑底动脉环(Willis 环),这一环状吻合对脑血液供应的调节和代偿起重要作用。②行程特点:颈内动脉及椎动脉进入颅内时,走行均十分曲折,这是脑动脉搏动不明显的原因之一。③脑动脉壁结构特点:脑动脉壁较薄,类似颅外其他部位同等大小的静脉,但其内膜的厚度与同等管径的颅外动脉相似,且其内弹力膜较厚,其中膜与外膜则明显地薄一些。以颅内的基底动脉与颅外的肠系膜上动脉相比,两者管径大小相似,肠系膜上动脉的中膜约有 35 层平滑肌,而基底动脉则约为 20 层。肠系膜动脉内肌组织成分约为占 63%,胶原纤维占 33%,弹力纤维占 4%;而管壁较薄的基底动脉,其肌组织虽较同等大小的肠系膜上动脉为少,但却占该动脉管壁的 85%,胶原纤维约占 12.5%,弹力纤维占 2.5%;由此可见脑内动脉的被动成分(结缔组织)比例减少,而主动成分(肌纤维)比例增加。由于脑动脉内弹力膜较厚,肌纤维比例高,增加了动脉的刚性,使管腔内的动脉血对管壁的冲击力得以明显缓冲,这也是在肉眼观察下,几乎看不到脑动脉搏动的重要原因。④颈动脉窦的作用:颈动脉窦多位于颈内动脉起始处,也可见于颈内、外动脉分叉处,偶尔位于颈总动脉末端。是一个压力感受器。由颈内动脉入脑的血液首先冲击并牵张此感受器,引起感觉冲动,这种冲动由舌咽神经分出的窦神经传至延髓的血管调节中枢,以调节血压水平,保证脑动脉压相对恒定。因此颈动脉窦是脑血液供应的一个重要的监测-调节装置。

一、颈内动脉(arteria carotis interna)

颈总动脉在第 4 颈椎处相当于甲状软骨上缘分为颈内与颈外动脉(图 1-6),颈内动脉分颅内段与颅外段两部分。颅外段无分支,起始部膨大为颈动脉窦,是颈内动脉粥样硬化斑块的好发部位,是微栓子的重要来源之一。颈内动脉进入颅内时经过两次约 90°的弯曲,上行至颈动脉管处先上升后弯向前内,经破裂孔入颅,此段一般称为 C_5 段,穿过蝶鞍侧面的海绵窦段称 C_4 段,至前床突内侧又弯向上,这段前向突出如膝盖状称为膝段即 C_3 段,从此段向前发出眼动脉,以后颈动脉又向后略呈水平状行走,正好在视交叉池部称视交叉池段即 C_2 段,从 C_2 段又向上并向前弯曲呈凸向后的膝状弯曲称后膝段即 C_1 段,从 C_1 段发出后交通动脉和脉络膜前动脉,$C_2+C_3+C_4$ 在脑血管造影侧位片上呈 C 字形即虹吸部(图 1-7)。颈内动脉的主要分支有:

(一)眼动脉(A. ophthalmica)

眼动脉由颈内动脉虹吸部前面发出,经视神经孔入眼眶,在视神经的上方走行至眼眶内侧,至内眦处分为眶上动脉与鼻背侧动脉。眼动脉的分支中最重要且恒定的动脉是视网膜中央动脉,在距眼球后 6~10mm 处穿入视神经鞘内,沿视神经中轴前行,至视神经乳头处穿出,分出 4 条终末分支,即视网膜鼻侧及颞侧上、下动脉,这些动脉是全身唯一能借助检眼镜直接窥见的小动脉,并可观察是否有动脉硬化存在。眼动脉可通过其分支与颈外动脉的分支相吻合,这些吻合有:①眼动脉的额支与颞浅动脉吻合;

②眼动脉的鼻背侧动脉与面动脉的内眦动脉和鼻后动脉吻合；③眼动脉的泪腺动脉与上颌动脉的颞浅动脉吻合；④泪腺动脉的脑膜返回支与脑膜中动脉前支吻合。当颈内动脉近端阻塞时，可通过这些吻合支使血液由颈外动脉逆流入眼动脉，再至颈内动脉及大脑中、前动脉。

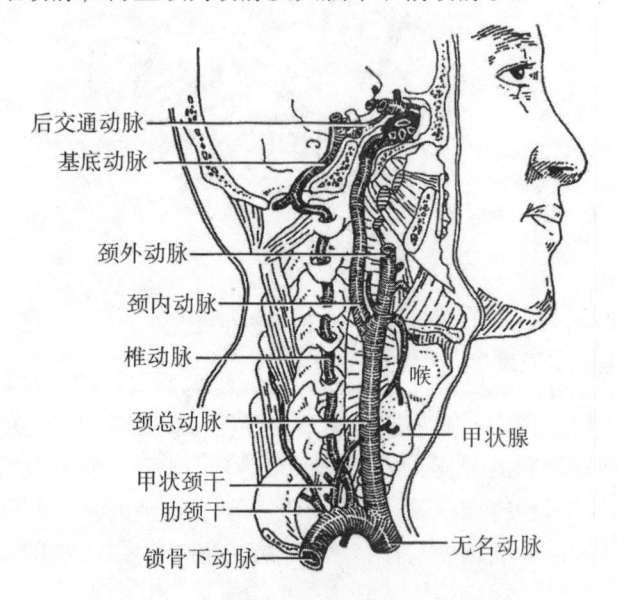

图1-6　颈内动脉颅外段与颅内段走行
示颈内动脉与椎-基底动脉关系

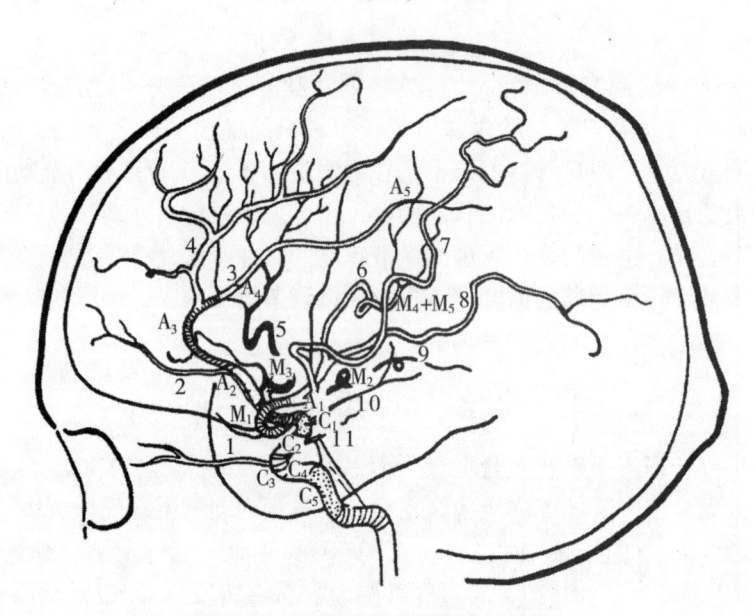

图1-7　正常颈内动脉造影（侧位）

A_1：大脑前动脉视交叉上段；A_2：大脑前动脉胼胝体下段；A_3：大脑前动脉膝段；A_4：胼胝体周围动脉额叶段；A_5：胼胝体周围动脉顶叶段；C_1：颈内动脉后膝段；C_2：颈内动脉视交叉池段；C_3：颈内动脉前膝段；C_4：颈内动脉海绵窦段；C_5：颈内动脉神经节段；M_1：大脑中动脉眶后段；M_2：大脑中动脉岛叶段；M_3：大脑中动脉的升动脉；M_4：大脑中动脉的顶后（下）动脉颞后动脉；M_5：大脑中动脉角回动脉颞后动脉；1.眼动脉；2.额极动脉；3.胼胝体周动脉；4.胼胝体缘动脉；5.额顶升动脉；6.顶下动脉；7.角回动脉；8.颞后动脉；9.颞前动脉；10.脉络膜前动脉；11.后交通动脉

（二）后交通动脉（A. communicans posterior）

后交通动脉由颈内动脉发出，与大脑后动脉吻合，是连接颈内动脉系统与椎-基底动脉系统的主要干线。后交通动脉与颈内动脉交叉处是动脉瘤的好发部位，同时后交通动脉走行于蝶鞍和动眼神经的上面，当出现后交通支动脉瘤时即可压迫动眼神经出现眼肌麻痹。后交通动脉的长度及管径变异都很大，最长可达34mm，最短只有2mm，一侧阙如者约占4%。有的直径较大直接移行为大脑后动脉，有些管径很细，<1mm者约占20%，最细者可<0.2mm。每侧后交通动脉发出2~8支细小的中央动脉，供应下丘脑、丘脑腹侧、内囊后肢及丘脑底核。供应丘脑底核的中央支阻塞可出现偏侧舞蹈症（Hemiballism）。

（三）脉络膜前动脉（A. choroiden anterior）

脉络膜前动脉系一细长的小动脉，一般在后交通动脉稍上方由颈内动脉发出，向后越过视束前部，至大脑脚前缘，在海马回附近经脉络膜裂入侧脑室下角形成脉络丛。并与脉络膜后动脉有丰富的吻合。主要供应脉络丛、视束的大部分、外侧膝状体、苍白球的内侧和中间部、内囊后肢腹侧、海马、杏仁核、红核、黑质等。

（四）大脑前动脉（A. cerebri anterior）

大脑前动脉是供应大脑半球内侧面的主要动脉，在视交叉外侧由颈内动脉发出，水平向前内行走，横过视神经的上面进入大脑纵裂，并以前交通动脉与对侧相连。在前交通动脉前的一段在造影片上称为A_1段，自前交通动脉以后至胼胝体膝以下的一段称A_2段，在此发出眶动脉，绕胼胝体膝部一段称A_2段即膝段，在A_2与A_3段交界处发出额极动脉，在A_3段发出胼胝体边缘动脉，以后为A_4、A_5段，即胼胝体周围动脉段，A_4相当于额叶部分，A_5段相当于顶叶部分。大脑前动脉的主要分支有：

1. 眶动脉　分布于额叶眶面。
2. 中央动脉　又名前内侧丘纹动脉，系大脑前动脉在发出前交通动脉之前发出的一群小的动脉，其中有一支为恒定的中央长动脉，即Heubner动脉，它供应壳核前端、尾核头及两者之间的内囊前肢和眶面内侧皮质。

其他为中央动脉短支，供应尾状核头部及尾状核体前部的内侧面，还有一些纤细支供应视上部和胼胝体膝等处。

3. 额极动脉　多数在胼胝体膝部以下与大脑前动脉主干成锐角发出，供应额叶前部、额极内外侧面。
4. 胼周动脉　沿胼胝体沟内走行，供应胼胝体、扣带回、额上回和前中央回上1/4部。
5. 胼缘动脉　从胼周动脉发出，向上行走，供应扣带回、额上回、旁中央小叶、额中回上缘及中央前后回上1/4。
6. 楔前动脉　供应扣带回上部的一部分、楔前叶前2/3，顶上小叶及顶下小叶前缘。
7. 后胼周动脉　供应胼胝体后部及附近皮质，并与大脑后动脉的胼胝体支吻合。

（五）前交通动脉（A. commumcans anterior）

前交通动脉位于视交叉上面的前方，是连接左右大脑前动脉的短动脉，变异很多。只有一条横行或斜行的占54.4%，其余45.6%为两支以上，可呈=、V、Y、I等形状。前交通动脉的后缘一般都发出2~4个纤细支，向后至下丘脑和乳头体前外侧面；前交通动脉的前缘也常发出分支至胼胝体下回附近。

（六）大脑中动脉（A. cerebri media）

大脑中动脉是颈内动脉直接延续的嫡支，进入大脑外侧裂内，向外上方行走于脑岛表面，在动脉造影时也分为5段；M_1段即眶后段，系大脑中动脉自颈内动脉分出后的一段，在造影的前后位片上，水平向外行，长约3cm；M_2段即岛叶段，系M_1末端再向后上行，位于岛叶表面的一段，该段发出颞前动脉；M_3段系M_2的基底部发出向中央沟上升的升动脉；M_4和M_5段系M_2的末端向后分布于大脑外侧裂上下缘的部分，包括顶后（下）动脉、角回动脉和颞后动脉（图1-7），这三大分支支配大脑半球外

侧面的大部分区域。大脑中动脉的主要分支有:

1. 升动脉 (A. acenden)　为自 M_2 段的基底部发出向中央沟上升的动脉, 又可分为小的眶额动脉 (分布于额中回前部) 和大的额顶升动脉, 额顶升动脉再分为中央沟动脉, 中央前沟动脉和顶前动脉 (中央后沟动脉), 这些动脉如同蜡烛台样又称蜡台动脉, 分布于前后中央回和顶叶附近。

2. 顶后 (下) 动脉 (A. parietalis posterior)　由 M_2 末端发出, 多为上干的终支, 分布于缘上回及顶上小叶下缘。

3. 角回动脉 (A. gyri angularis)　由 M_2 末端发出, 多为下干的终支, 分布于角回及顶上小叶后部。

4. 颞后动脉 (A. temporalis posterior)　由 M_2 末端发出, 分布于颞上、颞中回后部、颞下回后部的上缘及枕叶外侧面月状沟以前部分。

5. 颞前动脉 (A. tempoalis anterior)　由大脑中动脉进入外侧裂以前发出, 斜向后外, 分布于颞极和颞中、下回的前部。

6. 中央动脉　大脑中动脉的中央动脉叫前外侧中央动脉 (A. centrales anterolaterales) 或前外侧丘纹动脉 (A. thalamostriatae anterolaterales) 或豆纹动脉 (A. lenticulostriate), 可分为内外两群, 分别叫内侧支和外侧支, 内侧支又叫内侧纹状体动脉或内侧穿动脉, 可有 1~5 支, 供应豆状核、内囊及尾状核; 外侧支又叫外侧纹状体动脉或外侧穿动脉, 有 1~7 支, 供应壳核、外囊及尾状核, 该组的最外侧支最长, 极易破裂出血, 故有"出血动脉"之称, 此处出血即为壳核出血。

二、椎-基底动脉 (A. vertebrali-bailari)

(一) 椎动脉 (A. vertebralis)

左右椎动脉均在颈根部发自锁骨下动脉, 入第 6 颈椎横突孔, 在第 6 至第 1 颈椎横突孔内上行, 在寰椎横突孔上面弯向后内, 绕过寰椎后弓, 穿过寰枕后膜及硬脊膜经枕骨大孔入颅内, 沿延髓侧面斜向内上, 在脑桥下缘汇合成一条基底动脉。椎动脉较细, 且行程长而迂曲, 当颈椎病或椎骨间关系改变时, 转头或过度后仰时, 可能压迫椎动脉引起后循环缺血。此外, 椎动脉绕过寰椎后弓时曲度较大, 头部旋转时, 寰椎与枕骨呈剪刀样活动压迫椎动脉, 如对侧病变不能代偿时, 也可引起椎动脉缺血。椎动脉的主要分支有:

1. 脊髓前动脉 (A. spinalis anterior)　一般在椎动脉合并成基底动脉前发出, 左右两条均斜向前内合成一条沿脊髓前正中裂下降。

2. 脊髓后动脉 (A. spinalis posterior)　多从小脑后下动脉发出, 有时也由椎动脉发出, 然后绕过延髓向后, 沿脊髓后面下行。

3. 小脑后下动脉 (A. cerebelli inferior posterior)　是椎动脉最大的、变异最多的分支。74% 由椎动脉发出, 发出部位多在双侧椎动脉汇合成基底动脉前 1cm 处, 少数发自基底动脉或一侧阙如。后下小脑动脉绕延髓外侧面下行, 至枕骨大孔水平后形成袢, 向后上行, 供应小脑蚓部和小脑半球底面、内侧面、皮质及部分齿状核, 还供应延髓背外侧部, 上达延髓上界, 下至薄束核、楔束核。

(二) 基底动脉 (A. basilaris)

基底动脉系左右椎动脉在脑桥下缘合并而成, 经脑桥基底动脉沟上行至脑桥上缘, 再分为左右大脑后动脉。主要分支有:

1. 小脑前下动脉 (A. cerebelli inferior anterior)　多由基底动脉下 1/3 段发出, 少数由椎动脉或小脑后下动脉发出, 分布于小脑半球下面的前外侧部及脑桥被盖、桥臂和结合臂。

2. 内听动脉 (A. auditiva intena) 或称迷路动脉 (A. labyrinthi)　为左右各一的细长分支, 80% 以上由小脑前下动脉发出, 也可由基底动脉下段发出。此动脉发出后伴位听神经入内听道, 位面神经和位听神经之间, 后分为耳蜗支及前庭支入内耳, 供应半规管、球囊、椭圆囊和耳蜗。虽然内听动脉与颈外动脉分支有吻合, 但非常纤细, 实际上类似终末动脉, 且半规管又特别敏感, 当内听动脉血流减少时,可引起恶心、呕吐、眩晕、平衡障碍等症状，如供应耳蜗的血流中断，听力可突然丧失，即为突发性耳聋。内听动脉缺血的症状明显故可作为椎．基底动脉系统缺血的早期信号。

3. 小脑上动脉（A. cerebelli superior） 多从基底动脉最上段近大脑后动脉根部发出，先位大脑后动脉下缘，并与其伴行，后绕大脑脚向后行，抵小脑上面分成两个终支，内侧支较大，供应上蚓部和邻近的外侧部；外侧支较小，供应小脑半球上面的其余部分。小脑上动脉各分支还发出一些小支至齿状核。

4. 脑桥动脉（A. pontis） 由基底动脉两侧缘及背面发出，约十几支，长短不一，一般将其分为3组，即前群（旁正中动脉），外侧群（短旋动脉）和后群（长旋动脉）（图1-8）。

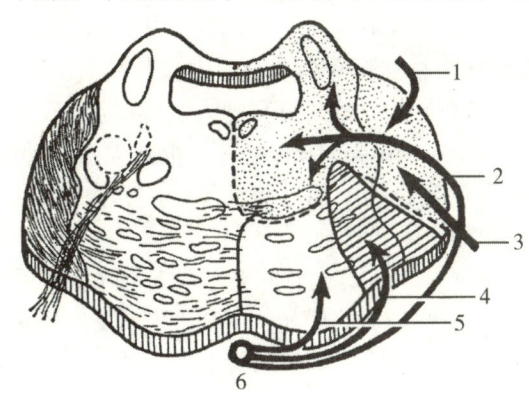

图1-8 脑桥动脉分布范围模式图
1. 小脑上动脉；2. 长旋动脉；3. 小脑前下动脉；4. 短旋动脉；5. 旁正中动脉；6. 基底动脉

（1）旁正中动脉：系基底动脉背面发出的细小动脉，是3组中最细者，每侧约4～6支，每支甚短，长约3mm。由基底沟两旁进入脑桥，供应脑桥的旁中线部分，包括桥核、皮质脑桥束、锥体束，也有些小支穿向背部，供应脑桥被盖的腹侧部，包括部分内侧丘系、内侧纵束、滑车神经核和展神经核等。

（2）短旋动脉：每侧约5～10支，长约2cm。从基底动脉两侧发出，绕脑桥腹侧面，由脑桥腹外侧进入脑桥，供应脑桥前外侧面的一个楔形区，包括锥体束、内侧丘系、桥核、脑桥小脑纤维等的一部分，三叉神经及面神经核和其纤维，前庭神经核、耳蜗神经核及外侧丘系等。

（3）长旋动脉：每侧1～2支，长2cm以上。从基底动脉的两侧发出，绕脑桥腹侧面，至脑桥背外侧穿入，并发出小支与小脑前下动脉和小脑上动脉吻合，供应脑桥的背外侧部，包括部分动眼、滑车、三叉、展、面及位听神经核，内侧纵束，内侧丘系，脊髓丘系，脊髓小脑束，结合臂和脑桥网状结构等。

5. 大脑后动脉（A. cerebri posterior） 大多数人的两侧大脑后动脉是基底动脉的终末支，但有5%～30%的人，其中一侧可来自颈内动脉。大脑后动脉发出不久即与后交通动脉吻合，形成Willis环的一部分，以后沿脑桥上缘绕大脑脚向后行，越过海马沟经海马裂向后直至胼胝体压部下方，再越过海马回后端，进入距状裂。大脑后动脉的起始段与小脑上动脉相邻，而且此两动脉平行向外行，中间夹有动眼神经，同时大脑后动脉的走行与小脑幕切迹关系密切，它先行于小脑幕切迹内侧，后越至幕上行于颞叶底面，当出现天幕疝时，大脑后动脉可向下移位，压迫牵拉其后方的动眼神经，致动眼神经麻痹，由于动眼神经中的副交感神经纤维先受损，故早期出现天幕疝侧瞳孔散大。此外，当幕上压力增高明显，大脑后动脉受小脑幕游离缘压迫，严重时可致枕叶梗死。大脑后动脉的主要分支有：

（1）皮质支

1）颞下前动脉（A. temporalis inferior anterior）：在海马钩处行向前外，越过海马回前部，分前后两支，供应颞下回前部及背外侧部，其根部分出一些小支深入海马裂。

2）颞下中动脉（A. temporalis inferior intermedius）：经海马回中部入侧副裂，分为2～3支，向外分布至梭状回及颞下回中部。

3) 颞下后动脉（A. temporalis inferior posterior）：在海马裂后部发出，越过海马回及侧副裂后部，斜向后外，供应梭状回后部、舌回以及枕叶背外侧面。

4) 距状裂动脉（A. calcarine）：为大脑后动脉的终末支之一。大脑后动脉在海马裂后部越过海马回，至距状裂与顶枕裂汇合处，分为距状裂动脉与顶枕动脉，这两条动脉均为大脑后动脉的终末支。距状裂动脉沿距状裂向后行，绕至枕极外面，供应距状裂附近的枕叶皮质。

5) 顶枕动脉（A. parietooceipitalis）：为大脑后动脉的终末支之一，该动脉发出后，沿顶枕裂底部向上外行，分布于楔叶及楔前叶后部，并绕至大脑半球背外侧面。

（2）中央支

1) 后内侧中央动脉（A. centrales posteromediales）：一般从大脑后动脉与后交通动脉吻合前（即交通前段）发出3~7支小的中央动脉，总称脚间窝动脉，供应灰结节、乳头体和丘脑，另有一些小支至中脑。其中较粗大的1~2支名丘脑穿动脉，经后穿质穿入脑实质后，达丘脑并至内囊。

2) 后外侧中央动脉（A. centerales posterolaterales）：一般从大脑后动脉与后交通动脉吻合后（即交通后段）发出，也有少许发自交通前段。其中的丘脑动脉供应四叠体、松果体、大脑脚及小脑的上蚓部；丘脑膝状体动脉供应内、外侧膝状体和丘脑。

3) 脉络膜后动脉（A. chorioidea posterior）：有两支，一支为脉络膜后外动脉，发出后向外行，在海马钩附近进入脉络膜裂至侧脑室下角，形成脉络膜丛，由脉络膜丛发出分支至尾状核及丘脑；另一支为脉络膜后内动脉，发出后绕大脑脚向后行，至上丘附近弯向上行，进入大脑横裂，形成第三脑室脉络丛。

（肖国栋）

第二节 脑静脉系统

脑的静脉与身体其他部位的静脉不同，有以下特点：①脑的静脉不与动脉伴行，其名称也多与动脉的名称不一致，数目及位置也不太恒定，但在颅内形成丰富的静脉网，以保障静脉的回流；②静脉管壁缺乏肌肉和弹力组织，管壁较薄，管腔较大，因而缺乏弹性；③颅内静脉无静脉瓣，故颅外及椎管内外静脉均可逆流，因而颜面、盆腔感染均可蔓延至颅内。

脑的静脉有深浅两组，深静脉收受发自脑实质内部，包括大脑半球髓质深层、基底节及脑室等的血液；浅静脉行于脑表的软膜和蛛网膜下隙。深浅静脉的血液最后都汇入静脉窦，经颈内静脉流入心脏。

一、大脑浅静脉（V. cerebri superficiales）

汇集大脑皮质及其邻近髓质的静脉血。从皮质穿出的小静脉互相连结形成软膜静脉网，再汇集成较大的小支，在软膜内走行一小段，穿入蛛网膜下隙，后合成较大的静脉。这些静脉复杂多变，通常可分为上、中、下三组，大脑外侧裂以上者为大脑上静脉，以下者为大脑下静脉，外侧裂附近者为大脑浅中静脉（图1-9、图1-10）。

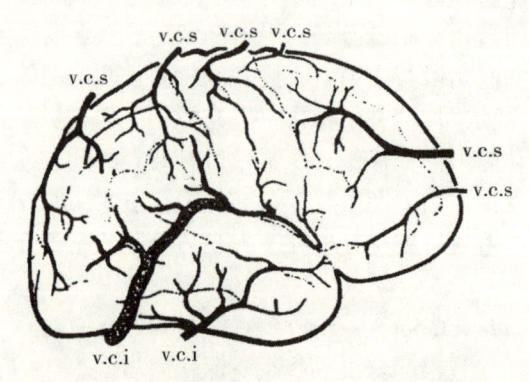

图1-9 大脑浅静脉（示大脑上、下静脉）
v.c.i：大脑下静脉；v.c.s：大脑上静脉

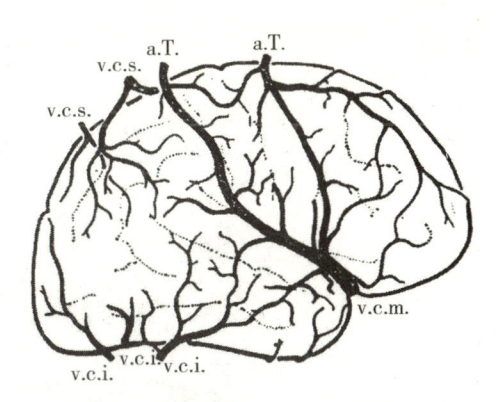

图 1 – 10 大脑浅静脉（示大脑中浅静脉）
a. T：Trolard 吻合；v. c. m：大脑中浅静脉

这三组静脉间有广泛的吻合，有细小支间的支间吻合和静脉干间的干间吻合，其中主要的吻合静脉有上、中静脉间的前上大吻合静脉（Trolard 静脉）（图 1 – 10），上、下静脉间的后（下）大吻合静脉（Labbe 静脉）。

（一）大脑上静脉（V. cerebri superiores）

每侧约 7~10 支，收集大脑背外侧面及内侧面包括额叶及中央回区等的血液，汇入上矢状窦。汇入的方向在额区呈直角，向后角度逐渐减小，到顶叶后部几乎与窦平行，因此，这些静脉的血流方向与上矢状窦血流方向相反。穿入上矢状窦壁时多呈斜行，开口处的内皮皱褶成半月状似瓣膜，可防止血液倒流，但当上矢状窦内压力过高时，半月瓣样皱襞即失去作用。

（二）大脑中浅静脉（V. cerebri media surperficiales）

大脑中浅静脉是大脑静脉中唯一与动脉伴行的静脉。以 1~3 条最为多见，占 85.6%。位于大脑外侧裂内，故又称 Sylvius 浅静脉。收集大脑外侧裂附近额、顶、颞叶（即岛盖及岛叶）的血液，行向前下方，经颞极附近至大脑底面，在蝶骨小翼附近汇入海绵窦或蝶顶窦。颅底骨折（特别是颅中窝骨折）时该静脉可被撕裂、切割而出血。大脑浅中静脉与其他浅、深静脉有广泛的吻合，主要有：①经前大吻合静脉（Torlard 静脉）与上矢状窦相连；②经后大吻合静脉（Labbe 静脉）与横窦相连；③经大脑中深静脉（Sylvius 静脉）与基底静脉相连。

（三）大脑下静脉（V. cerebri inferiores）

大脑下静脉是大脑浅静脉中较小的一组，以 2~3 支为多，占 74.8%。分布于大脑半球背外侧面的下部和半球底面。主要收集颞叶外面，颞、枕叶底面大部及枕叶内面部分血液，由前上斜向后下方注入横窦。颞叶底面的血液有时导入岩下窦或基底静脉。

二、大脑深静脉（V. cerebri profundaes）

大脑深静脉是一群大脑深部的静脉，汇集基底节、深部髓质及脑室旁的静脉血液，其特点是由周围流向中央，最后汇集于大脑大静脉，注入直窦。主要的静脉有：

（一）大脑大静脉（V. cerebri magna）

大脑大静脉又称 Galen 静脉，是一条接受大脑深静脉的主干静脉，该静脉短粗、壁薄（图 1 – 11），由前向后行走，起于胼胝体压部的前下方，由左右两条大脑内静脉合并开始，以后又汇集左右基底静脉，向上绕过胼胝体压部，约于大脑镰与小脑幕连结处的前端以锐角注入直窦。该静脉还接受枕静脉、大脑后静脉，小脑前中央静脉、上蚓静脉、松果体静脉和丘脑静脉的小分支。

（二）大脑内静脉（V. cerebri internae）

大脑内静脉是收受大脑半球深部静脉的主干，左右各一，于室间孔后缘室管膜下由丘纹上静脉、透明隔静脉和脉络膜上静脉汇合而成，左右两条大脑内静脉向后并行于第三脑室顶，在胼胝体后部前下方合并为一条大脑大静脉。大脑内静脉的主要属支有以下3支（图1-11）。

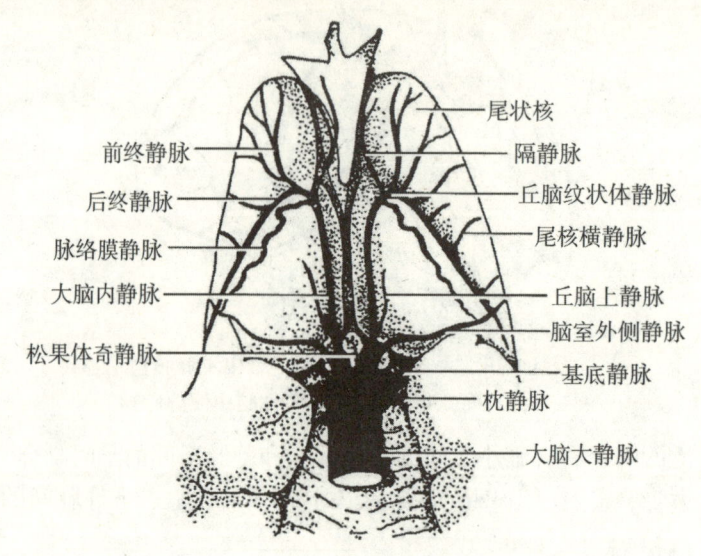

图1-11 大脑大静脉系（后上面）

1. 丘纹上静脉 由前后终静脉合成，主要收集丘脑、纹状体、胼胝体、穹隆及侧脑室前角的静脉血。
2. 透明隔静脉 又名侧室前静脉，主要收集透明隔、胼胝体嘴部及额叶深部的静脉血。
3. 脉络膜上静脉 脉络膜静脉是包埋于脉络丛内极其迂曲的静脉，可分为上下两支，脉络膜上静脉位于侧脑室中央部和三角部的脉络丛内，汇入大脑大静脉。脉络膜下静脉较小，包埋于侧脑室下角的脉络丛内，汇入基底静脉或侧脑室下静脉。

（三）基底静脉（V. basalis）

基底静脉又称Rosenthal静脉，是深静脉的主干之一，左右各一。起于大脑前静脉与大脑深中静脉的汇合处，并收受丘纹下静脉、侧室下静脉、大脑脚静脉、中脑外侧静脉等静脉血（图1-12），即收集脑岛附近、嗅区、额叶眶面、颞叶深部髓质、豆状区、丘脑、下丘脑、视前区等处的血液，最后汇入大脑大静脉。其主要属支有：

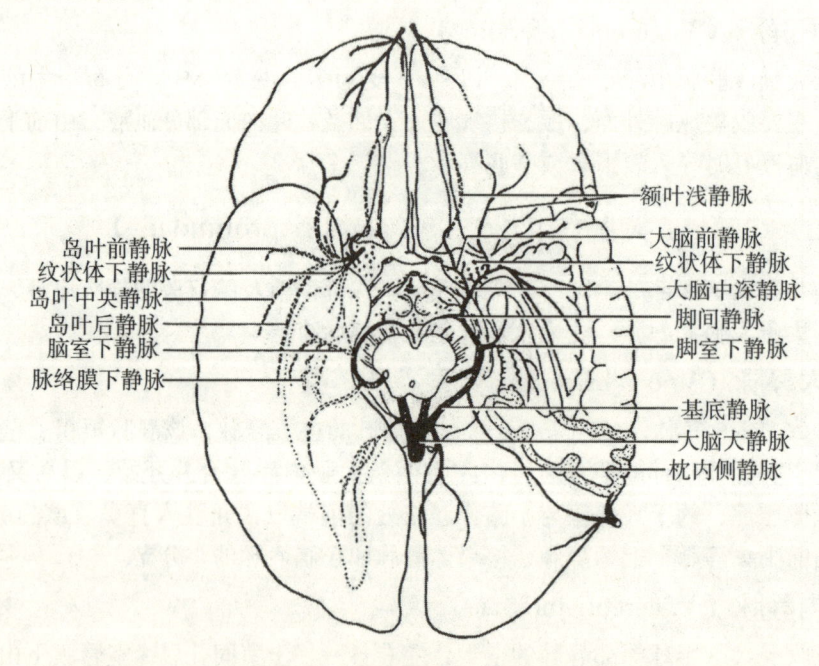

图1-12 基底静脉系（脑底面）

1. **大脑前静脉** 一般较细，与大脑前动脉并行，主要收集眶回后部、嗅回、胼胝体膝部附近皮质及旁嗅区等处的静脉血。

2. **大脑深中静脉** 又称 Sylvius 深静脉，位于大脑外侧裂深部，是基底静脉最主要的属支。由前、后及中央脑岛静脉汇合而成，收集脑岛附近皮质的血液。

3. **丘纹下静脉** 是一些短支，由前穿质穿出，将丘脑外侧面前部及纹状体附近的静脉血导出，注入大脑深中静脉或基底静脉。

4. **侧室下静脉** 又叫下角静脉，收集颞叶深部的静脉血。

5. **大脑脚静脉** 又称脚间静脉，收受中脑内侧群的静脉，并与中脑外侧静脉相连。

三、静脉窦（sinus venosi）

静脉窦是硬脑膜内外两层分离形成的静脉通道，外层是致密的胶原纤维，坚韧无弹性，以保持静脉窦管腔不因血流量的变动而收缩，当输入量增加或减少时，管腔不会随之增大或减小，但可调整血流速度，来保持窦内相对稳定的血容量。内层的胶原纤维细小、疏松。腔内表面衬以一层内皮细胞与注入静脉的内皮相连，在静脉注入静脉窦处，虽无瓣膜，但有内皮皱褶形成的半月瓣，还有小梁和中隔等，对血流起到一定的调节作用。静脉窦收受脑、脑膜，眼眶和中耳的静脉血，还经导静脉和板障静脉与头皮等颅外静脉相连系，并通过蛛网膜颗粒吸收脑脊液（图 1 – 13）。颅内静脉窦主要包括上矢状窦、下矢状窦、直窦、横窦、乙状窦、窦汇、海绵窦、岩上窦、岩下窦等（图 1 – 14、图 1 – 15），各窦汇流后穿过颈静脉孔，续以颈内静脉。

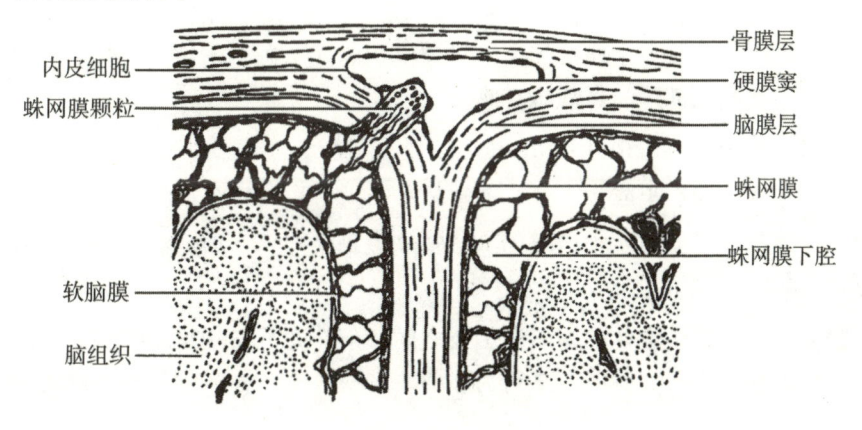

图 1 – 13　硬膜窦的组成

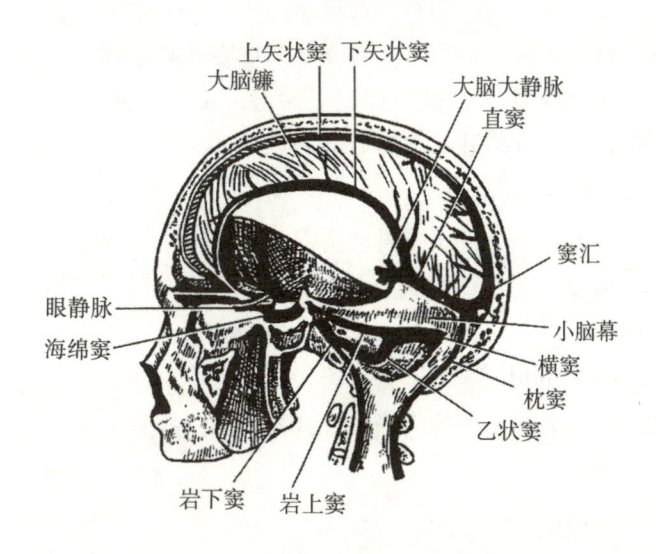

图 1 – 14　颅内静脉窦（侧面）

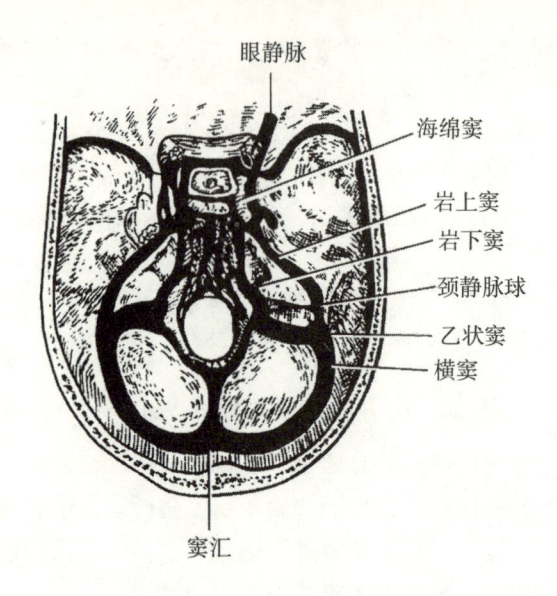

图 1-15 颅内静脉窦（上面）

（一）上矢状窦（sinus sagittalis superior）

上矢状窦前起自鸡冠，向后沿颅内面的矢状沟与大脑与大脑镰间走行，至枕内隆凸附近注入窦汇。上矢状窦的前端较细，以后逐渐增粗，横切面呈三角形，尖端向下。左右侧壁有多处大脑上静脉的开口及突入的蛛网膜下颗粒。上矢状窦主要接受大脑半球浅层的静脉血，还接受颅骨骨膜的静脉、板障静脉和硬脑膜静脉的血液，其起始部还与鼻静脉有吻合。

（二）下矢状窦（sinus sagittalis inferior）

下矢状窦位于大脑镰下缘后半或 2/3 处，前端较小，呈弓形向后至小脑幕前沿，收受大脑镰静脉及部分大脑内侧面的静脉血，最后与大脑大静脉汇合延续为直窦。

（三）直窦（sinus rectus）

直窦位于大脑镰与小脑幕结合处的两层硬脑膜之间，前端为下矢状窦与大脑大静脉汇合处，向后下行，末端变异较多，近枕内隆凸处偏向左移行为左横窦，或入窦汇，或分为左右两支参与左右横窦。

（四）横窦（sinus transversus）

横窦左右各一，一般右侧较粗，位于颅骨内面横窦沟内，小脑幕附着缘两层硬膜之间，右横窦多为上矢状窦的延续，左横窦多续于直窦，但也有多种变异。横窦从起始部开始弧形向前外，至颞骨岩部底急弯向下移行为乙状窦。横窦除收受上矢状窦和直窦的静脉血外，还收集大脑下静脉、babbe 吻合静脉、岩上窦、小脑及脑干的静脉、导静脉及板障静脉的血液。

（五）乙状窦（sinus sigmoideus）

乙状窦是横窦的延续，左右各一，位于颞骨乳突部乙状沟内两层硬脑膜之间，沿乙状沟弯曲向下内行，至颈静脉孔处终于颈内静脉上球。乙状窦仅以薄骨片与乳突小房相隔，并由导静脉与头皮静脉相通，此等部位感染即可侵及乙状窦。

（六）窦汇（confluens sinuum）

窦汇是上矢状窦、直窦和左右横窦于枕内隆凸汇合处，这些静脉窦的汇集形式复杂多变，可分成若干类型。

（七）海绵窦（sinus cavernous）

海绵窦位于蝶鞍两侧的两层硬脑膜之间，左右各一。前起于眶上裂内侧端，后止于颞骨岩部的尖端，长约 2cm，宽 1cm，内有结缔组织的小隔将其分为若干相互交通的小腔，似海绵状，故称海绵窦，左右海绵窦之间，由蝶鞍前、后的海绵间前、后窦相通，并由左右海绵窦和海绵间前后窦环绕垂体形成环窦。窦内侧约有2cm颈内动脉及环绕其周围的交感神经通过，颈内动脉的外下方为展神经，与窦仅隔以内皮的外侧壁有动眼、滑车及三叉神经第一、二支通过（图1-16），因此当海绵窦血栓形成时，除引起静脉回流障碍外，还出现相应的脑神经障碍。海绵窦与颅内外静脉有广泛吻合（图1-17）；①通过上、下眼静脉将眼眶内及眼睑等处静脉血导入海绵窦，并与内眦静脉、面静脉及翼肌静脉丛相连。②通过经卵圆孔的导静脉与颅外翼肌静脉丛相连。③收受大脑浅中静脉的血液，并通过前大吻合静脉（Torlard静脉）及后大吻合静脉（Labbe静脉）与上矢状窦和横窦相连。④经岩上、下窦与横窦和颈内静脉相连。⑤借基底静脉、大脑大静脉与直窦相通。海绵窦以及与其相连的颅内外静脉均无瓣膜，血液可以逆流，因此面部（特别是危险三角区）感染可沿内眦静脉经眼上静脉蔓延至海绵窦，引起海绵窦血栓。由于颈内动脉行走于海绵窦内，当颅脑外伤、颅底骨折损伤颈内动脉海绵窦段时可引起颈内动脉-海绵窦瘘。

（八）岩上窦（sinus petrosus superior）

岩上窦是位于颞骨岩部上缘岩上沟内两层硬脑膜之间的小窦，左右各一，起于海绵窦后上部，止于横窦末端。

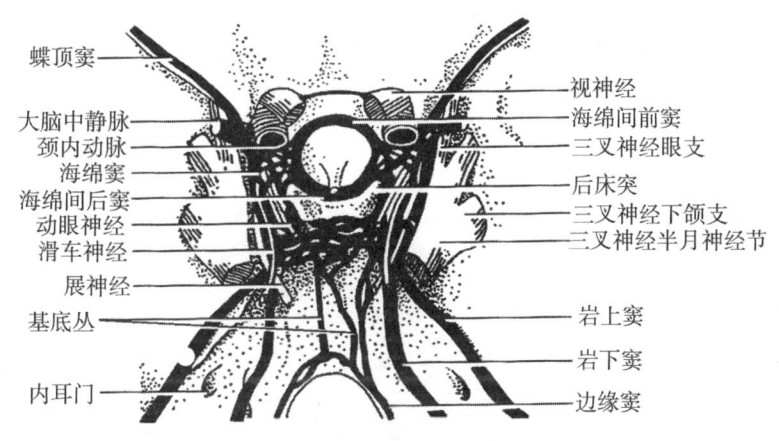

图1-16 海绵窦（颅底内面）

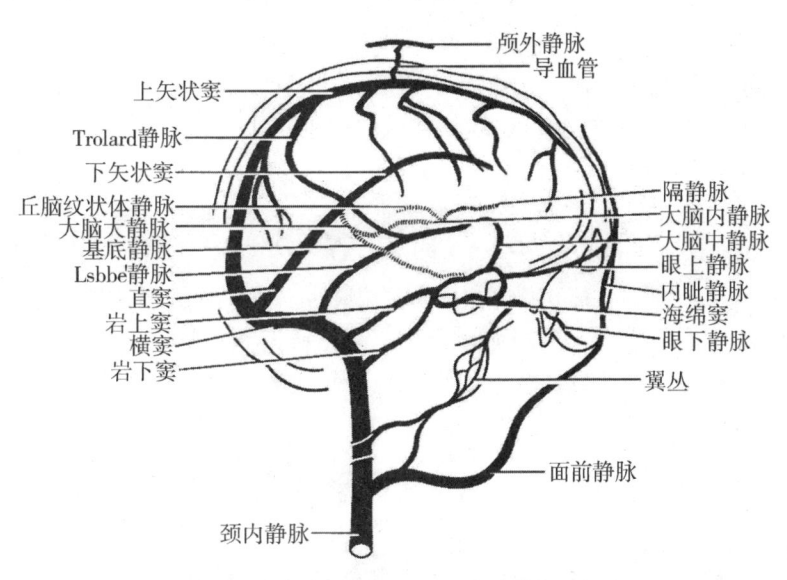

图1-17 海绵窦与颅内、外静脉的主要吻合

（九）岩下窦（sinus petrosus inferior）

岩下窦是位于岩枕裂上两层硬膜间的小窦，左右各一，起于海绵窦后下部，止于颈内静脉孔前面的颈内静脉上球。

（肖国栋）

第二章

脑血液循环的病理生理

第一节 缺血性脑损伤的病理生理

脑卒中是脑灌流障碍最严重的情况。但是，并不是所有的脑灌流障碍都会发生缺血，也不是所有的缺血都会导致脑卒中。脑灌流减少时，可通过血管自动调节和脑摄取氧增加来代偿。脑血管张力和循环氧摄取代偿性改变可以维持正常的局部脑血流（CBF）和氧代谢率。目前对自动调节过程了解尚少。但已经知道，当局部脑灌流压（CPP）减少或增多时，毛细血管前的阻力血管可反应性扩张或收缩来维持恒定的局部 CBF。例如颈动脉显著狭窄和长期局部低灌流患者，在血流动力学上可以通过自动调节，使脑血管阻力（CVR）下降来维持 CBF 正常。类似的情况也见于急性全脑 CPP 下降。CPP 下降时，CVR 自动调节降低，血管扩张，脑血容量（CBV）增加，CBF 维持不变。

人在静息时，CPP 也在一定范围内波动，大脑半球可通过自动调节维持平均每分钟 100g 脑组织约 50ml 血液 [简写成 50ml/（100g·min），以下同上]。皮质和基底节血流量较高，白质较低，但各处 CBF 基本上恒定。正常脑血流自动调节的范围大约在 10.7～20.0kPa（80～150mmHg）之间。脑血流的自动调节超过了这一范围将会导致 CBF 的改变。例如，血压约 8kPa（60mmHg），自动调节已处于下限，血管扩张达到了最大限度；CPP 的进一步下降就会引起 CBF 成比例地减少。脑血流自动调节范围在许多情况下可以改变，长期动脉性高血压患者自动调节范围可以上移。脑卒中后自动调节发生障碍，CBF 随血压下降的改变较随血压升高的改变更明显。此外，CBF 还受体内动脉氧含量、血 CO_2 分压、局部 pH、局部神经元的密度和功能活动状态等许多因素的影响，因此要解释病理情况下 CBF 的改变，必须考虑到所有这些因素间的关系。

当阻力血管扩张超过最大限度，CBF 随 CPP 下降而减少时，脑将从减少的血流中增加氧的摄取，即通过氧摄取量（OEF）增加来维持需氧代谢。此时，OEF 可以从静息时的平均 30%～40% 增加到超过 90% 来保证正常的脑氧代谢率（$CMRO_2$）。在脑灌流减少、脑血管扩张和循环氧摄取代偿性改变难以维持正常 CBF 和氧代谢率时，就会产生缺血性损害。临床研究和动物实验表明，缺血性损害可用一系列连锁阈值（需氧代谢衰竭、电衰竭、离子衰竭）来表示。每一个阈值均可以将 CBF 减少的程度与关键性的病理改变联系起来。

一、需氧代谢衰竭

正常生理情况下，人脑摄取和利用氧的量是糖的 5 倍以上 [165mmol/（100g·min）：30mmol/（100g·min）]。这说明脑活动所需绝大多数能量来自氧化代谢。氧和糖消耗的比率约 5.5。当脑缺氧时，局部通过极大限度地扩张血管来维持最大 OEF，若血流进一步减少，$CMRO_2$ 则必定下降。对灵长目和小动物的研究资料显示，维持需氧代谢的阈值大约是正常 CBF 的 50%～65%。在这种血流情况下，组织暂时还能维持 ATP 浓度在正常范围或接近正常，但组织的乳酸和 H^+ 浓度升高，无氧糖酵解率增加，并会影响到能量贮存，可表现为组织磷酸肌酐下降，无机磷水平升高。除特殊基因家族（即刻早期基因）的产物大量出现外，大多数蛋白合成普遍受到抑制。此时特别要重视轻度缺血脑组织，由于其能量储备很少，对能量需要增加的反应能力有限，因此很容易受到继发性损害。

目前，对于人脑组织在轻度缺血情况下能够耐受无氧糖酵解率增加的程度以及改用其他能源来维持足够高能磷酸化合物供应的情况还不清楚。传统上缺血是指 CBF 减少的程度所造成的能量代谢障碍足以能够引起临床症状。持续轻度 CBF 减少是否会导致轻度 $CMRO_2$ 减少，最终发生脑组织功能有临床意义的改变，还有争论。因为不完全全脑缺血和等级缺氧（graded hypoxia）模型的证据表明，即使在 CBF 稳定时，能量代谢亦可逐步恶化，而且在整个能量衰竭时期，CBF 在周边组织中实际上是增加了，但细胞 ATP 水平却严重降解。

二、电衰竭阈值

脑灌流的进一步下降预示着电衰竭的到来。静息时大脑半球 CBF 降至 18~25ml/（100g·min）或减少到正常的 40%~50% 时，可以出现脑电功能衰竭、兴奋性氨基酸（EAA）释放、早期脑水肿等改变。当脑组织发生中度缺血时会出现脑电活动变慢、诱发电位减弱、各皮质神经元突触电位产生减少、脑的功能活动出现障碍，但仍能保持细胞结构的完整。此时无论是全脑或局部缺血，达到这一功能衰竭阈值就可以在临床上引起神经功能缺损症状，但组织 ATP 含量可以正常或仅轻度减少。产生这种可逆性功能衰竭的准确机制尚不清楚，可能由于中度缺氧、缺血以及组织 pH 下降使某些神经介质系统特别容易受到损害。

脑组织中度缺血时容易释放 EAAs，使得 Ca^{2+} 于缺血早期就可通过 EAA 受体连结或配体活化通道（LOCCs）进入神经元。研究较多的 LOCCs 是谷氨酸的 NMDA 受体连结的钙通道。体外实验的间接证据表明，Ca^{2+} 通过 NMDA 受体连结的通道进入细胞内时的细胞膜去极化程度大大低于 Ca^{2+} 经电压敏感性钙通道（VSCCs）进入细胞内时的细胞膜去极化程度。这提示了在缺血性病理生理情况下，可能 Ca^{2+} 进入细胞内有一个较宽的范围，使细胞易于出现钙内环境稳定的紊乱。如果细胞能量储备足以应付 Ca^{2+} 的排出，细胞内 Ca^{2+} 浓度（Ca^{2+}）则将维持稳定，就不会有 LOCC 介导的 Ca^{2+} 进入的严重后果。如果通过 LOCC 进入的 Ca^{2+} 过多和（或）神经元缺乏必需的能量储备来排出 Ca^{2+}，那将会发生灾难性后果。

实验所测定的电衰竭 CBF 阈值为 <20ml/（100g·min）。此时大量的氨基酸，尤其是 EAAs 谷氨酸和天冬氨酸，从不同的细胞释放到细胞外液。EAA 释放的血流阈值正好与早期组织水肿形成的 CBF 阈值［约 <20ml/（100g·min）］相重叠。当 CBF 减少低于该水平持续约 30 分钟或更长时间时，神经胶质细胞会因此从 ECF 中清除有渗透活性的乳酸和 EAA 分子而发生肿胀。但这时还没有发生严重的能量衰竭，也无细胞离子内环境稳定的显著紊乱和血-脑屏障（BBB）完整性的持久破坏。

三、离子衰竭阈值

严重缺血时将会导致跨膜离子梯度的严重损害，当血流少于 10~12ml/（100g·min）或降至大约为正常的 20%~30% 时，即称之为离子衰竭阈值。这种情况持续超过约 1 小时，小动物模型的脑组织就不可能再存活。物质的严重耗竭和磷酸果糖激酶催化过程中氢离子的负反馈作用，使糖酵解停止，高能磷酸化合物完全降解。此时，细胞外液中 K^+ 浓度明显增高，Ca^{2+} 显著减少，Ca^{2+} 进入了细胞内，出现所谓"乏氧去极化"的特征表现。细胞结构的完整性遭到了损害。这些离子转移是由于多种因素引起了膜通透性的改变以及能量依赖性多种膜泵和转移系统：Na^+-K^+-ATP 酶、Ca^{2+} ATP 酶和 Na^+-Ca^{2+} 转运体（transporter）的进行性衰竭。正常时，所有这些都是神经元膜维持电化学梯度保持极化所必需的。神经元维持其膜离子梯度是其生存的标志。

严重缺血区细胞外液 K^+ 浓度升高在多个方面促进了损害的发生：①细胞外液 K^+ 增高造成了一种电生理环境，导致邻近神经元去极化，触发扩散性电抑制。扩散性电抑制是去极化病理波，可影响到严重缺血灶周边损害组织的延伸部分，促进 Ca^{2+} 进入神经元；②脑实质内细胞外液 K^+ 升高可弥散到微血管，刺激血管管腔面内皮细胞 Na^+-K^+-ATP 酶活性，促使血管内 Na^+ 和水进入组织间隙。这一现象也见于各种程度的组织氧和作用，引起脑实质 Na^+-K^+-ATP 酶活性下降，导致 Na^+ 和水从血管进入神经元和神经胶质，造成细胞毒性水肿；③细胞外液 K^+ 过高会引起血管收缩，危及严重缺血区残存的血流。

细胞外 K^+ 浓度升高到约 10~15mmol，Ca^{2+} 开始突然经 VSCC 大量涌入神经元。此外，第二信使介导的 Ca^{2+} 从细胞内 Ca^{2+} 库释放出来；神经元膜 $Na^+ - Ca^{2+}$ 转运体在细胞 Na^+ 超载时发生逆转；严重损伤使细胞发生离子通道非特异性的漏隙传导，也都引起 Ca^{2+} 浓度增加。静息时 Ca^{2+} 的膜通透性很低，Ca^{2+} 浓度一过性生理性升高通常很快经各种消耗能量的调节机制和细胞内缓冲作用而恢复正常。然而在乏氧去极化出现大量 Ca^{2+} 经 VSCC 涌入时，会严重损害细胞保持 Ca^{2+} 浓度正常的能力，出现真的 Ca^{2+} 超载。

Ca^{2+} 浓度升高可能介导许多病理过程。其中许多与细胞坏死的改变（如线粒体、细胞膜和酶系统的不可逆损害）密切相关。首先，细胞试图扭转 Ca^{2+} 超载需要 ATP 供应，而此时的能量储备却非常缺乏。尤其是钙离子与氢离子竞争线粒体膜上的封闭部分，Ca^{2+} 可以直接诱发氧化磷酸化作用的失偶联。同时又因氧供应不足，使能量生产变成了离子跨线粒体嵴的无效循环。其次，Ca^{2+} 浓度持续性增加导致广泛酶系统（包括磷脂酶 A_2 和磷脂酶 C、核酸内切酶、钙蛋白酶以及其他各种蛋白酶）激活紊乱。这些酶系统功能的改变对细胞膜结构的完整、基因物质、神经丝和其他结构蛋白有着广泛的影响。另外，Ca^{2+} 进入血管平滑肌引起 CVR 增高，也可威胁残余血流。

有人报道，使用 Ca^{2+} 通道特异性拮抗剂可以改善周边灌流组织的 CBF，逆转细胞能量代谢紊乱，减少某些动物脑卒中模型的梗死范围。但不是对所有的动物模型都有效。在脑缺血后，宜尽早使用 Ca^{2+} 通道拮抗剂以提高疗效。假如在梗死前预先用药则效果会更好，可是这会使治疗效果的机制很难确定，因为多方面阻断 Ca^{2+} 的进入都可影响损害的形成。

由于许多因素（例如血中氧和葡萄糖含量、缺血区神经元的密度）都对缺血区阈值有很重要的影响，而且缺血阈值还会随缺血时间而变化，因此上述测定的缺血阈值并不是一成不变的。

（肖国栋）

第二节　侧支循环

侧支循环在脑血管病发生中表现有益的方面，也有不利的方面。当血管发生阻塞时，侧支循环良好者，脑损害较轻。而当不该出现的侧支循环出现时，反而导致脑损害。

一、侧支循环与缺血性脑损伤

在脑血管的解剖中已述及：颅内外的侧支循环比较丰富，但是个体差异较大，尤其是某些个体存在较大的变异。在导致脑血管病的原因中，除了对动脉或静脉产生损害外，有的还累及侧支循环，甚至毛细血管。因此，一旦出现动脉或静脉的血管腔阻塞，脑损害是否发生及其发生的程度与侧支循环的状态明显相关。侧支循环不良者的缺血性脑损伤严重，否则较轻，或甚至不发生损害。

二、侧支循环与盗血现象

由于颅内有丰富的侧支循环，当某段动脉闭塞后，该闭塞的动脉向邻近的动脉盗取血液而导致被盗血的动脉所支配的脑区发生缺血性损害，出现供血不足的临床表现。

（一）锁骨下动脉盗血现象

由于无名动脉或锁骨下动脉近心端闭塞，当上肢作剧烈运动时，同侧椎动脉血液向锁骨下动脉逆流，导致该侧的椎动脉供血相对不足，以致出现脑干的缺血性损害。

（二）颈动脉与椎动脉相互盗血现象

颈动脉系统与椎-基底动脉系统之间有后交通动脉等侧支通道。当颈动脉发生严重狭窄或阻塞时，通过上述侧支循环使椎-基底动脉的血液向颈动脉区域过多流动，引起继发的椎-基底动脉供血不足的表现。如果椎-基底动脉系统出现严重狭窄或阻塞时，颈动脉系统同样也出现供血不足的表现。

（三）颈动脉系统间的盗血现象

两侧颈动脉之间存在着前交通支和软脑膜动脉的侧支通道。当一侧的颈动脉系统发严重狭窄或阻塞时，通过侧支循环，使对侧的颈动脉血液倒流，导致对侧颈动脉系统供血足的表现。

（四）颈内、外动脉盗血现象

当颈外动脉发生闭塞时，通过眼动脉和脑膜中动脉、椎动脉的肌支与枕动脉，使颈内脉向颈外动脉供血，而出现颈内动脉的供血不足。当颈内动脉阻塞时，颈外动脉通过侧支颈内动脉供血。但是，因颈外动脉还有其他丰富的侧支循环，一般不出现颈外动脉缺血症状。

（五）脑内局部盗血现象

脑梗死发生后，梗死区的脑组织出现最大限度的血管反应性扩张和血流代偿性增加，以尽量改善局部的脑缺血状况。如果此时应用血管扩张剂，可引起其他正常区域的血管扩张，导致梗死区的血液外流而加重梗死，甚至扩大病变范围，此种情况为脑内局部盗血现象。但是，这是理论上的推测，在临床实践中并非经常见到。

（肖国栋）

第三节　脑血管储备功能

脑血管储备功能（cerebrovascular，CVR）又称脑血流储备、脑血流动力学储备、脑灌注储备、脑循环储备等，是指在生理或病理刺激作用下，脑血管通过小动脉和毛细血管的代偿性扩张或收缩（Bayliss效应）维持脑血流正常稳定的能力。脑血管储备功能的检测对脑血管疾病等的早期诊断、临床治疗方案的确定以及预后和疗效的评价均具有重要意义。

一、脑血管储备功能的途径

脑血管储备能力发挥历经4个途径，即脑结构储备、脑血流储备、脑功能储备和脑化学储备。
（1）脑结构储备通过脑血管侧支循环的开放发挥的代偿能力。
（2）脑血流储备指大脑通过血管最大限度扩张来增加脑血流量的能力。
（3）脑功能储备脑血管有自动调节能力，即在一定灌注压范围内维持脑血流量恒定不变。
（4）脑化学储备在反复缺血的时候，局部产生一系列抗缺血、缺氧的化学物质，提高脑组织的抗缺血缺氧的能力。这个过程也称为缺血预适应，或者缺血耐受。

二、代偿过程的分期

按照脑储备能力发挥的程度和机制的不同，把脑缺血后的代偿过程分为4期：

1. 脑侧支循环储备期　在这一期主要代偿机制是建立侧支循环。此期脑血流量（CBF）、脑血容量（CBV）以及氧摄取分数（OEF）维持在正常范围。

2. 脑血流储备期　这一期的主要代偿机制是血管反应性增加、毛细血管扩张、脑自动调节能力提高。此期CBF正常，CBV升高，OEF正常。

3. 脑代谢储备期　这一期的主要代偿机制是脑的能量生成能力增加、能量消耗下降，体内产生抗缺血、缺氧的化学物质。此期CBF下降，CBV升高，OEF升高。

4. 脑梗死期这一时期脑组织已经处于失代偿能力阶段，所有的代偿机制都不能抵制缺血所造成的损害，脑组织出现不可逆死亡。此期CBF下降，CBV下降，OEF进一步升高。

（肖国栋）

第四节 脑的微循环

大脑前、中、后动脉的终末分支通过软脑膜吻合支相互连接，这种连接的一部分小动脉分支穿过表面，在形成终末毛细血管网之前分出动脉和小动脉，供给脑组织不同深度的灰质和白质养分。在灰质中，毛细血管的密度较白质大得多（脑皮质和深部核团占脑重量的60%），因此，脑灰质的血流量约为白质的3~5倍，氧耗量为白质的5~7倍，其原因可能为灰质中的神经元细胞体较白质内的轴索和树突需要更多的血液供给予维持其高代谢需要。在皮质的第3、4、5层包含密集的神经元细胞群，其代谢率最高，因而毛细血管网也最丰富。

脑组织内的毛细血管网之间的吻合支并无实质性作用。因为当小动脉阻塞时，几乎无一例外地引起其供应区脑组织的死亡。许多疾病均可以改变小动脉维持毛细血管网内恒定压力的作用，导致血流供给中断。

在脑实质的不同区域，脑微循环的结构也不尽相同。在旧皮质区，动脉网明显稀疏且分化差；而在新皮质区，小动脉、毛细血管及神经元之间的相互联系更为复杂，血管分布也更加丰富。由此可以推测，小动脉和小静脉的血管周期性收缩和舒张，能通过毛细血管网传递给细胞微柱（microcolumn），因此，血管管径的周期性改变导致流经脑实质各部分的血流量相应的增加或减少，即血管运动（vasomotion）。这也提示：小动脉和小静脉具有重要的生理功能，它们能将静脉血中CO_2、乳酸、腺苷、其他代谢产物含量以及静脉血流温度变化的信息传递给小动脉，从而作为反馈信息，重新调整小动脉灌注入毛细血管床的血流量。

一、层流

在所有动脉和静脉中，血液均是分层流动的，即靠近血管壁的血流速度较血管中心缓慢。在大动脉内，血浆和细胞处于充分混合的状态，但在较小的血管中，血浆往往贴近血管壁流动，细胞成分则流动于速度较快的血管中心。当毛细血管以一定角度从小血管分出时，该处的红细胞流动速度较血浆低。

二、血液黏滞度

在血管口径和灌注压不变的情况下，脑血流量与血液黏滞度成反比，即黏滞度升高时血流量降低，反之增高。目前认为血细胞比容以及纤维蛋白原含量是影响血液黏滞度的主要因素。贫血时，红细胞数量减少，自动调节作用致力于保证氧的运输，从而使脑血流量增加；相反红细胞增多时，血液黏滞度增高，血液流速及脑血容量下降，可出现脑缺血综合征。血浆纤维蛋白原和血脂升高，血液黏滞度也随之升高，此时血小板、白细胞和（或）红细胞容易出现聚集形成血栓，阻塞血液通道。

根据脑局部微循环的变化程度将脑梗死前期脑局部低灌注分为2期：

Ⅰ期：脑血流动力学发生异常变化，脑血流灌注压在一定的范围内波动时，机体可以通过小动脉和毛细血管平滑肌的代偿性扩张或收缩来维持脑血流相对动态稳定。I_1期：脑血流速度发生变化，脑局部微血管尚无代偿性扩张。I_2期：脑局部微血管代偿性扩张。

Ⅱ期：脑循环储备力失代偿。CBF达电衰竭阈值以下，神经元的功能出现异常，机体通过脑代谢储备力来维持神经元代谢的稳定。II_1期：CBF下降，由于缺血造成局部星形细胞足板肿胀，并开始压迫局部微血管。II_2期：星形细胞足板明显肿胀并造成脑局部微血管受压变窄或闭塞，局部微循环障碍。

（肖国栋）

第五节 缺血半暗区

在急性局灶性脑缺血的严重缺血部位和正常部位之间存在有一过渡区，称之为缺血半暗区。其CBF

中等程度减少，处于电衰竭和离子衰竭阈值之间。缺血半暗区的细胞无电活动，同时有反复的一过性膜离子梯度和高能代谢产物的丧失。据认为这种状态下的细胞可引起临床症状；但仍能存活，并能对治疗产生反应。然而，关于缺血半暗区的稳定程度以及这种对动物所采用的病理生理学定义的情况是否也适用于人类急性脑卒中仍有激烈的争议。

已经明确，在体循环稳定情况下，梗死周边组织可以逐渐发展成脑梗死。脑和血管有许多内在的因素会影响到缺血半暗区的恶化。任何一个缺血半暗区CBF的情况取决于侧支血管的张力、数量和距缺血中心区的远近、血黏度以及CPP。其中CPP特别重要，其极易受到治疗的影响。CPP是动脉压和静脉压之差。由于脑组织和脑脊液的压力可以迅速传递，其变化能有效地传递到薄壁的脑静脉，因此通常CPP是用平均动脉压（MABP）和颅内压（ICP）之差来表示。

CPP = MABP - ICP

即使脑缺血时体循环MABP稳定，如果ICP全面增加或梗死局部压力增加引起了缺血半暗区的血流受阻，仍可使CPP降低。当CBF降至离子衰竭阈值以下，组织生存力丧失。有报道急性实验性缺血脑卒中常存在有大的局部组织压力梯度，范围在1.33~2.66kPa（10~20mmHg）；但却未发现其对局部CBF有影响。另有人报道水肿组织确有CBF下降，但其中的关系很复杂，有可能是脑血管反应性和张力的改变，这些改变与组织压力本身无关。由于测定组织微血管CBF和氧运输较困难，进一步实验还无法进行。

对常见的缺血性脑卒中资料进行比较显示，水肿的机械压迫作用不可能对原发性缺血

性脑损害及灌流压和CBF产生大的影响。原发性损害被认为是神经元的破坏和整合神经功能的能力丧失。传统上认为，原发性损害发生在进展性脑梗死之前，即发生在神经胶质细胞和内皮细胞破坏、白细胞浸润、血管崩溃和其他继发性过程之前。组织压力梯度的发展与组织继发性损害密切相关。继发过程所致损害在临床上的意义在于其对水肿形成、颅内压升高和脑疝的影响。然而继发过程发生在原发性神经元损害之后，为后期改变。

在特殊情况下，例如高温时缺血、严重缺血再灌注以及栓塞时发生的血-脑屏障内皮结构的早期崩溃、组织白细胞浸润和迅速发生的血管源性水肿的资料显示：早期形成的水肿与原发缺血性脑损害之间有因果关系。神经元发生的原发性病理改变和其他脑组织成分的继发性病理改变之间的区别是人为划分的。

值得注意的是，缺血半暗区的恶化不依赖于CBF的进一步减少。在许多脑卒中动物模型中梗死发展的整个时间里，CBF是比较稳定的或仅有非常缓慢的变化。这就排除了由于缺血进展导致梗死中心区增大的可能。然而常常可以观察到，随组织pH、糖酵解代谢产物、ATP浓度和组织学的改变，持续低灌注组织却逐渐形成了梗死。似乎脑灌流一旦有了临界性减少，残余血流量的作用就会以一种时间依赖性方式减弱。例如，将灵长目动物缺血的时间限定为1小时，只有当CBF降至5~6ml/（100g·min）或更少时才会发生梗死；而持续性缺血，其引起脑组织损害的CBF阈值则为17~18ml/（100g·min）。

引起持续性低灌流组织生存力出现时间依赖性改变的原因有：由于钙超载和（或）糖酵解产物扰乱了残存的需氧代谢，BBB早期损害使有潜在毒性的血浆成分能够作用于周边组织，毒性物质的弥散改变了缺血神经元离子内环境稳定以及严重缺血区扩散性抑制对缺血半暗区的侵扰。因此，决定半暗区恶化的关键因素是邻近易受损组织受到了这些来自于缺血中心区的特殊威胁，而不是周边血流的自发性下降。

脑缺血时组织发生损害的根本原因是脑血流减少引起了能量代谢障碍。因此，缺血后尽早恢复再灌注才有可能防止接踵而来的组织损害。如果在缺血后的某一段时间里及时开始治疗，就可能减少患者的缺血性脑损害，改善其神经功能的恢复，这一段时间被称之为治疗窗。缺血性脑损害的治疗窗包括：再灌流治疗窗和细胞保护性治疗窗。如果在某一段时间里恢复脑血流可以使脑的功能完全恢复，则称这一段时间为再灌流时间窗。然而，经一段时间后恢复脑血流，仍然会选择性地出现某些神经元迟发性损害。但若是能在某一段时间里积极使用细胞保护治疗就可阻止某些因素对脑缺血性损害的影响，减轻脑损害。这一段时间被称之为细胞保护性治疗窗。细胞保护性治疗窗可以包括全部或部分再灌流治疗窗。

局灶性缺血和全脑缺血的治疗窗时间不一样；局灶缺血时由于各处缺血的程度和缺血的时程不同，其各处的治疗窗也不相同；并且大多数细胞保护性治疗亦有不同的治疗时间窗。例如啮齿类和灵长目动物中，缺血中心区的再灌注治疗窗在缺血后的1小时内；而缺血半暗区的再灌注治疗窗则在缺血后4小时内。在缺血中心区如果没有再灌流和能量代谢的恢复，细胞保护性治疗是不可能使缺血性脑损害逆转的；而在缺血半暗区的脑血流和能量代谢可接近正常，细胞保护性治疗会改善脑损害。人类脑梗死时的情形与灵长目动物相似，持续性局灶缺血的再灌流治疗窗约4小时，整个治疗窗可达8~12小时。

治疗窗是基于人们目前对缺血性脑损害的认识而确定的。随着人们对缺血性损害机制认识的逐步深入，对治疗窗的时间限制也会随之而改变。但是有一点是明确的，再灌注和保护性治疗开始得越早，病理损害越轻，临床的恢复越好。

（肖国栋）

第三章

脑血管疾病的流行病学、危险因素与预防

脑血管病（cerebrovascular disease，CVD）是由各种血管性病因引起的脑部疾病的总称，因其严重危害人类健康而一直受人关注，WHO 世界疾病统计资料表明，此病至少在 40 个国家中已成为 3 个主要死因之一，我国是其中一国。本组疾病具有发病率高、死亡率高、致残率高及复发率高的特点，给社会和家庭带来沉重的负担。随着老年人的增多及老龄化社会的到来，脑血管病的人数将进一步增加，因此对脑血管病的流行病学研究，特别是预防、干预和控制脑血管病发生的危险因素，具有十分重要的意义。在我国已经"七五"、"八五"、"九五"期间多次攻关的努力，在全国各地组织了各种形式的脑血管病的流行病学调查，小者在局部地区进行调查、研究；大者由全国数千专业技术人员参加，对 600 余万人群进行脑血管病调查。通过大量的调查、分析、研究，在我国脑血管疾病的分布、发病状况、发病特征、危险因素、防治措施等方面积累了丰富的资料和经验，为脑血管病的预防提供了有意义的线索。本章从脑血管病的流行病学、危险因素、预防等方面作一简要论述。

第一节 脑血管疾病的流行病学

一、脑血管病的发病状况

脑血管疾病是一种世界性疾病，分布广、患者数多，不同地区的发病率不同。在发达国家，如美国、加拿大、英国、澳大利亚、新西兰等国是以冠心病为主，而在中国、日本、希腊等国则以脑血管病为主。国内大量调查资料说明，我国脑血管疾病的患病率、发病率、死亡率均较高。

（一）发病率

脑血管疾病的发病率不仅在世界范围内有所不同，在一个国家中其发病率亦有相当大的差别。从世界各国社区人群调查材料看，20 世纪 70 年代以前脑卒中的平均年发病率约为 200/10 万，以后逐渐下降到目前的 100/10 万左右。首次发病的脑卒中年发病率西方国家为 100/10 万～270/10 万，年龄标化后为 100/10 万～250/10 万，根据 WHO 对包括中国在内的 11 个国家的 14 个有关中心，对 35～64 岁急性脑卒中患者 13 597 例进行了流行病学调查：平均发病率男性为 101/10 万～285/10 万人口，女性 47/10 万～198/10 万人口；相互对比差高达 3 倍；总趋势是东方高于西方，东欧高于西欧。我国 6 城市和 21 省农村调查的脑卒中年发病率分别为 219/10 万及 185/10 万。1986—1990 年 7 城市的人群调查中，自然人群组（未经特殊干预）的脑卒中总发病率 217/10 万（各年依次为 237/10 万、222/10 万、220/10 万、223/10 万和 182/10 万）。1984—1991 年上海调查发现，农村和城市的脑卒中发病率无明显差别，经年龄校正脑卒中年发病率男性为 218/10 万人，女性为 169/10 万。脑卒中年发病率城市男性降低了 2.2%，农村男性降低了 0.5%，城市女性升高 0.7%。在 65 岁以下人群中，城市和农村的两性发病率随年龄的增加而升高。上海地区 1984—1991 年脑卒中发病率低于欧洲、北美和日本报道的人群调查资料，亦低于北京。中国西北 5 省区 1986 年脑卒中发病率为 195.5/10 万人口。WHO 组织的中国脑血管病流行病学调查显示，中国男性发病率 170/10 万，女性 130/10 万人口。1986 年在全国 29 个省市进行了脑血管

病流行病学调查，结果显示我国脑卒中的年发病率为 109.74/10 万。

自 CT、MRI 应用于临床后，脑卒中类型的比例也发生了变化，血栓栓塞性脑梗死最常见，占 44%；TIA 占 21%；脑栓塞占 15%~20%，脑出血占 20%~30%，蛛网膜下腔出血占脑卒中的 5%~10%。

（二）患病率

文献报道的脑卒中患病率相差较大。一般认为，西方国家约在 500/10 万~700/10 万，平均 600/10 万；东方国家可高达 900/10 万。我国城乡脑血管病流行病学调查结果表明，北京、哈尔滨、银川、长沙、广州、上海和成都 7 城市平均患病率为 719/10 万，21 省农村的患病率为 394/10 万。我国台湾省的一项脑卒中患病调查显示，36 岁以上人群的患病率为 1 642/10 万，年龄标化后显示台北高于台南，城市高于农村。

（三）死亡率

脑卒中的死亡率在世界各国之间及国内不同地区之间存在差异。在世界 33 个国家中，脑卒中平均年死亡率约为 100/10 万。近年来西方一些国家脑卒中的死亡率显著下降，如美国脑卒中的死亡率 1960—1990 年已下降了 60%。瑞典、新西兰、芬兰、波兰等国家的流行病学调查证实，脑卒中死亡率均有不同程度的下降。我国 3 次脑血管病流行病学调查结果显示，7 城市平均年龄标化死亡率为 116/10 万。此外，我国 7 城市协作的群组研究表明，未经干预的自然人群组 1986—1990 年年平均死亡率为 130/10 万（各年依次为 120/10 万、140/10 万、141/10 万、121/10 万和 125/10 万）。中国上海农村 1984—1991 年男性脑卒中死亡率下降 4.6%，城市男性下降 2.5%，城市女性下降 4.6%，农村女性下降仅 0.6%，经年龄校正后男性脑卒中死亡率为 110/10 万，女性为 77/10 万。WHO 的中国脑血管病流行病学调查显示，中国男性死亡率为 65/10 万人口，女性 61/10 万人口。脑卒中死亡率与性别、年龄的关系和发病率一样，男性略高于女性，且随着年龄增加而上升，中国的脑血管病发病率及死亡率 1990 年较 1986 年有显著下降。

二、脑血管疾病患者特征分布

脑血管疾病的发病与患者的年龄、性别、职业、生活习惯、地理位置、种族等均有一定关系，分述如下。

（一）发病与年龄的关系

脑血管疾病的年龄特征很突出，无论是缺血性还是出血性脑卒中的发病率、患病率和死亡率均随年龄增加而增高。Framingham 研究资料显示，45~54 岁年龄组脑卒中的发病率为（100~200）/10 万人口，65~74 岁年龄组增至约 500/10 万~1 000/10 万人口，75~84 岁年龄组增至约 1 000/10 万~2 000/10 万人口。我国城乡两次调查资料显示 75 岁以上年龄组发病率为 65~74 岁组的 1.4~1.6 倍，为 55~64 岁组的 3~4 倍，为 35~44 岁组的 30 多倍。因此，脑血管疾病的发病与患者的年龄关系极大。但目前脑血管疾病发病年龄有越来越年轻的趋势，30~44 岁发病的也逐渐增多，应引起人们的重视。

（二）发病与性别的关系

脑血管疾病的发病与性别有一定的关系。世界卫生组织及我国大量调查资料表明，无论是患病率、发病率或死亡率，男性均比女性高，一般为（1.3~1.7）：1。美国 Framingham 研究资料表明，45~54 岁、55~64 岁和 65~74 岁 3 个年龄组随访 18 年，脑梗死组男女性别无显著差异，我国几次城乡脑卒中流行病学调查显示男女发病率之比为（1.3~1.5）：1。

（三）发病与职业的关系

一般以发病率来研究职业因素与脑卒中的关系，因不同类型脑卒中的死亡率不同。患病率是脑卒中发病者中存活的积累人数。各地研究资料表明，脑血管疾病与职业有一定的关系，但结果不完全相同。日本的调查资料表明，在农村和渔村生活和劳动的人群、户外重体力劳动的人群中脑血管疾病的发病率高。国内天津市"四病"防治基地抽样调查的结果，则表明脑血管疾病的患病率以干部为最高，为 1

226.5/10万;其次是服务人员,为1 122.0/10万;专业技术人员为1 054/10万;其他行政公务员为1 033.1/10万;农业人口发病率最低,为270.5/10万。

(四)发病与种族的关系

大量资料证明脑血管病有种族差异,同一地区不同种族的发病率和患病率均可出现明显差异。如在美国同一地区的黑人患病率高于白人,有的地区患病率可高于白人的2倍,这种患病率和发病率的种族差异主要是由于不同种族的生活习惯及社会经济状况不同,而不是因其对脑血管疾病有特殊易感性。如同样是日本人,生活在日本本土的脑血管疾病患病率高,为354/10万;而生活在夏威夷的为107.4/10万;生活在加利福尼亚的为104/10万。患病率相差3.3~3.4倍。据我国1984年调查,脑卒中的患病率汉族为600.3/10万,回族为281.7/10万,布依族为140/10万,壮族为834/10万,结果表明汉族比少数民族患病率高。

(五)脑血管疾病的地理分布

脑血管疾病有明显的地理分布差异,不同国家之间以及同一国家不同地区之间脑血管疾病的发病率均有差异。西方国家如芬兰、苏格兰、德国、匈牙利、保加利亚及美国东南部脑卒中发病率较高;而瑞典、荷兰、瑞士、加拿大较低。东方国家如亚洲的日本和中国很高,而泰国、印度尼西亚、菲律宾很低。调查结果表明,居住在日本本土和移居夏威夷以及加利福尼亚的日本人,其脑卒中的发病率和死亡率依次下降,而冠心病的发病率和死亡率则依次上升,特别是加利福尼亚的日本人血压及胆固醇水平均高于夏威夷和日本本土,但脑卒中的发病率反而降低。这些差异可能与环境因素及饮食习惯有关。各国不同地区脑卒中的发病率也存在差异。我国脑卒中地理分布发病率、患病率和死亡率均以东北为最高,华南和西南较低。在我国随着纬度的增高脑卒中的发病率、患病率和死亡率均升高。从南向北纬度每升高5°,脑卒中发病率升高16.92/10万,患病率升高约63.96/10万,死亡率升高6.60/10万。不同经度地区脑卒中的发病率、患病率和死亡率资料显示,我国95°以东地区其经度与脑卒中呈正相关。在我国从95°起,每向东5°脑卒中的发病率平均升高16.27/10万,患病率升高47.80/10万,死亡率升高9.99/10万。

(六)季节分布

脑血管病在一年四季均可发病,一般冬季多于夏季。由于各地气温、气压、温度不同,脑血管病发病率和死亡率随季节的变化而不同。我国北方比南方寒冷季节长,西北比东南相对湿度低,平原比高原大气压高,这些因素对脑血管病发病率和死亡率均有影响。有研究表明,脑血管病平均月死亡率都是冬季最高,12月份上升,1~2月份达高峰,以后逐渐下降,到7月份又出现一小高峰。根据一般规律,脑血管病死亡率和发病率的变化一致。低温或高温均可导致体内平衡的波动,血管舒张功障碍,血压骤变或血流缓慢,冬季干燥和夏季出汗多可引起血液浓缩,血黏度增高,特别对有高血压、动脉硬化的人,寒冷的刺激使血压增高,易诱发脑血管病。

(王国军)

第二节 脑血管疾病的危险因素

明确脑血管疾病的危险因素,积极采取有效措施消除或减轻不良因素的影响,从而降低脑血管病的发病率及死亡率,具有重要意义。近代流行病学调查研究证实,脑血管病危险因素可分为两大类:一类是不可干预的,如年龄、性别、遗传、种族等;另一类是可以干预的,如高血压、糖尿病、心脏病等。如能积极干预治疗一些可以干预的危险因素,则对降低脑血管病将起到重要作用。近年来,国外及我国部分地区对脑血管病的主要危险因素进行社区人群干预治疗,取得了显著效果。因此充分认识和理解脑血管病的危险因素,是防治脑血管病的重要前提。

一、不可干预的危险因素

（一）年龄

脑卒中的发病率、患病率和死亡率均随年龄的增长而增高。尤其是55～75岁年龄组中增高更为明显，55岁以后，每增加10岁，脑卒中发病率增加1倍以上。虽然由于人群地理分布不同脑卒中发病率有所不同，但随年龄增加的特点在全世界是一致的。年龄虽是不可干预的危险因素，但足以说明脑卒中是55岁以上人群中应重点预防的疾病，随着卫生保健事业的发展，自50年代以来，高龄组的脑卒中发病率和死亡率已有明显下降。

（二）性别

男性脑卒中的危险度较女性略高，但差别较小。男性脑卒中的病死率较女性高23%～115%，由于女性寿命较男性长，因此每年女性死于脑卒中者较男性多。但也有文献报道脑卒中的发病在两性别间无明显差异。

（三）遗传

家族性脑卒中发病率增加，父系和母系有脑卒中史均与其子女脑卒中危险度增加有关。脑卒中具有遗传倾向，其可能是通过下列途径影响其子代的发病：①遗传了脑卒中的危险因素，如高血压、高胆固醇血症和糖尿病等；②遗传了对危险因素作用的易感性；③家族成员具有相似的文化、环境和生活方式；④遗传和环境的相互作用等。

二、可干预的危险因素

（一）高血压

高血压是脑血管疾病最重要的危险因素。不论年龄和性别以及何种脑卒中类型，血压与脑卒中的发生均呈正相关关系。这种关系是直接的、持续的，并且是独立的。多数研究表明收缩压≥160mmHg（21.3kPa）和（或）舒张压≥95mmHg（12.7kPa）脑卒中的相对危险度约为正常者的4倍，从最低血压水平至最高血压水平，相对危险度增加约10倍。国内有研究显示：在控制了其他危险因素后，收缩压每升高10mmHg，脑卒中发病的相对危险增加49%，舒张压每增加5mmHg，脑卒中发病的相对危险增加46%。我国的29个省市自治区脑血管病流行病学调查表明，高血压是脑梗死的重要危险因素之一（OR值：男性为17.33，女性为13.30）。高血压可通过不同机制影响脑血管，可直接作用于直径50～200μm的小动脉，使这些小动脉发生透明样变、微梗死或微动脉瘤形成；高血压亦可通过机械性刺激和损伤直径大于200μm的较大血管及其内皮细胞，使其发生动脉粥样硬化。因此有效控制高血压是预防脑血管疾病的关键措施。

（二）糖尿病

糖尿病患者易出现动脉硬化和高血压、血脂异常等危险因素。糖尿病患者发生脑卒中的危险性比血糖正常者增高约1倍。临床和流行病学研究显示糖尿病为缺血性脑卒中的独立危险因素。其相对危险度为1.8～3.0。我国的29个省市自治区脑血管病流行病学调查表明，糖尿病是脑梗死的重要危险因素之一（OR值：男性为5.24，女性为8.00）。糖尿病引起脑血管病的机制为糖尿病性微血管及大血管病变，糖尿病引起的动脉粥样硬化常先从动脉内皮的损伤开始，近年来发现糖尿病患者和胰岛素治疗的糖尿病患者胰岛细胞抗体增加，说明免疫功能障碍也是内皮细胞损伤的原因。另有研究证实糖尿病患者的血小板聚集性增高，血小板可在内皮细胞损伤处聚集，并形成血小板凝块及白色血栓，同时发生释放反应，释放出5-羟色胺、儿茶酚胺、花生四烯酸、前列腺素以及血栓素A_2等物质，增加血小板的聚集性。

糖尿病患者伴高脂血症者高达30%～40%，其原因可为遗传性，或为胰岛素缺乏，或为糖耐量异常及相对胰岛素过多。胰岛素缺乏时，内皮细胞脂蛋白酶的活性降低，缺乏清除极低密度脂蛋白

（VLDL）的能力。胰岛素相对过多可引起血浆中低密度脂蛋白（LDL）和 VLDL 的水平增高。研究表明，成年发病的糖尿病患者，其血浆中高密度脂蛋白胆固醇（HDL-C）的水平降低。从而促进动脉粥样硬化的发生。

糖尿病可引起微循环功能变化，如视网膜和结膜的血管扩张，面部潮红及毛细血管蛋白溢出增加等，这是由于缺氧而引起的局部反应。血糖过高可引起糖化血红蛋白升高，使组织供氧减少，血脂过高亦能使红细胞运输氧发生障碍，以上因素促进了微血管病的产生。

糖尿病患者血浆糖蛋白浓度增高以及补体、纤维蛋白原、血浆铜蓝蛋白、C 反应蛋白等浓度增高，导致血黏稠度增高。糖尿病患者红细胞变形能力下降，在血黏稠度增高的情况下，易形成微小凝聚物，可引起毛细血管闭塞。总之，糖尿病并发的大血管及微血管病变是引起动脉粥样硬化性脑梗死的病理基础，也是脑卒中的原因。

（三）心脏疾病

各种心脏疾病均可增加患脑血管病的危险，如心房纤颤、感染性心内膜炎、心脏瓣膜病、急性心肌梗死等。约有 75% 的缺血性脑血管病死亡患者伴有心脏疾患。心房纤颤是心脏疾病致脑梗死的最重要危险因素。有研究表明，约有一半的心源性脑栓塞是由心房纤颤所致，非瓣膜性房颤可使脑卒中的危险度增加 3~4 倍，高血压、冠心病及心力衰竭发生脑卒中的危险性随年龄增加有下降的趋势，而心房纤颤则不断增加。50~59 岁房颤患者致脑卒中的危险为 1.5%，80~89 岁房颤患者致脑卒中的危险为 23.5%，即将近每 4 个 80 岁以上的脑卒中患者就有一个为心房纤颤所致。

对心房纤颤进行抗凝治疗研究表明，年龄、高血压史、TIA 病史或脑卒中史及糖尿病是脑卒中的危险因素，而 65 岁以下无这些危险因素的患者脑卒中的发病率较低（1%）。联合研究表明，华法林抗凝治疗能使心房纤颤致脑卒中的危险减少 68%，阿司匹林对心房纤颤致脑卒中的预防疗效不能确定，华法林疗效显著高于每日 325mg 阿司匹林的疗效。阿司匹林能减少非心源性脑卒中的发生，但不能预防心源性脑栓塞；因此对心房纤颤需抗凝者目前推荐华法林作为预防脑卒中的首选药，阿司匹林可用于脑卒中危险性低的年轻患者或不能抗凝治疗者。我国目前仅少数房颤患者应用华法林抗凝预防脑卒中，房颤发生脑栓塞者逐年增多，因此对房颤患者特别是老年人，若无抗凝禁忌，应及时合理地应用华法林预防脑栓塞的发生。另外其他心脏病也是脑卒中的重要危险因素，如并发心内膜炎和房颤的二尖瓣狭窄、左心房扩张、卵圆孔未闭和房间隔膨出、心肌病变等，心脏病防治方法的复杂和多样也可引起脑卒中。心导管和血管内治疗致脑卒中的危险分别为 0.2% 和 0.3%，心脏手术的围术期脑卒中率约 1%，心脏起搏器和射频消融等也可引起脑栓塞的并发症。据总体估计，缺血性脑卒中约有 20% 是心源性栓塞。有些研究认为，高达 40% 的隐源性脑卒中与潜在的心脏来源栓子有关。急性心肌梗死后近期内有 0.8% 的人发生脑卒中，6 年内发生脑卒中者约为 10%。

（四）短暂性脑缺血发作（TIA）

TIA 为缺血性脑卒中的重要危险因素，约 30% 完全性脑卒中患者以前有 TIA 病史，约 1/3 的 TIA 患者迟早要发展或再发完全性脑卒中。我国城乡两次人群调查资料表明，脑卒中患者中有 TIA 病史者为 7.5%~8.5%。颈动脉严重狭窄引起的 TIA 的脑卒中危险较轻度狭窄者高，其半球缺血症状较视网膜缺血更常见。临床经验证实抗血小板聚集等积极治疗 TIA 能显著减少完全性脑卒中的发生，因此应非常重视 TIA 的监测和防治，把 TIA 作为神经科的重要急症来处理，以减少脑卒中的发病率、死亡率及致残率。

（五）高脂血症

血脂与脑血管疾病的关系没有与动脉粥样硬化和缺血性心脏病的关系密切。虽然认为血脂水平的增高是产生脑梗死的重要基础，但是否为脑血管病的危险因素，目前尚未完全澄清。结合国外近年的总体情况，脑血管病患者中有总胆固醇和 LDL 浓度增高的报道约占 1/2。流行病学研究表明，血清总胆固醇水平过低（<160mg/dl）时可增加出血性脑卒中死亡的危险，但近期发表的 1 项大型随机对照试验（HPS）未证实该结果。报道甘油三酯增高的文献有 1/3。反之，报道 HDL 浓度下降和 Lp（a）升高的

比较普遍。近期国内外有不少研究表明，应用他汀类等降脂药物可降低脑卒中的发病率和死亡率。他汀类药物预防治疗可使缺血性脑卒中发生的危险减少19%~31%。

血脂的升高与动脉硬化密切相关。在欧美国家中，脑血管病发生以大血管病变所致占绝大多数，其中颈内动脉粥样斑块的形成是主要原因。而亚洲人种脑血管病的发生则以小动脉病变为主，故由高脂血症所致的危险因素相对不如欧美国家所占比重高。

对已有脑卒中或冠心病危险因素（或病史）的患者以及家族型高脂血症患者应定期（3~6个月）进行血脂检测（TC、LDL－C、HDL－C、TG等）。根据患者有无脑卒中或冠心病的危险因素以及血脂水平决定治疗方式。患者治疗性生活方式改变（Therapeutic life style changes，TLC）是治疗血脂异常的首要步骤，必须贯穿治疗的全过程。TLC包括：减少饱和脂肪酸（<总热量的7%）和胆固醇（<300mg/d）的摄入、选择能加强降低LDL效果的食物，如植物甾醇（2g/d）和可溶性黏性纤维（10~25g/d）、戒烟、减轻体重、增加有规律的体力活动等。药物选择应根据患者的血脂水平以及血脂异常的分型决定。单纯TC增高或以TC、LDL增高为主的混合型患者选用他汀类药物治疗，单纯TG增高或以TG增高为主的混合型患者选用贝特类药物治疗，必要时可联合用药。治疗过程中严格监测药物不良反应，包括肝肾功能，必要时测试肌酶，避免发生肌纤维溶解症的不良反应。

（六）血液流变学

血液流变学是血液流体在血管内流动的血流动力学，它由血管壁的流变学和血液成分两部分组成。在血液流变与脑血管病相关研究中，血液黏滞度、血小板聚集功能、血浆纤维蛋白原及其与血压的相关性在脑血管病发病中占有很重要的地位。根据流体力学泊肃叶（Poiseuille）定律的原则，若血管口径及长度固定，动脉硬化程度很高时，脑血流量直接与灌注压力成正比，与血液黏度成反比；在健康管径功能时，流量与血管的半径4次方成反比。由此可见血管半径与脑血管病的发生关系密切。动脉硬化因通过上述原理直接调节脑血流而成为独立的脑血管病危险因素。它与黏度的相关性则构成了脑血管病发生的更重要的危险因素。

（七）吸烟

越来越多的研究证实，吸烟能增加脑卒中的危险约2倍，且随着吸烟量的增加，脑卒中的危险性也增加。Framingham和Nurses的研究均表明停止吸烟能很快减少脑卒中的危险，我国29个省市自治区脑血管病流行病学调查表明，吸烟是脑梗死的危险因素之一（OR值：男性1.58，女性1.11）。吸烟能使血液黏度增高，可使血细胞比容显著增高，全血比黏度均显著升高。长期吸烟可致慢性一氧化碳中毒，由于一氧化碳对红细胞血红蛋白的亲和力比氧高200倍以上，改变了氧的解离曲线，增加了血红蛋白的亲和力，因此缺氧使红细胞增多，使血细胞比容升高。此外，吸入的尼古丁能使神经末梢及肾上腺髓质释放肾上腺素及去甲肾上腺素，导致血管收缩，血管阻力增大，并导致血管壁的损伤；肾上腺素释放可使血小板聚集，血管阻力进一步加大，血黏滞性进一步升高。随着吸烟时间和吸烟量的不断增加此病理过程逐渐加重，最终机体失去自身调节能力导致脑卒中的发生。

（八）饮酒

饮酒与脑血管病发生的关系一直较受人们的关注，并对此进行了许多研究。根据近年来国内外文献报道，多数学者认为饮酒与脑血管疾病有关。日本Yutaka等的研究结果表明，大量饮酒与高血压关系密切，且为脑卒中的主要危险因素。乙醇中毒不仅是青年脑卒中的危险因素，也是老年脑卒中的一个危险因素。长期大量饮酒，不仅使血压增高，还可改变血液中的某些成分，如血小板、红细胞、纤维蛋白原以及Ⅷ因子等，导致血小板功能低下，及纤溶活性的增高，另外饮酒损害肝脏导致凝血因子生成减少；长期饮酒导致脑深穿支小动脉内膜纤维素样坏死、玻璃样变及微动脉瘤形成；饮酒本身也可引起小动脉痉挛，对促使脑卒中的发生有一定的作用。

（九）不良生活方式

多种不良的生活习惯与脑卒中的发生有关，其中包括饮食不当、缺乏运动和急性诱发因素如应激等。近年来有证据表明，中等强度的身体运动对男女两性的脑卒中发生均起到保护作用。能降低血压、体重和心率，能使 HDL 胆固醇升高和 LDL 胆固醇降低，减少血小板的聚集力，增加胰岛素敏感性和改善葡萄糖耐量，有利于改变饮食习惯。饮食与脑卒中的关系尚未完全定论，但增加鱼、奶和绿茶的摄入对脑卒中确有一定的预防作用，而高脂肪和高胆固醇饮食则有害。

（十）肥胖

肥胖人群易患心脑血管病已有不少研究证据。这与肥胖导致高血压、高脂血症、高血糖是分不开的。肥胖者体内脂肪沉积过多，使血胆固醇含量增高，促使动脉粥样硬化形成，可引起脑血管疾病。美国 Famingham 的研究说明，肥胖对脑卒中有独立的作用，增加脑卒中发生的危险。国内对 10 个人群的前瞻性研究表明，肥胖者缺血性脑卒中发病的相对危险度为 2.2。

肥胖的类型也是影响因素之一，腹型肥胖与动脉粥样硬化的发生有关。近年有几项大型研究显示，腹部肥胖比体重指数（BMI）增高或均匀性肥胖与脑卒中的关系更为密切。Walker 等人调查了年龄在 40~75 岁的 28 643 名男性健康自由职业者。在校正了年龄等其他影响因素后，相对于低体重指数的男性而言，高体重指数者脑卒中相对危险度为 1.29，但以腰/臀围比进行比较时其相对危险度为 2.33。有人研究了女性超重和脑卒中之间的关系，发现随着 BMI 的增加其缺血性脑卒中的相对危险也随之增加。BMI 在 27~28.9 时相对危险度为 1.75，29~31.9 时为 1.90，到 32 以上时为 2.37。还有一些证据显示 18 岁以后体重增加也会增加缺血性脑卒中的危险。因此认为男性腹部肥胖和女性 BMI 增高是脑卒中的一个独立危险因素。

（十一）口服避孕药

口服避孕药易引起缺血性脑卒中。WHO 多国协作研究表明：现用口服避孕药者（住院前 3 个月以内使用口服避孕药）与未使用者比较，缺血性脑卒中者的 OR 值约为 3，出血性脑卒中者为 1.31~1.80。综合缺血性和出血性脑卒中的结果，使用低剂量雌激素口服避孕药者发生脑卒中的额外危险约 2/10 万妇女/年，而使用高剂量雌激素者为 8/10 万妇女/年。

口服避孕药易发生脑卒中的机制与以下因素有关。①血液凝固性增加和血流缓慢：避孕药中的雌激素能使凝血因子Ⅷ、Ⅸ、Ⅹ、凝血酶原、血小板数量及聚集性增加，纤维蛋白原增加，红细胞变形能力降低，全血黏度增加。这些因素促使血栓和栓塞的发生。②血管壁的变化：病理研究显示避孕药能使血管壁内膜增生。③代谢障碍：口服避孕药中所含的甾体激素可影响脂肪和糖的代谢，引起高脂血症，还能使 HDL 胆固醇降低，这些变化有利于脑血栓的形成。

（十二）偏头痛

目前研究尚少，有报道男性 40 岁以上偏头痛患者易患脑卒中，但另有报道经脑卒中其他危险因素调整后两者无关联。也有报道偏头痛使年轻女性脑卒中的发病率从 10/10 万增加至 19/10 万，因此偏头痛与脑卒中危险性有一定的关系，但两者的确切关系及机制尚有待于进一步研究。

（十三）颈动脉狭窄

其原因有动脉粥样硬化、大动脉炎，先天迂曲狭窄等，大量人群研究表明，有颈部杂音者脑卒中的年发病率约 1%~2%，脑卒中的危险性增加 1 倍以上。颈动脉进行性狭窄和严重狭窄患者脑卒中的危险性更大。在狭窄程度为 60%~99% 的人群中脑卒中年发病率为 3.2%（经 5 年以上观察）。同侧脑卒中年发病危险在狭窄 60%~74% 的患者中为 3.0%，狭窄程度在 75%~94% 的患者中上升为 3.7%，而狭窄 95%~99% 的患者中则降为 2.9%，颈动脉完全闭塞的患者中仅为 1.9%。对颈动脉颅外段狭窄的患者行预防性内膜剥脱尚有不同意见，目前欧洲正进行无症状性颈动脉狭窄内膜剥脱术的疗效观察，其结果有助于临床决策。关于评价无症状性颈动脉狭窄患者行颈动脉内膜切除术治疗效果的随机对照研究，有一项 Meta 分析包括了 5 个临床试验，结果显示：虽然手术可以减轻同侧脑卒中的发病率，但手术的绝对数量很小，同时采用内科治疗的对照组发生脑卒中的危险本身就很低，所以目前多采用内科治疗无症状性颈动脉狭窄。对此类患者在实施治疗前应充分了解药物治疗和预防性内膜剥脱的利弊，以便采取最佳的防治措施。

(十四) 高同型半胱氨酸血症

根据美国第三次全国营养调查和 Framingham 病例，对照研究的数据分析结果，高同型半胱氨酸血症与脑卒中发病有相关关系。高半胱氨酸血症的血浆浓度随年龄增长而升高，男性高于女性。一般认为（国外标准）空腹血浆半胱氨酸水平在 5~15μmol/L 之间属于正常范围，≥16μmol/L 可定为高半胱氨酸血症。美国研究提出高半胱氨酸血症的人群特异危险度（attributable risk）：男性 40~59 岁为 26%，≥60 岁为 35%；女性 40~59 岁为 21%，≥60 岁为 37%。国内有关同型半胱氨酸与脑卒中关系的前瞻性研究或病例对照研究目前可查资料不多，尚需进一步研究。

(十五) 代谢综合征

"代谢综合征"是一种近期认识并引起广泛重视的综合征。1988 年由 Reaven 首次提出，1999 年被 WHO 完善。其特征性因素包括腹型肥胖、血脂异常、血压升高、胰岛素抵抗（伴或不伴糖耐量异常）等。胰岛素抵抗是其主要的病理基础，故又被称为胰岛素抵抗综合征。由于该综合征聚集了多种心脑血管病的危险因素，并与新近发现的一些危险因素相互关联，因此，对其诊断、评估以及适当的干预有重要的临床价值。对代谢综合征的治疗目标在于：①控制其病因（如肥胖、体力活动过少）；②治疗与之同时存在的非脂质和脂质危险因素。

我国居民的饮食习惯与西方人差异较大。近年来由于生活水平的普遍提高，饮食习惯正在发生明显的变化。人们吃动物性食物的比例明显上升，特别是脂肪的摄入量增长较快。脂肪和胆固醇的过多摄入可加速动脉硬化的形成，继而影响心脑血管的正常功能，易导致脑卒中。另外，我国居民特别是北方人食盐的摄入量远高于西方人。食盐量过多可使血压升高并促进动脉硬化形成，中国、日本以及欧洲的一些研究都确认它与脑卒中的发生密切相关。因此，在饮食方面提倡每日的饮食种类多样化，使能量的摄入和需要达到平衡，各种营养素摄入趋于合理，并应限制食盐摄入量（<8g/d）。

(十六) 促凝危险因素

目前认为与脑卒中密切相关的主要促凝危险因素包括血小板聚集率、纤维蛋白原、凝血因子Ⅶ等。调控促凝危险因素对心脑血管疾病的预防具有不可忽视的作用。但促凝危险因素（或称高凝状态）与脑卒中的确切关系仍需进一步研究。

（王国军）

第三节 脑血管疾病的预防

脑血管疾病以其高发病率、高死亡率和高复发率极大地危害人类健康，因此对于脑血管疾病应提倡以预防为主，世界卫生组织从 21 世纪"人人享有卫生保健"的战略目标出发，提出防治心脑血管病应大力开展以人群为基础的一级预防。分级预防措施的实施，标志着脑血管疾病的预防工作进入了新的更成熟的阶段。

一、一级预防

一级预防主要针对未发生过脑卒中者，查明及合理治疗可干预危险因素，以降低脑卒中发生的可能性。一级预防的措施因人而异。

对于健康的中老年人，应注意改变不良生活习惯，如戒除吸烟、酗酒等不良嗜好，合理改善饮食结构，应以低盐、低脂肪、低胆固醇、清淡饮食为主，多食蔬菜、水果及豆制品，勿过饱。养成良好的定时排便习惯，合理安排工作、学习和生活，注意劳逸结合，加强体育锻炼，改善睡眠，避免情绪激动及精神紧张，保持适当的体重。

对有一种或多种危险因素者，应列为监测对象，定期随访和予以针对性干预。

(一) 高血压病

目前已有大量的研究文献证明，高血压、心脏病、糖尿病是脑血管疾病的三种主要的危险因素，而高血压病是脑血管疾病最危险的潜在因素。因此，积极做好高血压病的防治，尤其是有效控制高血压是预防脑血管疾病的重要任务及中心环节。一般应做到以下几点：

（1）加强卫生宣传教育，普及高血压病的基本知识，贯彻预防为主、防治与治疗相结合的方针。

（2）积极做好高血压病的普查工作，一般应对40岁以上的人定期检查血压，以便早期预防及治疗。

（3）收缩压≥21kPa（160mmHg）和（或）舒张压≥12.6kPa（95mmHg）者必须进行规范化的抗高血压治疗，定期复查巩固疗效。避免治疗时血压波动过大及不规则用药，对临界高血压者，即收缩压18~20kPa（141~159mmHg）和（或）舒张压12~12.5kPa（91~94mmHg），参考年龄、有无高血压病直系亲属家族史、高血压病过去史，有无其他危险因素等情况，加强随访，定期复查再决定治疗方案。

（二）心脏病

心脏病是仅次于高血压的脑卒中危险因素，因此应积极治疗与脑血管病有关的心脏病。对并发房颤者应予以适当的抗凝治疗。定期作心电图检查，有条件者作心脏彩超检查，有利于发现无症状及症状轻微的心脏疾病，以便及早采取治疗措施，预防脑血管疾病的发生。

（三）糖尿病

对糖尿病的防治应同高血压的防治一样，应普及糖尿病知识，中年以上的人群应定期检查血糖，以便早期发现症状不典型的糖尿病患者及血糖增高但未达到确诊水平的糖尿病倾向患者，对此类人群应加强饮食指导，及时控制糖尿病的发展，对防止其并发症有重要意义。

（四）短暂性脑缺血发作（TIA）

TIA是脑卒中的早期征兆，有TIA病史的人在以后5年内脑卒中的平均发生率是35%~75%。在TIA之后第一年内发生脑卒中的危险性最高，以后脑卒中的危险性逐年下降。TIA是神经科急症，必须予以足够重视。发现TIA后，每年至少一次仔细和彻底地检查身体。在发生TIA时，应积极采取治疗措施，并寻找病因，控制危险因素，预防再发。

（五）防治血脂异常

大量研究已经证实血清总胆固醇（TC）、低密度脂蛋白（LDL）升高，高密度脂蛋白（HDL）降低与心血管病有密切关系。近期国内外有不少研究表明，应用他汀类等降脂药物可降低脑卒中的发病率和死亡率。一般应做到以下几点：①血脂异常，尤其合并有高血压、糖尿病、吸烟等其他危险因素者首先应改变不健康的生活方式，并定期复查血脂。改变生活方式无效者采用药物治疗；②对既往有TIA、缺血性脑卒中或冠心病史，且TC高于5mmol/L的患者采用他汀类药物治疗。TG增高者选用贝特类药物治疗。

（六）戒烟

经常吸烟是一个公认的缺血性脑卒中的危险因素。其对机体产生的病理生理作用是多方面的，主要影响全身血管和血液系统如：加速动脉硬化、升高纤维蛋白原水平、促使血小板聚集、降低高密度脂蛋白水平等。提倡戒烟，建议：①劝吸烟者戒烟（动员吸烟者亲属参与劝说，提供有效的戒烟方法）；②动员全社会参与，在社区人群中采用综合性控烟措施对吸烟者进行干预；③促进各地政府部门尽快制订吸烟法规，如在办公室、会议室、飞机、火车等公共场所设立无烟区，仅在指定地点可供吸烟，以减少被动吸烟的危害。

（七）戒酒

乙醇可能通过多种机制，包括升高血压、使血液处于高凝状态、心律失常和降低脑血流量等导致脑卒中。长期大量饮酒和急性乙醇中毒是脑梗死的危险因素，乙醇的摄入量和出血性脑卒中存在直接的剂量相关性联系。提倡戒酒，建议：①对不饮酒者不提倡用少量饮酒来预防心脑血管病，妊娠妇女更应忌酒；②饮酒者一定要适度，不要酗酒，男性每日饮酒的乙醇含量不应超过20~30g，女性不应超过15~20g。

（八）颈动脉狭窄

颈动脉狭窄是缺血性脑血管病的重要危险因素，多由动脉粥样硬化引起。狭窄程度超过70%的患者，每年脑卒中的发病率大约为3%~4%。应用药物治疗颈动脉狭窄，包括他汀类药物和阿司匹林等。对于反复TIA发作或首次脑卒中的轻症患者，如果颈动脉狭窄程度超过70%，可行颈动脉内膜切除术，其他手术方式还包括颈动脉血管成形术和放置颈动脉支架等。目前国外有关颈动脉内膜切除术与血管内介入治疗的疗效比较研究有限。国内有关这方面的研究资料也有待总结分析。建议：①对无症状性颈动脉狭窄患者一般不推荐手术治疗或血管内介入治疗，首选阿司匹林等抗血小板药或他汀类药物治疗；②对于重度颈动脉狭窄（>70%）的患者，在有条件的地方可以考虑行颈动脉内膜切除术或血管内介入治疗术（但术前必须根据患者和家属的意愿、有无其他并发症以及患者的身体状况等进行全面的分析讨论后确定）。

（九）肥胖

肥胖人群易患心脑血管病已有不少研究证据。这与肥胖导致高血压、高脂血症、高血糖是分不开的。劝说超重者和肥胖者采用健康的生活方式、增加体力活动等措施减轻体重，成年人体重指数应控制在28以内或腰/臀围比小于1，体重波动范围小于10%。

（十）高同型半胱氨酸血症

高同型半胱氨酸（homocysteine，Hcy）血症是脑卒中的独立危险因素。正常时Hcy水平为5~15μmol/L，当Hcy水平为16μmol/L时，提示有高同型半胱氨酸血症。一般人群应以饮食调节为主，对高半胱氨酸血症患者，应该采用叶酸与维生素B_6和B_{12}联合应用，可降低血浆半胱氨酸水平，但是否减少脑卒中发生目前还不清楚。所以建议一般人群应以饮食调节为主，对高半胱氨酸血症患者，可考虑应用叶酸和B族维生素予以治疗。

二、健康教育的内容与方法

健康教育是通过信息传播和行为干预，帮助个体或人群掌握防病保健知识，树立健康观念，自愿采纳有益于健康的行为和生活方式，从而达到预防疾病或提高生活质量的目的。国内外研究证明，健康教育和健康促进是预防疾病最重要、最有效的手段。同时，广大医护人员也要重视对患者或家属进行教育，使他们掌握必要的知识，最大限度地减少疾病复发的机会，提高生存质量。

（一）健康教育的内容

宣教内容可大致归纳为三个主要方面：①让人们了解脑血管病的严重危害，使人们能足够地重视，主动采取积极的预防措施；②告诉人们脑血管病发病的主要危险因素和诱发因素，并知道如何预防；③发生了脑卒中后应该如何应对。例如，发病后何时去看病时机最佳？首先应选择什么样的医院就诊？如何配合医护人员进行治疗和康复训练等。在教育人们如何预防脑血管病的活动中，下列各项内容是非常重要的。

1. 了解自己的血压　首先是有高血压病史的人应该经常测量血压，以便了解自己的血压变化、服药或换药后的效果以及是否需调整药物剂量等。无高血压病史的中年人和小于35岁但有高血压家族史者也应该半年至一年测量血压一次。一旦确诊为高血压后，即应开始非药物治疗或药物治疗，并要持之以恒。

2. 定期体检　40岁以上的人定期体检是非常必要的保健措施，一般每年检查一次为宜。可了解自己的心脏功能有无异常，特别是有无房颤或缺血性改变。同时也应检测血糖和血脂水平，发现异常后即应积极治疗。

3. 改变不健康的生活方式　不健康的生活方式包括：体力活动过少、休息时间不规律、膳食营养成分摄入不合理等。要教育人们注意采用健康的生活方式，多参加一些体育锻炼活动，注意劳逸结合。多吃一些含蛋白质、纤维素较高的食物和蔬菜、水果等，少吃盐和高脂饮食。

4. 克服不良习惯　有吸烟、酗酒嗜好的人称为不良习惯。吸烟肯定对健康有害，更容易引起脑血管病，应下决心彻底戒除。否则不但害己，而且影响他人的健康。饮酒要适度，不能过量。

（二）健康教育的方法

健康教育的执行者包括医师、药剂人员、志愿者和各级卫生行政部门的管理人员以及大众媒体等。健康教育的方法须因地制宜，根据教育对象的具体情况制订合理的宣教策略和方式方法。按照我国多数居民的文化水平，一般健康教育的内容应力求简明扼要、深入浅出、通俗易懂，才能收到更好的效果。下列几种方法建议采用：

1. 医院健康教育　医院健康教育包括在候诊大厅、门诊和病房举办一些经常性的健康知识讲座。这种形式是医师与患者面对面讲授，效果最佳。有条件的医院可在候诊大厅播放一些科普录像片或在门诊发放一些科普宣教材料，也是值得推广的有效办法。总之，医院健康教育工作应大力加强。

2. 社区健康教育　目前我国城市社区卫生服务将预防、保健、医疗、康复、健康教育等内容融为一体，全科医师有责任对社区居民提供防治疾病和保健服务。所以应该逐步在社区卫生服务站建立个人健康档案、筛查高危个体、开展经常性的管理指导和健康教育，以减少脑卒中等疾病的发生。

3. 利用大众媒体开展健康教育　报纸、杂志、电视、广播、医学网站都是可利用的宣传教育媒体。上述媒体面向各个层次的人群，教育的覆盖人口数会大大增加。尤其是利用电视开展健康教育，城乡家庭都适用，有着其他方式不可比拟的优点。

三、二级预防

脑卒中的复发相当普遍，脑卒中复发导致患者已有的神经功能障碍加重，并使死亡率明显增加。首次脑卒中后6个月内是脑卒中复发危险性最高的阶段，有研究将脑卒中早期复发的时限定为初次发病后的90天内，所以在脑卒中首次发病后有必要尽早开展二级预防工作。二级预防的主要目的是为了预防或降低再次发生脑卒中的危险，减轻残疾程度。针对发生过一次或多次脑血管意外的患者，通过寻找意外事件发生的原因，治疗可逆性病因，纠正所有可干预的危险因素，在中青年（<50岁）患者中显得尤为重要。

对已发生脑卒中者选择必要的影像或其他实验室检查，尽可能明确患者的脑卒中类型及相关危险因素，以便针对病因采用合理的治疗措施。

（一）脑卒中后的血压管理

脑卒中无论是初发还是再次发作，高血压都是一种密切相关的危险因素。患者血压水平高于160/100mmHg可使脑卒中再发的风险明显增加。首次脑卒中后的患者，不论既往有否高血压史，均需密切监测血压水平。近来有研究表明虽然脑卒中患者约80%伴有高血压，但在脑卒中发生后由于脑血流自动调节作用，仅1/3患者继续存在血压水平偏高。脑卒中后急性期过度降压会导致全脑低灌注或脑白质疏松，是脑卒中后痴呆发生的重要基础，因此降压需平缓。所有患者均应在改变生活方式的基础上，合理选用降压药物治疗。除非存在高血压脑病以及壁间动脉瘤等特殊情况，否则血压水平不宜降得过低过快，并以控制舒张压为主。为控制好血压，应做到以下几点：①改变不良生活方式；②积极控制高血压，在患者可耐受的情况下，最好能将血压降至<140/90mmHg；③降压治疗应于脑卒中急性期过后患者病情稳定时（一般为脑卒中后4周）开始。

（二）抗血小板聚集

对于缺血性脑卒中后的患者，建议使用抗血小板药物治疗。研究证明，缺血性脑卒中初次发作后早期应用阿司匹林能够显著降低脑卒中再发的风险。阿司匹林和双嘧达莫缓释剂的联合应用比单独使用其中一种药物的预防效果更好，且不增加出血等不良反应。抗血小板药物的应用，应需要根据患者的接受程度及实际情况（包括经济情况等）作出合理的选择。药物预防应做到以下几点：①单独应用阿司匹林的剂量为50~150mg/d，一次服用；②也可使用小剂量阿司匹林（25mg）加双嘧达莫缓释剂（200mg）的复合制剂（片剂或胶囊），2次/d；③有条件者、高危人群或对阿司匹林不能耐受者可选用氯吡格雷，75mg/d。

（三）抗凝治疗

使用抗凝剂有增加颅内出血的风险，只有在诊断为房颤（特别是非瓣膜病变性房颤）诱发心源性栓塞的患者才适宜应用抗凝剂。过大强度的抗凝治疗并不安全，目前监测 INR 的推荐指标为 2.0~3.0。对已明确诊断为非瓣膜病变性房颤诱发的心源性栓塞患者可使用华法林抗凝治疗，剂量为 2~4mg/d，INR 值应控制在 2.0~3.0 之间。如果没有监测 INR 的条件，则不能使用华法林，只能选用阿司匹林等治疗。

（四）其他心脏病的干预

除房颤诱发心源性栓塞患者需积极采取合理的抗凝措施外，其他潜在的心脏病均将大大提高栓塞性脑卒中的复发风险。因此，建议针对病因积极处理原发疾病。例如，心肌梗死是脑卒中发生与复发密切相关的重要危险因素。对于既往有心肌梗死或脑卒中时发生的心肌梗死，应该维持心排出量，给予 β 受体阻滞剂、ACEI 制剂以及适量的抗凝剂或抗血小板药物进行治疗，可改善这种危险。感染性心内膜炎可以产生感染性或非感染性栓子，故应用抗生素进行治疗，而不需要使用抗凝剂。针对各种心脏病的病因处理原发疾病并进行积极的对症治疗，以最大限度地降低脑卒中复发的风险。

（五）颈动脉狭窄的干预

有症状（TIA 或小卒中）的轻、中度颈动脉狭窄者首先选择内科保守治疗，无症状性颈动脉狭窄更应慎重处理，必要时可考虑是否行外科手术。

（六）高半胱氨酸血症的干预

高（同型）半胱氨酸血症也是心脑血管病发生和复发的重要危险因素。大剂量联合应用叶酸、维生素 B_6 和维生素 B_{12}，能够有效地降低血浆半胱氨酸水平。可通过摄入蔬菜、水果、豆类、瘦肉、鱼类及增加了维生素的谷类食物来保证达到叶酸、维生素 B_6 以及维生素 B_{12} 的推荐需要量。国际上目前正在进行的 VISP 和 VITATOPS 项目，旨在进一步评价联合应用叶酸、维生素 B_6 和维生素 B_{12} 预防脑卒中复发的效果。对于高半胱氨酸血症者给予口服叶酸 2mg/d、维生素 B_6 30mg/d、维生素 B_{12} 500μg/d。

（七）干预短暂性脑缺血发作（TIA）

TIA 的患者都有发生完全性脑卒中或二次脑卒中的危险，且很可能在初次脑卒中后两周内发生。因此，寻找并治疗 TIA 的原因，预防第二次更严重的脑卒中，对中青年脑卒中患者显得十分重要。应积极去除包括高血压、血流动力学异常、吸烟、过量饮酒、高脂血症以及动脉狭窄在内的多项危险因素。一旦患者出现 TIA 时，应给予积极的抗血小板治疗。

（八）脑卒中后血脂与血糖的管理

有研究表明，血清胆固醇水平高于 240mg/dl，脑卒中复发的危险性增加。因此在首次脑卒中发生后需积极监控血脂水平，并进行饮食控制和药物治疗等干预措施，使患者的血脂水平稳定在理想的范围内。药物首选他汀类以减少冠心病发生危险而间接降低心脏源性栓塞的再发风险。目前尚缺乏直接的数据证实他汀类药物在干预脑卒中复发中所起的作用。关于血糖水平的监测与调控，现有的研究尚存有争议。有研究认为血糖水平大于 140mg/dl 的患者，脑卒中再发的风险升高。GIST 研究已经证实在脑卒中发生后早期静脉滴注 GIK 液（葡萄糖 - 氯化钾 - 胰岛素）以维持正常血糖水平是一项安全而实用的干预措施。但也有研究认为血浆糖化血红蛋白（HbA1c）水平的高低与脑卒中的再发与否并无密切联系。因此，建议定期监测血糖、血脂，采用饮食控制及增加体育锻炼，必要时药物治疗。

（王国军）

第四章

脑血管病的定位诊断

第一节 大脑皮质病变的定位诊断

一、额叶病变的定位诊断

额叶控制机体的随意运动、语言、情感和智能,并与自主神经功能的调节和共济运动的控制有关,额叶前部与精神智能有关,额叶后部与运动有关。额叶损害的主要表现如下:

(一)运动障碍

中央前回皮质运动中枢(4区)受损,早期出现典型的运动障碍。毁坏性病变表现为以对侧上肢、下肢或颜面部为主的局限性的不全性瘫痪或完全性瘫痪(单瘫)。当双侧旁中央小叶受损时,可引起双下肢的上运动神经元性瘫痪,并伴有小便障碍。刺激性病变表现为以对侧上肢、下肢或颜面部损害为主的局限性癫痫发作,肌肉抽搐由身体某部位开始,逐渐向邻近或全身的肌群扩散,引起全身痉挛性大发作(Jackson癫痫),继之出现Todd麻痹。

运动前区(6区),位于中央前回前方,为锥体外系和部分自主神经的高级中枢。此区受损时出现对侧肢体共济运动障碍、肌张力增高、自主神经功能紊乱、强握反射及摸索现象等释放症状。额中回后部为额叶的同向侧视(凝视)中枢,此区受刺激时,出现眼和头向病灶对侧的痉挛性抽动或同向痉挛性斜视;如为毁坏性病变,则出现两眼向患侧偏斜和对侧凝视麻痹。优势半球的额中回后部为书写中枢,受损时出现书写不能(失写症)。

(二)语言障碍

优势半球的额下回后部(44区,又称Broca语言区)为语言运动中枢,受损时产生运动性失语,完全丧失讲话能力。部分运动性失语者,具有一定语言功能,但词汇贫乏,言语迟缓而困难。

(三)精神障碍

额叶前部的额叶联合区(9区、10区、11区、12区)为精神和智能的功能区,与精神状态,记忆力,判断力和理解力等有密切的关系。当双侧额叶受损时,出现明显的额叶性精神障碍,表现为感情淡漠,反应迟钝,记忆力和注意力减退,定向力不全,性格行为异常,情绪不稳定,常自夸、滑稽、幼稚、欣快、不洁、易冲动,尿便失禁,随地大小便,对自己所处状态缺乏认识,对疾病的严重性估计不足,出现智力衰退等。

二、顶叶病变的定位诊断

顶叶位于中央沟和顶枕裂之间,其下界为外侧裂,包括中央后回(1区、2区、3区)、顶上小叶(5区、7区)、缘上回(40区)、角回(39区),与躯体感觉功能、自身位置觉的认识及语言功能有关,顶叶损害的主要表现如下:

1. 感觉障碍 中央后回的刺激性病变引起对侧身体发作性的感觉异常(感觉性Jackson癫痫),出现蚁走感、麻木感或串电感。破坏性病灶引起对侧身体的位置觉、震颤觉、压觉、实体觉、两点分辨觉严重障碍，而痛觉、温觉、触觉障碍较轻。

2. 失读症　优势半球顶叶角回为阅读中枢，受损后出现阅读能力的丧失，同时伴有书写能力障碍，并可出现词、字、句法和语法上的错误。

3. 失用症　优势半球顶叶缘上回为运用中枢，受损后出现双侧肢体失用，患者虽无瘫痪，但不能完成复杂而有目的的动作，自己不能穿衣，扣纽扣，对日常工具的使用也发生障碍。

4. 格斯特曼综合征（Gerstmann综合征）　见于优势半球顶叶后下部的角回、缘上回及邻近枕叶的病损，出现手指认识不能、左右认识不能、计算力障碍和书写不能等症状。

三、颞叶病变的定位诊断

颞叶功能区是听觉、嗅觉中枢，又是语言、声音和记忆的储存中枢，颞叶损害时可出现下列症状：

1. 感觉性失语　优势半球的颞上回后部（42区）为感觉性语言分析中枢，此区受损后患者具有能听到声音和自动说话的能力，但丧失了语言理解的能力，听不懂他人的话语，也听不出自己话语中的错误（错语症）。

2. 命名性失语　优势半球颞叶后部和顶叶下部（37区）损害时，患者对熟悉的物品只能说出其用途，而道不出其名称，丧失了对物品的命名能力。

3. 颞叶刺激征　颞叶各中枢受刺激后可出现幻听、幻嗅、幻味、幻视等现象，常为癫痫发作的先兆。钩回发作为海马钩回受刺激出现一过性嗅幻觉，如其邻近的味觉中枢受到刺激，可伴有幻味，幻视为视放射受损之症状，幻听为听觉中枢病损所致。

4. 精神运动性发作　颞前内侧部损害时常出现发作性的精神障碍，表现为一种特殊的意识混乱状态，出现狂躁、兴奋，甚至攻击行为，部分患者表现为自动症、睡梦或幻觉状态。

5. 视野缺损　颞后深部病变，累及视放射，出现病灶对侧的同向偏盲（半侧性或象限性偏盲）或对物体大小的错误认识。

（王国军）

第二节　大脑后部病变的定位诊断

一、大脑后部的解剖生理

大脑后部包括顶叶后部、颞叶后部、外侧裂后部区域，枕叶、侧脑室三角区等处，顶叶、颞叶和枕叶在解剖学上没有明显的界限，在生理上和临床上也是密切相关的。枕叶在大脑半球的后端，位于小脑幕上方，是大脑后部的主要组成部分。内侧面借顶枕裂与顶叶分界，距状裂由前向后水平走至枕极，枕极为枕叶最后之尖端。距状裂之上方为楔叶，下方为舌回。枕叶在半球外侧面所占面积较小。

视觉有三级中枢，第一级视觉中枢在距状裂两侧的楔叶和舌回，接受来自外侧膝状体的视放射纤维。视放射纤维先向前行进入颞叶，再弯向后行到达距状裂两侧。后枕部接受来自额叶、顶叶、颞叶和内囊的纤维，投射至二级视觉中枢，即旁纹状视觉皮质。第三级视觉皮质中枢即枕叶前视觉皮质，接受顶叶后部与颞叶后部来的纤维。枕叶还接受对侧视觉中枢经胼胝体来的联合纤维；由额叶眼球运动中枢来的纤维至对侧眼球运动皮质；顶叶视觉皮质与顶叶、颞叶和角回有纤维联系。枕叶传出纤维有自距状裂一级视觉中枢至二级视觉中枢的纤维。自二级视觉皮质发出的纤维至顶叶前部与角回视觉皮质中枢，并至额叶、顶叶、颞叶及岛叶皮质，发出皮质中脑顶盖束、皮质中脑束至中脑顶盖核，发出皮质束由角回至顶颞部皮质及眼球运动皮质。

一级视觉中枢（纹状皮质）为黄斑在枕叶后部的投射区，司中心视力，此区相当大；视网膜周缘部纤维投射至距状裂的前方，司周边视力。视网膜下部的纤维至距状裂下唇，视网膜上部纤维至距状裂上唇。二级、三级视觉中枢病变时出现视觉失认及反射性眼球运动，表现对物体追索。角回、Wernicke

区及顶、颞叶皮质是阅读、感觉性言语中枢，为复杂的视觉、听觉的理解分析区域。

大脑后部接受大脑中动脉及大脑后动脉的血液供应。大脑中动脉的顶枕支供应角回、顶叶前部及后部，顶颞支供应Wernicke区和顶、颞叶皮质。大脑后动脉的距状裂支供应枕叶内侧面视觉中枢，颞后支供应内侧面颞枕叶皮质，后外侧中央支供应外侧膝状体及内囊后部的视放射。

二、大脑后部病变的临床表现

1. 中枢性偏盲　大脑后部病变时产生中枢性同向偏盲，中枢性偏盲有黄斑回避现象，即黄斑部的视力不受损。

2. 识别障碍　大脑半球后部损害时出现识别功能障碍。优势半球损害时出现感觉性失语、失读、失写、失算、失用及各种失认症，如视觉失认及两侧空间失认等，Gerstmann综合征即此区的病变所致。非优势半球病变时此类症状不明显。

3. 视觉发作　大脑半球后部发生刺激性病变时引起视觉发作，有时为癫痫的先兆。表现为在病灶对侧视野出现单纯性幻视。枕叶或顶枕叶病变引起不成形幻视，如闪光、亮点、火花等，即光与色的幻觉，影像不具体。颞叶和颞枕部病变时引起成形性幻觉，即在视野范围内出现具体影像、人物等。如出现视物变大或变小，并伴有自动症时为一侧颞叶病变。视物变形即变视症，又为颞叶病变时的视觉发作症状，视觉滞留见于顶叶、枕叶病变。

三、大脑后部病变的定位诊断和鉴别诊断

如出现感觉性失语、失读、失写、失算、失用及各种失认症，则病变应在优势半球后部颞叶、顶叶、枕叶移行区。如出现中枢性偏盲，病变应在外侧膝状体至枕叶视觉皮质区。中枢性偏盲有黄斑回避现象，瞳孔光反射正常，无视神经萎缩，这有别于视束病变引起的同向偏盲。枕叶病变引起的偏盲两侧是对称的，这也有别于颞叶靠前病变引起的偏盲，枕叶及顶叶引起的象限盲多在下1/4，颞叶病变的象限盲则多在上1/4。关于刺激性病变引起的为视觉发作性症状，枕叶病变引起的为单纯性幻觉，影像不成形；颞叶病变引起的为成形性幻觉，如出现视物变形，尤其合并自动症，则提示为颞叶的病变。出现视觉滞留则提示为枕叶的病变。

（王国军）

第三节　大脑深部病变的定位诊断

一、大脑深部的解剖生理

大脑深部包括基底核、内囊、丘脑、胼胝体等区，丘脑因属间脑范围另行叙述。基底核包括尾状核、豆状核、杏仁核和屏状核。豆状核又包括壳核和苍白球两部分。

（一）纹状体

纹状体包括尾状核和豆状核。尾状核是细长的马蹄铁形的灰质团块，紧靠侧脑室前角下缘，头部膨大位于丘脑前方，与豆状核相连，尾端较细长，沿丘脑背外侧缘向后到达丘脑后端、抵达侧脑室颞角顶端之前的杏仁核。豆状核位于岛叶、尾状核及丘脑之间，呈楔形，底部凸向外侧，尖端指向内侧；借内囊与尾状核及丘脑相隔。外髓板将之分为两部分，外侧较大的部分称为壳核，内侧较小的部分称为苍白球；壳核外侧面紧贴外囊。苍白球因有许多有髓纤维横行穿过呈苍白色而得名，在发生学上，苍白球属于较古老的部分，称为旧纹状体；尾状核及壳核属于较晚的部分，称为新纹状体，现时多不用此划分的名称，而是将尾状核和壳核合称为纹状体，将苍白球包括在内合称为纹状体苍白球系统。这是锥体外系统的主要组成部分。此外，大脑基底部还有黑质、红核、底丘脑核及小脑，又属于锥体外系统的重要组成部分，而且还包括丘脑的部分。尾状核和壳核主要由小型细胞和中型细胞组成，是接受冲动的部分。苍白球主要由大型细胞组成，其轴突为传出纤维。壳核和苍白球有密切联系，尾状核和壳核的传入纤维

主要来自额叶的运动前区和运动区的皮质，丘脑的背内侧核、腹外侧核、中间内侧核及黑质、尾状核和壳核的传出纤维多数进入苍白球，仅有少数进入黑质。苍白球还有来自运动前区皮质、丘脑及黑质的纤维，而主要来自尾状核及壳核。苍白球发出的纤维至丘脑的腹前核及腹外侧核，有纤维经内囊至脑干被盖部。中央被盖束为苍白球与下橄榄核、被盖与下橄榄核、红核与下橄榄核的联系纤维。还有纤维至底丘脑、下丘脑、脑干网状结构散在的核及某些颅神经运动核。皮质运动区经锥体束来完成精细运动，而运动前区、运动区及其他皮质区的锥体外系中枢发出冲动管理姿势调节、粗大随意运动及调节自主性功能。

（二）杏仁核

杏仁核为小的球形核团，位于颞叶深部背内侧，与尾状核尾端相连，盖以一层原始皮质。后方连接海马钩，内侧为嗅区，外侧为屏状核，背侧为豆状核。杏仁核接受外侧嗅纹的纤维，发出的纤维为终纹，终纹中部分纤维通过前联合联系两侧杏仁核。

（三）屏状核

屏状核为一片状灰质区，在岛叶皮质和豆状核之间，其内侧是外囊，外侧是最外囊。其纤维联系和功能尚不清楚。

（四）内囊

内囊为片状白质区，在横切面呈横置的V字形，尖端指向内侧。其外侧为豆状核，内侧为尾状核头部及丘脑。内囊是大脑皮质与下级中枢许多重要纤维的必经通道，可分为前肢、膝部和后肢三部分，前肢的纤维组成包括丘脑皮质和皮质丘脑纤维，丘脑外侧核借此与额叶皮质联系。额桥束是额叶至脑桥核的纤维，还有尾状核至壳核的纤维。膝部为皮质桥延束的纤维，支配脑干各运动颅神经核。后肢分为三部，前2/3为皮质脊髓束，为皮质运动区至脊髓前角纤维，后1/3为丘脑外侧核至中央后回的感觉纤维，在豆状核的下方称为豆状核底部，有发自颞叶和枕叶的颞桥和枕桥束，终止于脑桥核。有听放射，为内侧膝状体至颞叶听觉皮质的纤维；有视放射，为外侧膝状体至枕叶距状裂皮质的纤维。

（五）大脑深部的血液供应

来自大脑中动脉的豆纹动脉供应尾状核的头部、壳核与苍白球的外侧部，来自大脑前动脉的内侧纹状动脉发出分支供应内囊前肢、尾状核头部、壳核前部、豆状核的前外侧部及外囊。脉络膜前动脉供应苍白球的内侧部及尾状核尾部。大脑后动脉的后内侧中央支供应苍白球尾侧部。内囊前肢主要由大脑前动脉的返回动脉及大脑中动脉供应。膝部主要由大脑前动脉的返回动脉供应。颈内动脉有分支供应膝部下方。大脑中动脉的中央支供应内囊后肢的上3/5，脉络膜前动脉供应内囊后肢的下2/5，即内囊后肢的背侧部乃相当于皮质脊髓束通过处，由大脑中动脉的中央支供应；内囊后肢的腹侧部乃相当于丘脑皮质束及视放射通过处，由脉络膜前动脉供应。

二、大脑深部病变的临床表现

（一）肌张力增高

1. 慢性肌张力增高　呈慢性进行性加重。

（1）折刀样肌张力增高：又称痉挛性肌张力增高，表现为上肢屈肌及下肢伸肌张力增高。在被动伸屈肢体时仅在某一阶段张力增高，如同拉开折刀一样，偏瘫患者常有此表现，属锥体束征。

（2）铅管样肌张力增高：在做肢体被动运动时伸肌和屈肌张力均同等增高，犹如弯铅管，常见于帕金森病患者。

（3）齿轮样肌张力增高：在既有伸屈肌张力同时增高又合并有震颤时，在做肢体被动运动的过程中有转动齿轮的感觉，可见于帕金森病的某些患者。

（4）屈肌张力增高：表现为颈部、躯干及四肢的屈肌张力均增高，整个身体屈曲，呈强迫体位，可见于帕金森病晚期患者。

（5）扭转性肌张力障碍：以躯干及四肢的纵轴为中心，相互拮抗的两组肌肉出现交替性的肌张力时高时低，出现扭转样运动，肢体近端明显，并合并有姿势异常，可见于扭转痉挛的患者。

（6）颅神经支配肌群的张力增高：帕金森病的患者有瞬目、眼球运动减少、面部表情呆板、语音低沉不清、吞咽困难、流涎等症状，这些均与有关肌肉张力增高有关。

2. 急性肌张力增高　急性肌张力增高起病急剧，常伴有意识障碍。

（1）去皮层强直：全身肌张力增高，上肢屈曲，下肢伸直，双下肢出现病理反射。

（2）去大脑强直：全身肌张力增高，四肢伸直。

（3）角弓反张、颈肌强直：颈肌张力增高，颈向后仰，四肢伸直，脊柱伸肌张力增高而后弯。

（4）颈项肌张力增高：见于脑膜刺激性病变，颅后窝及枕骨大孔附近肿瘤及小脑扁桃体下疝。

（二）运动增多

1. 节律性运动增多　如静止性震颤、姿势性震颤、意向性震颤、肌阵挛等。
2. 非节律性运动增多　如投掷运动、舞蹈症、扭转痉挛、手足徐动症、痉挛性斜颈等。

（三）肌张力减低

舞蹈症、投掷运动患者可伴有肌张力减低。

（四）运动减少

帕金森病患者在肌张力增高的同时，可伴有动作缓慢、运动减少。

（五）内囊综合征

临床上常出现偏瘫、偏身感觉障碍、偏盲等三偏征。有时单引起偏瘫。引起单肢瘫极为少见，也不引起癫痫发作。急性内囊病变，如脑血管病开始多有锥体束休克，反射消失，肌张力减低，病理反射出现较早，随后逐渐出现腱反射亢进及折刀样肌张力增高。早期常伴有眼球向偏瘫侧注视麻痹，多在数日内逐渐恢复。如果偏瘫程度轻，上、下肢瘫痪程度相差明显，提示为内囊高位损害。

（六）胼胝体综合征

对胼胝体功能的研究尚不充分，故对其临床意义了解还不多。胼胝体前1/3损害时引起左手失用症，因前1/3接近运动性语言中枢，损害时可出现语言障碍。中1/3接连共济运动及运用中枢，损害时可出现共济失调症状。后1/3连接两侧视区与听区。胼胝体肿瘤，尤其是胼胝体前部肿瘤常引起精神障碍，患者可表现出注意力不集中、记忆力减退、思维困难、理解迟钝、定向障碍、人格改变、淡漠或激怒等症状。

（七）大脑深部缺血性病变的临床表现

1. 大脑中动脉起始段闭塞　大脑中动脉起始段发出很多条细小中央支，在1cm内发出者称为内侧纹状动脉，在1~2cm处发出者称为外侧纹状动脉。中央支主要供应壳核、尾状核、内囊膝部、内囊前肢、内囊后肢背侧部。大体上内囊上3/5由大脑中动脉中央支供应，下2/5由脉络膜前动脉供应。中央支还供应外囊和屏状核。大脑中动脉起始段闭塞的主要症状为病灶对侧三偏征，优势半球病变还伴有失语。

2. 大脑中动脉中央支闭塞　中央支中最重要的一支为豆纹动脉，它供应内囊的上3/5及大部分壳核。闭塞后仅出现偏瘫。

3. 脉络膜前动脉闭塞　脉络膜前动脉多在后交通动脉起始部外侧1.5~4.5mm处由颈内动脉发出，主要供应脉络丛、视束的大部分，外侧膝状体的外侧部，内囊后肢下2/5高度的后2/3（即相当于丘脑皮质束、视放射及听放射纤维通过处），大脑脚底的中1/3（锥体束通过处）及苍白球的大部分。脉络膜前动脉闭塞后的临床表现为：①对侧偏瘫：为大脑脚底中1/3软化所致；②对侧偏身感觉障碍与偏盲：为内囊下2/5软化所致，此三偏征是否恒久取决于侧支吻合的情况，其中偏盲多恒定。

4. Heubner回返动脉闭塞　可表现为：①对侧偏瘫，以下肢为重，或仅有下肢瘫痪，可伴有额叶性共济失调；②对侧下肢感觉障碍；③有时有排尿障碍；④精神症状。

三、大脑深部病变的定位诊断和鉴别诊断

临床上出现各种不自主多动、肌张力障碍，通常意味着病变在基底核。根据表现的具体类型，可分析病变的具体部位，再进一步确定引起的原因。出现偏瘫、偏身感觉障碍、偏盲等三偏征多数为内囊部位的病变，并可根据三偏征中的某些临床表现，来分析病变的详细部位。胼胝体病变的临床表现虽无明显的特征，当患者以精神智能障碍为主要表现时应想到有胼胝体病变的可能。

（王国军）

第四节 间脑病变的定位诊断

间脑位于大脑和中脑之间，第三脑室位于其中央，其两侧壁为间脑的内壁。间脑系由许多不同的灰质块组成。丘脑下沟可将其分为上方的丘脑部和下方的丘脑下部。间脑包括丘脑部、丘脑下部和第三脑室三部分。

一、丘脑病变的解剖生理与定位诊断

（一）丘脑的解剖生理

丘脑为一卵形的灰质核团块，两侧之间有一灰质横桥，称为中间块。其背面是侧脑室，外侧为尾状核和内囊，下侧通过丘脑底部与中脑相连接。丘脑后部有一隆起，称为丘脑枕，内藏枕核，其下方为内侧膝状体和外侧膝状体。在丘脑后部的后方有缰三角、后连合及松果体，合称为丘脑上部。

丘脑在水平断面上被"V"形的白质纤维板（即内髓板）分隔成3个核团，即前核、外侧核及内侧核。

1. 前核 位于丘脑前方的背部，主要与嗅觉通路有关，嗅觉路径先和丘脑下部的乳头体产生联系，再由乳头丘脑束与前核联系；然后由前核发出纤维至大脑半球的扣带回，管理内脏活动。

2. 外侧核 可分为背、腹两部，背部向后与丘脑枕连接，腹部向后与内、外侧膝状体连接。腹部又分为腹前核、腹外侧核、腹后核三部分。腹前核接受由苍白球来的纤维。腹外侧核接受由小脑经结合臂来的纤维；再发出纤维至大脑皮质运动区，与维持姿势有关。腹后核又分为腹后外侧核及腹后内侧核，腹后外侧核接受脊髓丘脑束及内侧丘系的纤维，腹后内侧核接受三叉丘系的纤维，由此二核再发出纤维至中央后回皮质感觉区。外侧核的背部又分为背外侧核及后外侧核，此二核接受上述各丘脑核发出的纤维，并与顶叶后部的顶上小叶及楔前叶发生联系。

3. 内侧核 内侧核又背内侧核及中央核，发出一小部分纤维至丘脑下部，大部分接受其他丘脑核的纤维，再发出纤维与额叶发生联系。

丘脑各核之间、丘脑与端脑（嗅脑、基底核、大脑皮质）之间及皮质下结构之间，均有复杂的纤维联系。从进化程序上看，丘脑的核团可分为古丘脑、旧丘脑、新丘脑三种，各有其特殊的纤维联系。

（1）古丘脑：丘脑的中线核、内髓板核、背内侧核的大细胞部（内侧部）、腹前核及网状核等是丘脑进化中较古老的部分，有人认为无直接进入大脑皮质的向心纤维，但与嗅脑、纹状体、丘脑下部、网状结构等都有往返的联系。有人认为它们接受来自网状结构的非特异性冲动的上行纤维，再发出纤维至大脑皮质的广泛区域。古丘脑又称为丘脑网织系统，其功能似与完成躯体和内脏间复杂反射的整合作用有关。

（2）旧丘脑：在进化中较新，接受脊髓和脑干发出的外部感受和本体感受的冲动，它们又发出纤维经内囊至大脑皮质的特定区域，故丘脑各核团又称"驿站核"，包括以下诸核：

1）腹后外侧核：接受内侧丘系和脊髓丘系的上行纤维，投射到中央后回一般感觉区的腿区和臂区。

2）腹后内侧核：接受三叉丘系的纤维，投射到中央后回一般感觉的面区。

3）外侧膝状体核：接受视束的纤维，发出纤维投射到枕叶皮质的视区。

4）内侧膝状体核：接受外侧丘系的听觉纤维，发出纤维至颞叶皮质的听区。

5）腹外侧核：接受结合臂的纤维，发出纤维至大脑皮质中央前回运动区。

(3) 新丘脑：丘脑进化中最新的部分，与古、旧丘脑核均有联系，发出纤维投射到大脑运动皮质及感觉皮质以外的皮质区域，这些核团又称"联络核"。

1）外侧核背侧组核团：接受丘脑其他核团的纤维，发出纤维投射到顶上小叶。

2）枕核：接受内、外侧膝状体的纤维，发出纤维至顶下小叶、枕叶和颞叶后部皮质。

3）背内侧核小细胞部：接受丘脑其他核团的纤维，发出纤维至额叶前部皮质。

4）丘脑前核：接受乳头体的纤维，发出纤维至扣带回皮质。

综上所述，丘脑有交替及传导痛、温、触觉冲动的功能，大脑皮质接受精细的感觉。

丘脑接受颈内动脉系统和椎-基底动脉系统的血液供应，其中绝大部分来自椎-基底动脉系统。①颈内动脉系统：脉络膜前动脉的丘脑支和枕支，大脑前动脉的丘脑前动脉，大脑中动脉的豆状核丘脑动脉，后交通动脉的丘脑结节动脉；②椎-基底动脉系统：大脑后动脉的丘脑膝状体动脉及丘脑穿动脉。

丘脑各部的血液供应：①丘脑外侧核：由丘脑膝状体动脉、丘脑穿动脉和豆状核丘脑动脉供应；②丘脑内侧核：由丘脑穿动脉、脉络膜前动脉的丘脑支供应；③丘脑前核：由豆状核丘脑动脉、丘脑前动脉供应；④丘脑枕核：由脉络膜前动脉枕支、丘脑膝状体动脉供应；⑤内髓板核：主要由丘脑穿动脉供应。

（二）丘脑病变的临床表现

1. 丘脑综合征　如下所述。

(1) 对侧半身感觉障碍：①对侧半身感觉缺失：各种感觉均缺失，是丘脑外侧核，特别是腹后核的损害；②感觉障碍程度不一致：上肢比下肢重，肢体远端比近端重；③深感觉和触觉障碍比痛、温觉重：可出现深感觉障碍性共济失调；④实体感觉障碍：出现肢体的感觉性失认。

(2) 对侧半身自发性剧痛：为内髓板核和中央核受累所致，病灶对侧上下肢出现剧烈的、难以忍受和形容的自发性疼痛。疼痛呈持续性，常因某些刺激而加剧，同时常伴感觉过敏和过度。疼痛部位弥散，难以定出准确位置，情感激动时加重。

(3) 对侧半身感觉过敏和过度：为丘脑病变的常见典型症状，尤其感觉过度更是丘脑病变的特征，患者对任何刺激均极为恐惧，还可出现感觉倒错。

(4) 丘脑性疼痛伴自主神经症状：如心跳加快、血压升高、出汗增多、血糖增高等。

(5) 对侧面部表情运动障碍：为丘脑至基底核联系中断所致，病灶对侧面部表情运动丧失，但并无面瘫。

(6) 对侧肢体运动障碍：在急性病变时出现瞬息的对侧偏瘫，也可出现对侧肢体的轻度不自主运动。

2. 丘脑内侧综合征　病变位于丘脑内侧核群，为穿通动脉闭塞引起。

(1) 痴呆及精神症状：由丘脑投射至边缘系的纤维中断所致。

(2) 睡眠障碍：由行网状激活系统经丘脑前核及内侧核向大脑皮质投射路径中断所致。

(3) 自主神经功能障碍：如出现体温调节障碍、心血管运动障碍、胃肠运动失调等症状。

(4) 自发性疼痛：由内髓板核及中央核受损所致。

3. 丘脑红核综合征　病变部位在丘脑外侧核群的前半部，多由丘脑穿动脉闭塞所致。

(1) 小脑性共济失调：为腹外侧核病变，小脑发出的结合臂纤维在此处中断，不能投射到大脑皮质中央前回运动区，使小脑失去了大脑皮质的支配所致。

(2) 意向性震颤：发生机制同上。

(3) 舞蹈徐动样运动：为腹前核受损所致，多为短暂性。

（三）丘脑病变的定位诊断和鉴别诊断

丘脑是皮质下感觉中枢，损害时感觉障碍是其最主要最突出的症状，其外侧核受损时更为明显，一切感觉均受损，故当发现患者有偏身感觉障碍时应想到是否有丘脑的病变，偏盲、偏身感觉性共济失调及偏身感觉障碍等三偏征为丘脑病变的特征，有偏身自发性疼痛也提示丘脑病变的可能，偏身感觉过度及过敏也是丘脑病变的典型症状。因感觉障碍出现于偏身症状者可以是器质性的，也可以是功能性的，病变的部位也不单是在丘脑，因此根据一些感觉障碍特征在考虑丘脑病变同时，总得排除其他部位的病变甚至功能性疾病引起的偏身感觉障碍。如偏身感觉障碍，尤其是深感觉及实体觉障碍明显，仅伴有轻度的偏身运动障碍，则提示病变在丘脑的可能性最大，但也要排除顶叶的病变。内分泌及自主神经功能障碍通常为丘脑下部的病变所引起，也要注意是否为丘脑病变的影响。至于嗜睡、痴呆、精神症状等引起的病变部位很多，单凭这些症状不能确定病变的部位在丘脑，如合并一些感觉症状，则丘脑病变的可能性很大。丘脑与基底核及中脑有密切联系，部位接近，当出现中脑及基底核症状时也要注意是否有丘脑的病变。

二、丘脑下部病变的定位诊断

（一）丘脑下部的解剖生理

1. 外形　丘脑下部为间脑丘脑下沟以下的结构，分为三部分。

（1）丘脑下视部：为丘脑下部的前部，包括灰结节、漏斗、垂体、视交叉等。

（2）丘脑下乳头部：主要为两个乳头体，呈半球形，在灰结节后方。

（3）丘脑底部：为大脑脚和中脑被盖向前的延续，腹侧与丘脑下视部连接，其中有丘脑底核（路易体）、红核前核以及红核和黑质的延伸。

2. 内部结构及功能　如下所述。

（1）核团：分4个区，从前向后依次为：①视前区：为第三脑室最前部的中央灰质，内有视前核；②视上区：在视交叉上方，内有视上核、室旁核及前核；③灰结节：在漏斗后方，内有腹内侧核、背内侧核；④乳头体区：在乳头体部，内有乳头体核、后核。

垂体主要分前叶和后叶，前叶为腺垂体部，是甲状腺、胰腺、肾上腺、生殖腺等靶腺的促成激素的分泌腺体。后叶是神经垂体部，为神经组织。在前叶与后叶之间有一中间叶。

（2）纤维联系：①传入纤维：海马有纤维至穹隆，由穹隆来的纤维终止于乳头体。额叶皮质、苍白球及脑干网状结构等均有纤维止于丘脑下部。②传出纤维：自乳头体发出乳头丘脑束，止于丘脑前核。自丘脑下部发出下行纤维至中脑被盖部，还有一些下行纤维止于脑干内脏运动核团。③与垂体的联系：视上核和室旁核分泌的垂体后叶素（包括抗利尿激素及催乳素）经丘脑下部垂体束输送到垂体后叶，根据身体生理需要再释放入血液。丘脑下部还有七种释放激素，刺激垂体前叶腺细胞分泌相应的激素，它们是促甲状腺素释放激素、促肾上腺皮质素释放激素、生长激素释放激素、促滤泡素释放激素、促黄体化素释放激素、促泌乳素释放及抑制激素、黑色素细胞扩张素释放激素等。丘脑下部与垂体前叶之间没有直接的神经纤维联系，而是通过垂体门静脉系统进行沟通。

（3）丘脑下部的功能：丘脑下部是人体较高级的内分泌及自主神经系统整合中枢，控制交感神经系统和副交感神经系统的活动。①水分平衡：视上核和室旁核根据生理需要分泌抗利尿激素，控制肾对水分的排出与再吸收；损害丘脑下部与垂体后叶的系统可引起尿崩症。②调节自主神经：丘脑下部前区和内侧区与副交感神经系统有关，丘脑下部后区和外侧区与交感神经系统有关，通过丘脑下部以调节交感和副变感神经的功能。③调节睡眠与糖的代谢：丘脑下部视前区损害后出现失眠，丘脑下部后方损害后出现睡眠过度，丘脑下部对血糖的高低有调节作用。④调节进食功能：丘脑下部腹内侧核的内侧部有饱食中枢，腹内侧核的外侧部有嗜食中枢，通过这两个中枢调节进食功能。腹内侧核损害时出现肥胖症。⑤调节体温：丘脑下部通过使散热和产热取得平衡而保持体温相对恒定，散热中枢忙于丘脑下部的前部，产热中枢位于丘脑下部后部。⑥调节消化功能：丘脑下部与胃肠功能有密切关系，丘脑下部损害后可引起消化道出血。⑦调节内分泌功能：丘脑下部能产生多种促垂体素释放激素，丘脑下部能直接调节垂体的部分内分泌功能。

（二）丘脑下部病变的临床表现

丘脑下部解剖结构复杂，生理功能又极为重要，其重量虽只有4g左右，但其核团却多至32对，此处的病变多种多样。

1. 内分泌及代谢障碍　如下所述。

（1）肥胖症：丘脑下部两侧腹内侧核破坏时，可引起肥胖症，破坏室旁核也可引起肥胖，而且丘脑下部前部、背侧部、视交叉上部、视束前部都与产生肥胖有关。引起肥胖的机制可能与三方面有关：即进食量异常增加；运动减少，脂肪沉积；基础代谢降低。

（2）水代谢障碍：视上核与室旁核病变时尿量显著增加，产生尿崩症，此部功能亢进时产生少尿症。

（3）盐类代谢异常：破坏腹内侧核可引起高钠血症，破坏室旁核时尿中排钠增多，并伴有多尿。

（4）性功能异常：可表现为性早熟及性功能不全。丘脑下部结节漏斗核与性功能有关，此核发出结节垂体束，影响垂体性腺激素的排出量。

1）性早熟：临床上按性早熟的程度分为三种，为外观上类似性早熟、不完全性性早熟和完全性性早熟。外观上类似性早熟表现为新生儿或儿童期乳房发育和子宫出血，早期生长阴毛；完全性性早熟应有发育成熟的睾丸或卵巢，有成熟的精子或卵泡，有月经排卵，有早熟妊娠，性激素达到成人水平。性早熟女性多于男性。

丘脑下部病变引起的性早熟主要因为损伤了第三脑室底部及丘脑下部的后部，除有性早熟表现外，尚有精神异常、智力低下、行为异常、情绪不稳、自主神经症状等。松果体病变尤其是肿瘤，常引起性早熟，是压迫了丘脑下部所致。

2）Albright综合征：病因不明，临床上常表现为以下四个特点。①弥漫性纤维性骨炎：多为偏侧性，有骨质脱钙、骨纤维变性及囊肿形成；②皮肤色素沉着：在骨质变化的皮肤上出现色素沉着；③性早熟：多呈完全性，主要见于女性；④可合并甲状腺功能亢进，神经系统有锥体束征、先天性动-静脉瘘、大动脉狭窄及肾萎缩等。

3）性功能发育不全：是指青春期生殖系统不发育或发育不完善，分为丘脑下部性、垂体性、性腺性三种。

4）丘脑下部病变的性功能发育不全：常伴有肥胖症，有两个综合征：①Frohlich综合征：临床症状有性功能低下，生殖系统发育不良，男性多见，伴有智力低下、肥胖、生长发育迟滞、多尿、其他发育畸形、头痛等。②Laurence-Moon-Biedl综合征：表现有肥胖、外生殖器发育不良、生长障碍、尿崩症、智能障碍、视网膜色素变性及多指症或指愈合畸形等。此等症状可呈完全性或不完全性。

5）垂体病变的性功能发育不全：表现为侏儒症、性功能发育不全、垂体功能失调等。男、女皆可发生。垂体促性腺激素特异性缺乏为促性腺激素不足所致。男性阴毛稀疏，类似女性，第二性征不明显，睾丸与外生殖器很小，无精子，是由肾上腺雄性激素分泌明显不足引起。女性如雌性激素分泌明显不足时，表现为乳头、乳晕、乳房、外阴、子宫等发育不良，呈女童型，阴毛发育正常。

6）性腺病变的性功能发育不全：表现为第二性征缺乏、先天畸形等。

（5）糖代谢异常：动物试验刺激室旁核、丘脑前核、腹内侧核、后核时血糖增高，丘脑下部肿瘤常有血糖升高，视交叉水平或视束前区损害时血糖降低。

2. 自主神经症状　如下所述。

（1）间脑性癫痫：其诊断依据主要为有发作性的自主神经症状，可伴有意识障碍；病史中或发作间歇期有某些丘脑下部症状；临床上有客观证据提示有丘脑下部损害，脑电图提示有癫痫表现。

（2）间脑病：包括下列四方面。①代谢障碍：糖代谢障碍可出现糖尿、糖耐量试验和胰岛素敏感试验异常。脂肪代谢异常可出现肥胖、消瘦、血中脂肪酸增高。水代谢异常表现为口渴、多饮、多尿、少尿、水肿等。②内分泌障碍：表现为性功能障碍、肾上腺功能障碍：甲状腺功能障碍等。此与代谢障碍有密切关系。③自主神经功能障碍：表现为体温调节障碍，心血管运动障碍，胃肠功能障碍，尿便排泄障碍，汗液、唾液、泪液、皮脂等分泌障碍。④精神与神经障碍；精神障碍可表现为情绪不稳、易激动、抑郁、恐惧、异常性冲动、梦样状态、神经官能症状态等，神经症状的出现均由丘脑下部附近脑组织损害引起。

（3）体温调节障碍：丘脑下部后区为产热中枢，前区为散热中枢。前区损害时产生持久高热，后外侧区损害时引起体温过低，丘脑下部病变引起的体温调节障碍，可表现为中枢性高热、发作性高热、中枢性低温、体温不稳等四种类型。

（4）循环调节障碍：丘脑下部前部损害时血压升高，后部损害时血压下降，两处均损害或损害不均时血压不稳。

（5）呼吸调节障碍：刺激视前区的前部可使呼吸受到抑制，引起呼吸减慢及呼吸幅度变小。刺激丘脑下部中间部也可出现呼吸抑制，甚至呼吸暂停。

（6）瞳孔改变：刺激丘脑下部后部时瞳孔散大，刺激丘脑下部前部时瞳孔缩小。

（7）消化道症状：可引起胃及十二指肠病变，主要表现为胃肠道出血。

（三）丘脑下部病变的定位诊断和鉴别诊断

丘脑下部是一个调节内分泌及自主神经功能的中枢，诊断其损害主要依据为是否有代谢、内分泌及自主神经功能等方面的障碍。如仅有其中某些临床症状，难以确定是否由丘脑下部病变引起；如这几方面的症状均有一些，同时又有精神意识障碍及一些神经系统的有关局灶体征，则诊断比较肯定。病变有些是原发于丘脑下部的，有些可能是原发于附近脑组织，以后蔓延到丘脑下部的，也可能是丘脑下部未受到直接侵犯，仅在功能上受到一定影响的。这要根据临床症状出现顺序、严重程度及可能的病因来判断。如其他定位症状出现早且突出，而内分泌、自主神经症状出现较晚较轻，或病情逐渐加重，则病灶原发于丘脑下部的可能性不大，而是由附近脑组织扩展而来的，病因很可能是肿瘤；如同时伴有颅内压增高，则为肿瘤的可能性更大。反之，如内分泌、自主神经症状出现很早、很突出，而其他症状是次要的，则首先要考虑原发于丘脑下部的病变。如丘脑下部的症状和其他脑症状同时出现，常提示两者同时受到侵犯，尤其在一些急性病变，如血管病、炎症、外伤等，患者常有昏迷、局灶体征及明显的丘脑下部症状，此种情况提示病情非常严重。对单有内分泌、自主神经症状的患者可进行一些脑部的辅助检查，以明确有无丘脑下部或垂体的病变。还可做一些内分泌功能的检查，以明确障碍的严重程度，同时还要进行有关靶腺的检查，以明确引起内分泌代谢障碍的部位。对丘脑下部的病变，还要根据其临床表现来判断病变的主要部位，因为丘脑下部病变本身无明确定位体征，但与整个神经系统及全身都有广泛而密切的联系，因此在诊断丘脑下部有无病变时应进行综合考虑。

（陆云南）

第五节 脑干病变的定位诊断

一、脑干的解剖生理

脑干位于小脑幕下的颅后窝内，上端与间脑相连，下端与脊髓相接，背侧为第四脑室和小脑。除第Ⅰ、Ⅱ脑神经外，其余脑神经核均位于脑干内。

脑干由延髓、脑桥和中脑3部分组成。延髓在最下端于枕大孔水平与脊髓相连，脑桥居中间，中脑位于脑干顶端与间脑相邻。

（一）脑干的外形（图4-1，图4-2）

1. 延髓　为脊髓的延续，呈锥形，在枕大孔水平，以第1脊神经分界，全长2.8~3.0cm。最下端宽0.9~1.2cm，最上端宽可达2.4cm。其外形特征与脊髓外形十分相似，又有前正中裂、后正中沟、前外侧沟、后外侧沟及中间沟，尾端有脊髓中央管的延续。自延髓中部开始，中央管的背侧板向两侧延伸，至脑桥时则扩展成三角形的隐窝，构成第四脑室底的延髓部，后者表面覆盖有室管膜上皮与有丰富血管的软膜。双侧外隐窝向下延伸到脑室下角相连处称为闩。由前后裂和沟使延髓分成左右对称的两半，在其尾端可见斜行交叉的纤维束，称为锥体交叉。在锥体的外侧为橄榄体（其内为下橄榄体），在前外侧沟有舌下神经出脑。在舌下神经的背外侧可见舌咽神经、迷走神经和副神经发出。在后正中沟与后外侧沟之间为后索，即薄束与楔束，其首端成棒状体及楔形结节，其内有薄束核及楔束核。此部再向上外延伸与小脑下脚（绳状体）相连接。

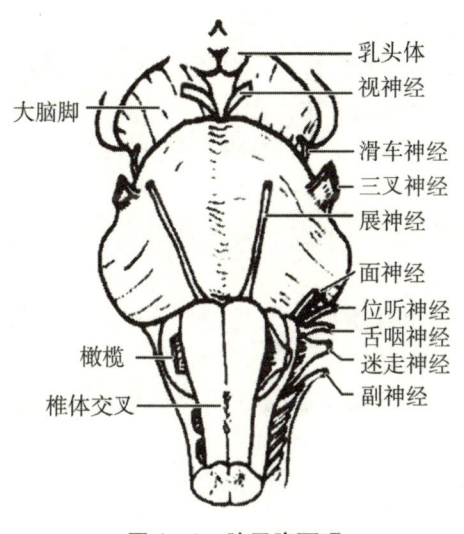

图 4-1　脑干腹面观

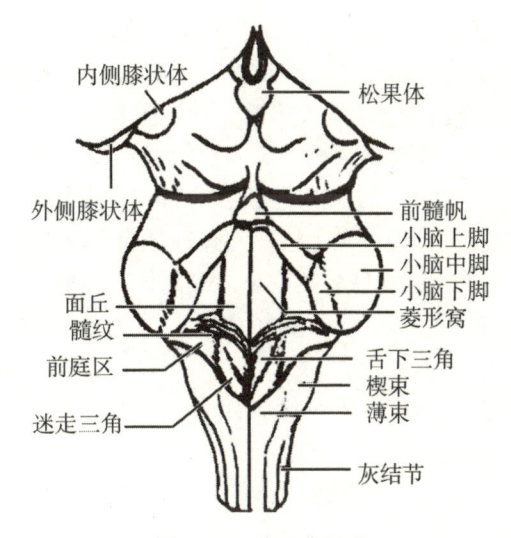

图 4-2　脑干背面观

2. 脑桥　位于延髓上方，形如一条宽带，长为 2~3cm，宽为 3~3.6cm，在两侧成粗索状为小脑中脚（脑桥臂），以脑桥上、下沟与延髓和中脑的大脑脚之间构成明显分界。腹侧面为宽阔的横行隆起称为基底部，背侧为延髓的延续称为背盖部，且与延髓共同成为菱形窝，构成第四脑室底。在其上可见由外侧至中线的髓纹，也为脑桥和延髓在背侧的分界线，底面中线为中央沟，其外侧有与之平行的外界沟。在腹侧之基底部下缘与延髓分界之沟内，自中线向外依次可见展神经、面神经和听神经发出，三叉神经由小脑中脚出脑。

3. 中脑　位于脑桥上方，全长 1.5~2.0cm，其末端为脑桥的上部所遮盖，背部为顶盖，腹侧面变粗大为一对大脑脚，内有锥体束走行，两大脑脚之间为脚间窝又称为脚间池，动眼神经由大脑脚内侧的动眼神经沟出脑。背部有四叠体，为一对上丘和一对下丘。松果体卧于其中间。上丘为皮质下视觉反射中枢，下丘为皮质下听觉反射中枢。滑车神经由下丘下方出脑。在中脑顶盖部中央有大脑导水管连接第三脑室和第四脑室。

（二）脑干的内部结构

1. 脑神经核团　如下所述。

（1）延髓的脑神经团

1）舌下神经核：位于第四脑室底近中线旁，发出纤维组成舌下神经后走向腹侧，在锥体外侧出延髓。

2）迷走运动背核：位于舌下神经核之背外侧，参与组成舌咽神经、迷走神经，在延髓背外侧出脑。

3）疑核：位于延髓背外侧，发出运动纤维参与组成舌咽神经、迷走神经和副神经。

4）三叉神经脊束核：位于延髓背外侧区内，接受来自迷走神经的感觉纤维及三叉神经的感觉支。

5）孤束核：位于迷走神经运动背核的前外侧，发出纤维组成舌咽神经和迷走神经的感觉支。

6）下涎核：位于延髓上部中心附近，发出纤维组成舌咽神经的一部分。

7）耳蜗神经核：位于延髓上部绳状体的外侧，耳蜗神经终止于此核，从此核发出的纤维由同侧及对侧上行组成外侧丘系。

8）前庭神经核：位于第四脑室底前庭区的深部，占据延髓、脑桥两部分，由四个亚核组成，分别为前庭神经上核、下核、内侧核和外侧核。由它们发出的纤维主要参与内侧纵束，并与小脑、脊髓及脑神经核发生联系。

(2) 脑桥的脑神经核团

1) 面神经核：位于三叉神经脊束核及脊束之内侧，发出纤维组成面神经，经背侧向上行，并绕过展神经核，再外侧行出脑，支配面部表情肌。

2) 孤束核（上部）：位于迷走神经背核外侧，发出纤维组成面神经味觉支，专司舌前2/3的味觉。

3) 上涎核：位于网状结构的外侧部，其下端在延髓为下涎核组成舌咽神经一部分，而此核发出纤维参与组成面神经，支配泪腺、颌下腺和舌下腺，司泪液和唾液的分泌。

4) 三叉神经运动核：位于脑桥中部背盖部外侧三叉神经感觉主核的内侧，发出纤维组成三叉神经下颌支的运动支，支配咀嚼肌、颞肌和翼内外肌。

5) 三叉神经感觉主核及三叉神经脊髓束核：在运动核之外侧组成三叉神经眼支、上颌支和下颌支，接受头面部皮肤黏膜、牙齿等部位的痛觉、温度觉和触觉。

6) 展神经核：位于脑桥中下部内侧隆起的外侧部，发出纤维组成展神经，支配外直肌，司眼球外展。

7) 前庭核：位于绳状体背侧，发出纤维组成听神经的前庭纤维，接受内耳前庭及半规管的平衡功能。

8) 耳蜗核：位于绳状体的外侧，分为耳蜗背核和耳蜗前核，发出纤维组成听神经的耳蜗纤维，接受内耳螺旋器的听觉。

9) 旁正中桥网状质：位于外侧神经核腹内侧，与眼快速扫视运动有关。

(3) 中脑的脑神经核团

1) 动眼神经核：位于中脑上丘平面、大脑导水管腹侧、中央灰质中线旁，发出纤维组成动眼神经的大部分，支配上睑提肌、上直肌、内直肌、下直肌和下斜肌。

2) 缩瞳核：又称 Edinger – Westphal 核（EW 核）。位于中央灰质前方，发出纤维组成动眼神经的一部分，支配瞳孔括约肌，专司瞳孔的缩小与扩大。

3) 玻利亚核：位于中央灰质腹侧正中的单一核，发出纤维至两眼的内直肌，司双眼聚凑运动。

4) 滑车神经核：位于中脑下丘平面中央灰质的前部，内侧纵束的背面，发出纤维组成滑车神经，支配上斜肌，专司眼球向下外方向注视。

5) 黑质和红核：黑质为一色素层，位于大脑脚背侧，再背侧为红核。

2. 传导束　如下所述。

(1) 延髓的传导束

1) 锥体束：为起于额叶中央前回经放射冠专司运动的下行性传导束，至延髓则位于腹侧面之锥体。锥体束行于脑干时分成皮质脑干束和皮质脊髓束两部分。皮质脑干束在下行之中分别依次止于双侧各个脑神经之运动核团，但在延髓的舌下神经核只接收对侧单俩之皮质脑干束支配。皮质脊髓束下行至延髓锥体交叉处大部分神经纤维交叉至对侧脊髓侧索，形成皮质脊髓侧束下行，终止于脊髓前角。小部分神经纤维在锥体交叉处不交叉，直接在脊髓前索下行，形成皮质脊髓前束，在各平面上陆续交叉终止于对侧脊髓前角。还有少数神经纤维始终不交叉，在脊髓侧索中下行陆续止于同侧脊髓前角。

2) 脊髓丘系：位于三叉神经脊髓束的腹侧，传导痛觉、温度觉和部分触觉，系来自脊髓侧索中的脊髓丘脑束和脊髓顶盖束组成，途经脑干继续上行，止于感觉中枢中央后回。

3) 内侧丘系：在锥体束背侧中线旁，传导深感觉，接受来自脊髓后索之薄束和楔束的上行纤维，止于延髓背部之薄束核和楔束核，再发出纤维在中央灰质腹侧交叉至对侧锥体束背侧中线旁，称为内侧丘系，再继续上行至丘脑和感觉中枢中央后回。

4) 其他延髓内纤维束：包括延髓背内侧的内侧束，腹侧和背侧的脊髓小脑束，内侧和外侧的红核脊髓束、前庭脊髓束，下行的交感神经通路。

(2) 脑桥的传导束

1) 锥体束：位于脑桥腹侧面，纤维束由集中改成散在分布。皮质脑干束在下行至脑桥时依次分别止于双侧相应脑神经运动核团,但面神经核的下半部(其发出纤维支配下半部面部表情肌)只接受对侧的皮质脑干束支配。皮质脊髓束下行至延髓经过锥体交叉后大部分在脊髓侧索中继续下行。

2)脊髓丘系:为上行性纤维束,在脑干均位于周边部分,上行经丘脑腹后外侧核至感觉中枢中央后回,传导痛觉、温觉和部分触觉。

3)内侧丘系:为上行性传导束。起自延髓的薄束核及楔束核,发出纤维向腹侧形成弓状纤维并在中线处交叉到对侧,在锥体束背侧上行,至脑桥则位于中线旁,上行经丘脑腹后外侧核至感觉中枢中央后回,传导深感觉。

4)三叉丘系:位于脑桥背外侧的三叉神经感觉主核及三叉神经脊髓束核发出纤维越过对侧组成三叉丘系,伴随脊髓丘脑束上行,经丘脑腹后内侧核再上行,至感觉中枢中央后回,传导面部(包括角膜、鼻腔黏膜、牙齿、口腔黏膜等)痛觉、温觉和触觉。

5)外侧丘系:起自绳状体外侧的耳蜗神经核(包括前核和背核),所发出纤维大部分通过斜方体交叉到对侧上行,小部分在同侧上行称为外侧丘系,经内侧膝状体至颞横回,司听觉传导。

6)其他脑桥内纤维束:内侧束,位于背内侧。其他还有腹侧脊髓小脑束,外侧顶盖脊髓束、红核脊髓束和皮质-脑桥-小脑束。

(3)中脑的传导束

1)锥体束:在大脑脚运动纤维的排列为额桥束在最内侧的1/3,顶桥、颞桥、枕桥束位于外侧1/3,皮质脊髓束占中间的1/3,且支配面部的纤维在内侧,支配下肢的纤维在外侧。

2)脊髓丘系:实际是脊髓丘脑束通过脑干的部分。在中脑,则位于红核的背外侧继续上行。

3)内侧丘系:在中脑,位于脊髓丘系邻近。

4)外侧丘系:在中脑靠近周边,于内侧丘系的背侧再上行。

5)中脑束:包括齿状核-红核-丘脑束、内侧顶盖束、后联合等。

3. 脑干网状结构　脑干内有广泛的网状结构,主要位于脑干的中部,在解剖上的联系非常广泛,生理功能也十分重要。其含有大小不等的细胞,密集或分散排列,纤维交织成网,故称为网状结构。

(1)网状结构的核:①内侧部:位于脑干被盖部中央偏腹内侧的部分,主要由大、中型细胞组成。包括腹侧网状核(在延髓下部)、巨细胞网状核(在延髓上部)、脑桥尾侧网状核(在脑桥下部)、脑桥嘴侧网状核(在脑桥前部)和中脑被盖核。②外侧部:位于脑干被盖部中央偏背外侧部,包括背侧网状核(在延髓下部)、小细胞网状核(在延髓上部和脑桥下部)、楔状核(在中脑顶盖腹外侧)等。

(2)网状结构主要的纤维联系:包括上行部分、中间部分和下行部分。

1)上行部分:是网状结构向上与大脑皮质相联系的纤维。包括网状丘脑束、顶盖丘脑束和由脊髓上升的感觉束侧支与网状结构的联系(图4-3)。

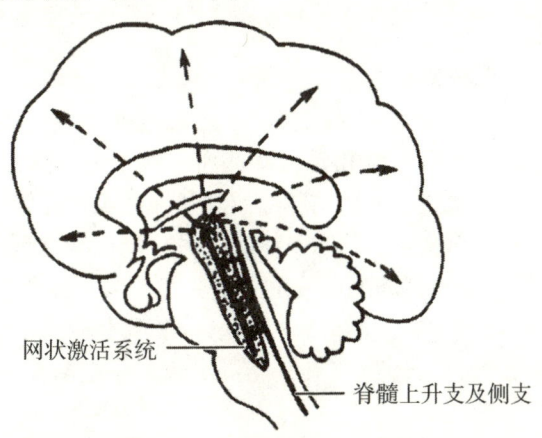

图4-3　网状结构上行部分

2)中间部分:是网状结构与锥体外系核、脑神经核和上行感觉束等结构的纤维联系。为网状结构的小细胞,其联系很广泛,几乎所有通过脑干的传导束均以侧支与其联系。它与邻近的第Ⅴ至第Ⅻ对脑神经核也有联系,参与各种反射,因此网状结构又成为许多反射路的中转站。

3) 下行部分:是由网状结构向下传导到脊髓的纤维。网状结构内的大细胞接受来自红核和纹状体的纤维,于此更换神经元,发出的纤维为网状脊髓束,沿脊髓的侧索和前索下行,属于锥体外系的一部分。功能上与肌张力的调节有关,使肌肉保持一定的张力。

在脑干网状结构的前内侧部有纵行的条状区,称为抑制区。当其受刺激时可抑制或减弱脊髓反射,大脑皮质下行纤维的活动也可被此区的兴奋所抑制。

(3) 网状结构的生理功能

1) 生命中枢(图4-4):脑干网状结构,特别是延髓的网状结构,有一些内脏的基本调节中枢,即生命中枢,包括心跳加速和血管收缩中枢,心跳减慢和血管舒张中枢,吸气中枢、呼气中枢、长吸中枢及呼吸调节中枢等。这些中枢的反射性调节活动对维持机体的正常生命活动是十分重要的。如果延髓受损,破坏了这些生命中枢的生理活动,就可引起心跳、血压、呼吸的严重障碍,可导致死亡。

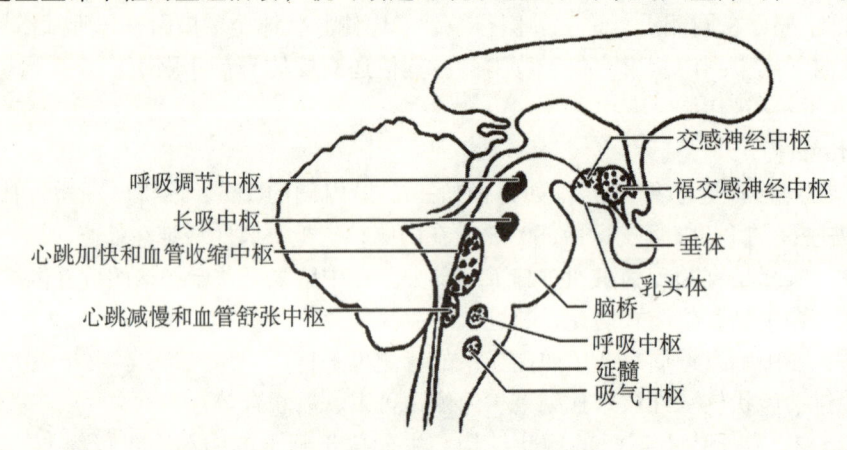

图4-4 生命中枢示意图

2) 调节躯体运动:脑干网状结构调节躯体运动功能主要是通过网状脊髓束对脊髓的反射活动调节来完成的。包括对躯体肌张力的易化和抑制两种作用,易化作用是通过间脑、中脑、脑桥和延髓的易化冲动来实现的。起自间脑和中脑的易化冲动是通过多触突经络而实现的。起自脑桥和延髓的易化冲动是通过网状脊髓束下行到脊髓来完成的。抑制作用有大脑皮质的抑制作用和小脑对肌张力的抑制作用,也都通过脑干网状结构抑制区来实现的。

3) 维持觉醒状态:脑干网状结构接受各种感觉的特异冲动,并将其转为非特异冲动,上达大脑皮质的广泛区域,以维持觉醒状态;这种特殊作用称为上行性激活作用,其传导系统称为上行激活系统。

(三) 脑干的血液供应

脑干主要接受椎-基底动脉系统的血液供应(图4-5)。

两侧椎动脉的直径为0.92~4.09mm,在脑桥沟处结合成基底动脉,走行在脑桥腹侧面基底动脉沟内。随着年龄的增长,基底动脉常变得迂曲和延长而偏离中线,垂直行走者仅占25%,双侧椎动脉管径常不一致,左侧多大一些,有时发现一侧椎动脉细如丝状,甚至可闭锁,这时基底动脉血流主要来自对侧椎动脉;还可有一侧椎动脉至小脑后下动脉而终止,另一侧椎动脉延续为基底动脉。

1. 延髓的血液供应(图4-6) 延髓的血液供应主要来自两侧椎动脉及其分支。

(1) 脊髓前动脉:在两侧椎动脉结合成基底动脉处,同时向下发出脊髓前动脉,可下行至颈部脊髓,供应延髓内侧部的结构,如锥体、锥体交叉、内侧纵束、顶盖脊髓束、舌下神经核、孤束、孤束核、迷走神经背核等。

(2) 脊髓后动脉:多自小脑后下动脉发出,如此动脉缺如,则由小脑后下动脉直接供应,供应延髓的结构如薄束、楔束及其核团,绳状体的尾侧及背侧部等。

(3) 小脑后下动脉:为椎动脉的最大分支,位于延髓外侧与小脑二腹叶之间,并发出细小分支到延髓外侧及后外侧部。约有4%的人小脑后下动脉缺如,此时血液直接由椎动脉供应。小脑后下动脉供应的延髓结构有脊髓丘系、三叉神经脊髓束核、三叉丘系、疑核、绳状体、前庭外侧核等。

2. 脑桥的血液供应（图4-7） 脑桥的血液供应来自基底动脉桥支。

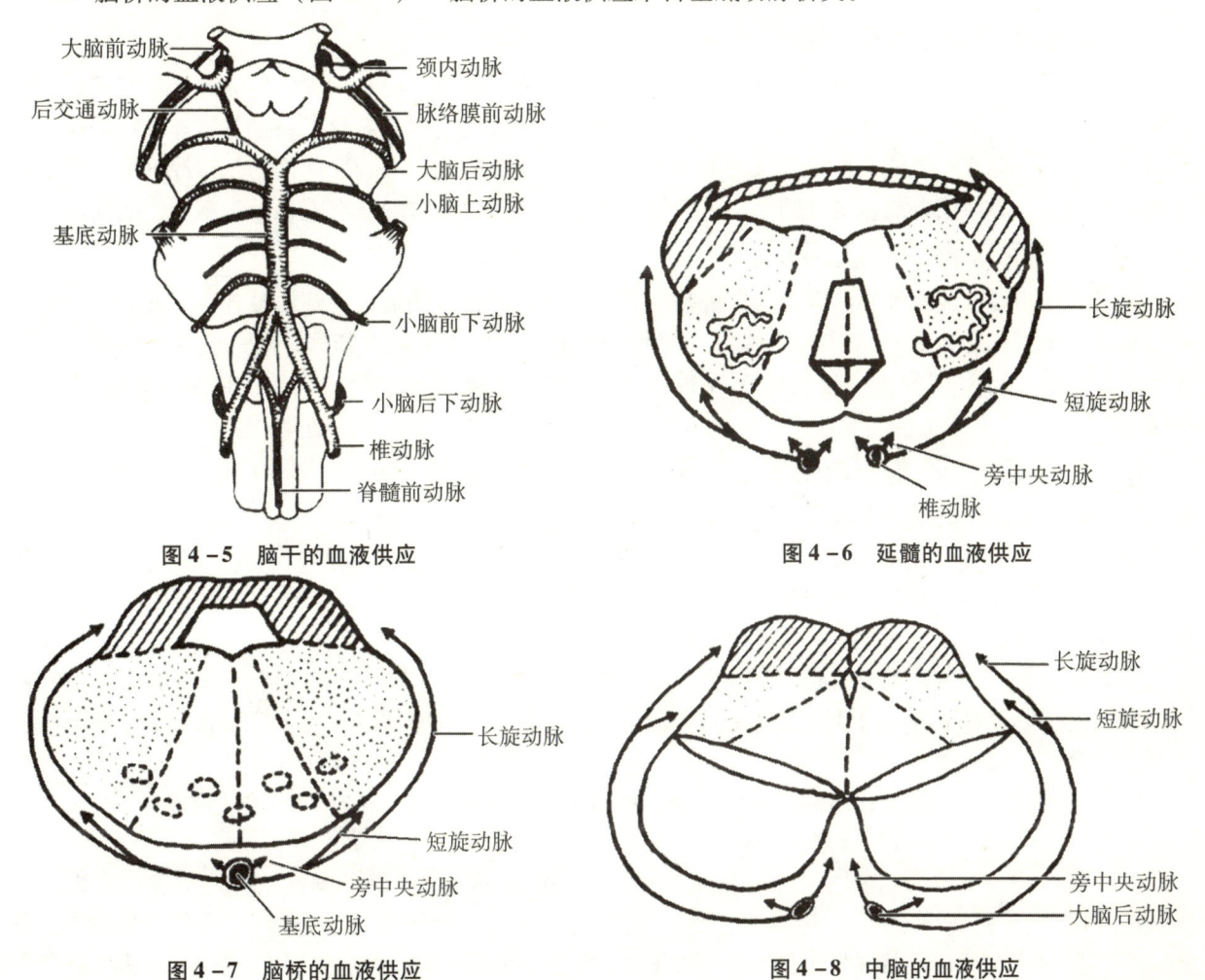

图4-5 脑干的血液供应

图4-6 延髓的血液供应

图4-7 脑桥的血液供应

图4-8 中脑的血液供应

（1）旁中央动脉：供应脑桥中线旁结构，包括皮质脊髓束、内侧丘系、脑桥小脑束、内侧纵束及展神经核等。

（2）短旋动脉：供应脑桥前外侧面的一个楔形区，包括面神经核、听神经核、三叉神经核及其纤维、前庭神经核、耳蜗神经核及脊髓丘脑束等。

（3）长旋动脉：发自基底动脉。与小脑上动脉及小脑前下动脉一起供应背盖部和脑桥臂大部分，包括三叉神经核、展神经核、面神经核、内侧丘系、脊髓丘系、绳状体、小脑中脚和网状结构等。

3. 中脑的血液供应（图4-8） 中脑的血液供应与脑桥相似。

（1）旁中央动脉：来自后交通动脉，也来自基底动脉上端分叉处和大脑后动脉的近端，在脚间窝形成广泛的血管丛，进入后穿质，供应脚间窝底，包括动眼神经核、滑车神经核、内侧纵束的缝隙区域、红核及脚底的最内侧部。前脉络膜动脉的分支也发出类似的血管供应脚间窝的最上部和视束的内侧。

（2）短旋动脉：一部分来自脚间丛，一部分来自大脑后动脉及小脑上动脉的近端部分，供应大脑脚底的中部和外侧部、黑质及被盖的外侧部。

（3）长旋动脉：主要来自大脑后动脉，最重要的为四叠体动脉，主要供应上丘和下丘。还有来自下脉络丛动脉和小脑上动脉的长支参与顶部的血流供应。

二、脑干病变的定位诊断原则

脑干的结构比较复杂，再加以病变的部位、水平及病变范围大小不同等因素，故定位有时较为困难。必须结合脑干的解剖、生理特点作为病变定位诊断的指导。脑干病变的定位诊断基本原则有以下三方面。

（一）确定病变是否位于脑干

由于第Ⅲ至第Ⅻ对脑神经核都位于脑干内，都由脑干发出纤维，而且脑神经核彼此又相当接近，因而在脑干损害时，至少有一个或一个以上的脑神经核及其根丝的受累。脑神经核或其根丝受损均在病灶的同侧，在另一侧有一个或几个传导束功能障碍，出现交叉性病变，即病变同侧的脑神经麻痹，病变对侧传导束型感觉障碍或偏瘫，这是脑干病变特有的体征。具备交叉性的特点就提示为脑干的病变。

（二）确定脑干病变的水平

受损的脑神经核或脑神经足以提示这种病变在脑干中的部位。例如，一侧动眼神经麻痹，另一侧偏瘫（包括中枢性面、舌瘫），则提示病变位于动眼神经麻痹侧的中脑大脑脚水平。一侧周围性面神经麻痹及展神经麻痹，对侧偏瘫（包括中枢性舌瘫），提示病变位于面神经、展神经麻痹侧的脑桥腹侧尾端。

（三）确定病变在脑干内或是在脑干外

鉴别病变在脑干内或是在脑干外的要点如下：

（1）脑干内病变交叉征明显，而脑干外病变交叉征不明显，有时或不存在。

（2）脑干内病变脑神经麻痹与肢体瘫痪发生时间相近，而脑干外病变脑神经麻痹发生早而多，对侧肢体如有偏瘫也往往出现较晚，程度也较轻。

（3）鉴别脑神经麻痹是核性还是核下性有助于确定是脑干内病变还是脑干外病变。例如，动眼神经核组成复杂，故脑干内动眼神经核病变时表现出来的动眼神经麻痹常属不完全性，而脑干外核下性病变多为完全性，故可帮助鉴别。

（4）注意有无纯属脑干内结构损害的征象，如内侧纵束损害时出现眼球同向运动障碍等。

（5）脑干内病变病程较短、进展快，而脑干外病变病程较长、进展缓慢。

（6）脑干内病变常为双侧性脑神经受损，而脑干外病变常先是一侧单发性脑神经损害，渐为多发性脑神经损害。

（7）脑神经刺激性症状多见于脑干外颅底的病变，如面部神经痛为三叉神经干病变，耳鸣常常是耳蜗神经的刺激性征象。

三、脑干综合征及定位诊断

（一）延髓综合征及定位诊断

1. 延髓前部综合征　常因脊髓前动脉或椎动脉阻塞，造成同侧锥体束、内侧丘系、舌下神经及其核的缺血性损害，产生下列症状。

（1）病灶侧舌下神经麻痹，引起同侧舌肌瘫痪，伸舌偏向病灶侧，舌肌萎缩和肌纤维震颤。

（2）病灶侧锥体束受损，引起对侧肢体偏瘫。

（3）病灶侧内侧丘系受损，引起对侧半身深感觉障碍，但痛觉、温度觉保留。若无此症状，即称 Jakson 综合征。

2. 延髓外侧综合征（Wallenberg 综合征）　常因小脑后下动脉或椎动脉阻塞，造成延髓外侧和下小脑损害，产生如下症状：

（1）病灶侧三叉神经脊束核及脊髓丘脑束受损，引起病灶侧面部痛觉、温度觉减退（呈核性分布），对侧躯干和肢体痛觉、温度觉减退。

（2）病灶侧疑核受损，引起同侧软腭、咽和声带麻痹，伴吞咽困难和声音嘶哑。

（3）病灶侧下行的交感神经受损，引起同侧的 Horner 综合征。

（4）病灶侧前庭神经核受损，出现眩晕、恶心、呕吐、眼球震颤等症状。

（5）病灶侧小脑下脚和小脑受损，出现同侧小脑受损症状和体征。

(二)脑桥综合征及定位诊断

1. 脑桥腹侧综合征 如下所述。

(1) Millard-Gubler 综合征:由脑桥腹外侧单侧病损所致,累及脑桥基底部、展神经、面神经,表现为由于病灶侧锥体束损害,引起对侧肢体偏瘫和中枢性舌瘫。病灶侧展神经麻痹,引起同侧外直肌麻痹,眼球不能外展,处于内收位,注视病灶侧可出现复视。病灶侧面神经麻痹,引起同侧周围性面瘫。

(2) Raymond 综合征:为脑桥腹侧单侧病损,累及同侧展神经束和锥体束,但面神经幸免,表现为交叉性外展偏瘫。病灶侧展神经束受损,出现同侧外直肌麻痹。病灶侧锥体束受损,出现对侧肢体偏瘫和中枢性舌瘫。

(3) 闭锁综合征(locked-in syndrome):为双侧脑桥腹侧病变(如梗死、肿瘤、出血、外伤等)引起,表现为由于双侧皮质脊髓束受损,出现四肢瘫。由于支配后组脑神经的皮质脑干束受损,出现发音不能、吞咽困难(如假性延髓麻痹)。由于中脑网状质和面神经正常,意识清醒,垂直眼球运动和眨眼正常。

2. 脑桥背侧综合征 常见的是 Foville 综合征,为脑桥尾端 1/3 背部的顶盖病损所致,表现为以下三方面。

(1) 由于皮质脊髓束和皮质延髓束受损,出现对侧肢体偏瘫和中枢性舌瘫。

(2) 由于病灶侧面神经核和神经束受损,出现同侧周围神经面瘫。

(3) 由于旁正中脑桥网状质和展神经核受损,出现同侧展神经麻痹,两眼向病灶侧的水平协同运动麻痹。

(三)中脑综合征及定位诊断

一侧中脑局限病变产生典型综合征如下:

1. 中脑腹侧综合征 一侧大脑脚中局限性病变引起动眼神经束损害和锥体束损害,产生病灶侧动眼神经麻痹和对侧中枢性偏瘫(包括中枢性面瘫和中枢性舌瘫),又称为大脑脚综合征或 Weber 综合征(图 4-9)。

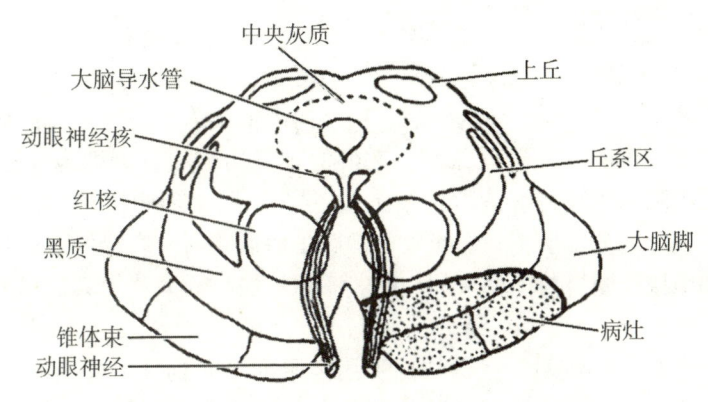

图 4-9 大脑脚综合征(Weber 综合征)

2. 中脑被盖综合征 中脑被盖病变损害被盖中的动眼神经核或动眼神经束、红核、内侧纵束和内侧丘系,产生病灶同侧动眼神经麻痹和对侧肢体的不自主运动(如震颤、舞蹈症、手足徐动症等)及偏身共济失调。

由于临床表现的差异,而有不同的命名,若主要表现为病灶侧动眼神经麻痹和对侧偏身共济失调,称为 Nothnagel 综合征。若主要表现为病灶侧动眼神经麻痹,对侧偏身共济失调及对侧不自主运动,称为 Claude 综合征。若主要表现为病灶侧动眼神经麻痹和对侧不自主运动及轻偏瘫,称为 Benedikt 综合征。

3. 中脑顶盖综合征 病变损及上丘或下丘,引起眼球垂直联合运动障碍。但病变可损害其他结构,合并出现中脑损害的其他征象而构成不同的综合征。

若病变在上丘水平,产生 Parinaud 综合征,表现为眼球向上和(或)向下联合运动瘫痪。也可伴中脑的其他症状。

若病变在下丘，产生病灶同侧共济失调和 Horner 综合征（即对侧痛觉、温度觉或各种感觉障碍，听觉障碍）。

若病变在大脑导水管，产生大脑导水管综合征，表现为垂直性注视麻痹，回缩性眼球震颤（眼球各方向注视时出现向后收缩性跳动）或垂直性眼球震颤，聚合运动障碍，瞳孔异常（双眼会聚不能，眼球分离，伴瞳孔扩大），眼外肌麻痹等。

（陆云南）

第六节 小脑病变的定位诊断

小脑位于颅后窝内，约为大脑重量的 1/8，在脑干的脑桥、延髓之上，构成第四脑室顶壁，主要是运动协调器官，病变时主要表现为共济失调及肌张力低下。

一、小脑的解剖生理

（一）大体观察

1. 上面　较平坦，紧位于小脑幕之下，中间凸起，称为上蚓。自前向后，上蚓又分五部分：最前端是小脑小舌，其次为中央叶，最高处称山顶，下降处为山坡，最后为蚓叶。在此上蚓部的后 1/3 有伸向外前方，略呈弓形的深沟，称为原裂。原裂之前两侧为小脑前叶，中间为山顶。原裂之后的两侧为小脑半球的两侧部。

2. 下面　两侧呈球形，为小脑两半球，中间凹陷如谷，谷底有下蚓部。下蚓部自后向前分四部分：蚓结节、蚓锥、蚓垂和小结。蚓垂两侧为小脑扁桃体。小结是下蚓的最前部，它的两侧以后髓帆与绒球相连，统称为绒球小结叶，在绒球之内前方，紧邻桥臂。双侧桥臂之间，稍向前有结合臂及前髓帆。综观上、下两面，中间为蚓部，两侧为半球。从进化上看，蚓部为旧小脑而半球为新小脑，前面介于上、下两面之间的桥臂，其稍后的绒球小结叶为古小脑。

（二）内部结构

小脑皮质结构各处基本一致，镜下分为三层，由外向内依次为：①分子层：细胞较少，表浅部含小星形神经细胞，较深层为较大的"篮"状细胞。它们的轴突均与浦肯野细胞接触，其纤维为切线形走行。某些纤维负责联系小脑两半球。②浦肯野细胞层：主要由这层细胞执行小脑功能。这个层次很明显，细胞很大。其粗树突走向分子层，呈切线位，像鹿角的形象向上广泛伸延；其轴突穿过颗粒层，走向小脑核群。浦肯野细胞接受脑桥与前庭来的冲动。③颗粒层：为大片深染的球形小神经细胞，本层接受脊髓和橄榄体传来的冲动。

在小脑髓质内有四个核，均成对。在额切面上用肉眼即可看到，由外向内是：①齿状核：呈马蹄形，细胞群呈迂曲条带状，向内后方开口，称为核门。此核接受新小脑的纤维，将冲动经结合臂及红核，并经丘脑传至大脑皮质。②栓状核：形状像一个塞子，位于齿状核"门"之前，它接受新小脑与古小脑的纤维之后，也发出纤维到对侧红核。③球状核，接受古小脑的纤维，之后发出纤维到对侧红核。④顶核：接受蚓部与古小脑来的冲动，发出纤维到前庭核与网状结构。

（三）小脑的联系通路

小脑与脑干有三个连结臂或称为脚，在横切面上很易辨认，从下向上依次为：①绳状体：称为小脑下脚，连系小脑与延髓；②桥臂：称为小脑中脚，连系脑桥与小脑；③结合臂：称为小脑上脚，连系小脑与中脑。小脑的这三个臂（或脚）是向小脑与离小脑纤维的必经之地。

在绳状体内有：①背侧脊髓小脑束（Flechsig 束）：起于脊髓的后柱核；不经交叉，终止于蚓部的前端；传递本体感觉冲动。②橄榄小脑束：起于延髓橄榄体，经交叉终止于小脑皮质。橄榄体之冲动可能来自苍白球。③弓状小脑束：由同侧楔核的外弓状纤维形成，其中还有三叉脊髓感觉核传来的纤维。

④网状小脑束：起自盖部网状核。此束含有起自小脑的小脑网状束。⑤前庭小脑束：在绳状体内侧部行走，一部终止于顶核，一部终止于绒球小结叶；也有顶核与前庭核连系的小脑前庭束。

在桥臂内几乎全部为脑桥小脑纤维。脑桥纤维为水平方向行走，起自桥核细胞。后者是额桥小脑束与颞桥小脑束的中转站。桥小脑纤维大部分终止于对侧小脑半球。

连结臂有离小脑的纤维。小脑红核丘脑束起自齿状核与栓核，有交叉（Wernekink 交叉）；部分终止于对侧红核（从红核再起红核脊髓束），部分直接到达对侧丘脑的腹外侧部。在结合臂内也有走向小脑的束。腹侧脊髓小脑束与背侧脊髓小脑束一样，也起自脊髓后柱核，不交叉，终止于小脑蚓部。

可将小脑的主要联络概括如下：①小脑接受脑桥的纤维（大部分到达小脑半球），通过桥核细胞接受大脑皮质的冲动；接受脊髓的纤维（到达蚓部），从脊髓接受本体感受刺激，接受前庭核的纤维，向绒球小结叶传递前庭冲动，接受下橄榄体的纤维，到达小脑的整个皮质，这组纤维可能传递来自纹状体的冲动，纹状体经丘脑与下橄榄体联系。这个通路称为丘脑橄榄束；最后，小脑还广泛地接受网状结构的纤维，以保证运动的协调。②小脑的离心纤维有到前庭核的、到红核的和到脊髓的，还有经过丘脑到大脑两半球皮质和纹状体的传导通路。③凡小脑发出纤维所要到达的部位，均有纤维再向心地走向小脑。

（四）小脑的功能区分

（1）基底部第四脑室顶壁的下部，包括蚓结节、蚓垂、蚓锥、绒球及顶核。功能是维持平衡，为小脑的前庭代表区。

（2）中部两半球上面的中间部，中线稍向两侧、原裂前方，前叶的后部区域。此区主要是通过内侧膝状体和外侧膝状体与听功能和视功能有联系。病变时发生何种症状尚不清楚。

（3）前部为小脑上面的前上区域，主要是前叶，在中部以前。此部主要是控制姿势反射和行走的协同动作。

（4）外侧部小脑上下面的后外侧两半球，主要功能是控制同侧肢体的技巧性随意动作。

由此可见，小脑的功能定位，蚓部前端支配头部肌肉，后部支配颈部和躯干的肌肉。肢体的肌群则由同侧小脑半球支配，前肢在上面，后肢在下面。这个定位原则虽较简单，但目前临床上还只能大体如此定位。小脑的某些部位（如蚓部外侧）与半球之间的某些部位，病变时无定位体征，但在病程发展到一定阶段时会发生颅内压增高，应予以注意。

二、小脑病变的临床表现

（一）小脑功能丧失症状

1. 共济失调　由于小脑调节作用缺失，患者站立不稳、摇晃，步态不稳，为醉汉步态，行走时两腿远分，左右摇摆，双上肢屈曲前伸。

患者并足直立困难，一般不能用一足站立，但睁眼或闭眼对站立的稳定性影响不大。

共济失调的检查方法主要有指鼻试验与跟膝胫试验。做这些检查动作时常发现患者不能缓慢而稳定地进行，而是断续性冲撞。

笔迹异常也是臂、手共济失调的一种表现，字迹不规则，笔划震颤。小脑共济失调一般写字过大，而帕金森病多为写字过小。

2. 暴发性语言　为小脑语言障碍的特点。表现为言语缓慢，发音冲撞、单调，有鼻音。有些类似延髓病变的语言，但后者更加奇特且粗笨，客观检查常有声带或软腭麻痹，而小脑性言语为共济运动障碍，并无麻痹。

3. 辨距不良或尺度障碍　令患者以两指拾取针线等细小物品，患者两指张展奇阔，与欲取之物品体积极不相称。此征也称为辨距过远。如令患者两手伸展前伸，手心向上迅速旋掌向下，小脑病变侧则有旋转过度。

4. 轮替动作障碍　指上肢旋前旋后动作不能转换自如，或腕部伸屈动作不能转换自如，检查轮替动作障碍，在没有麻痹或肌张力过高的情况下，才有小脑病变的诊断意义。

5. 协同障碍　如令正常人后仰，其下肢必屈曲，以资调节，免于跌倒。小脑疾病患者胸部后仰时嘱其下肢伸直，不做协同性屈曲运动，易倾倒。又如令患者平卧，两臂紧抱胸前，试行坐起。正常人必挺直下肢，支持臀部才能坐起；但小脑患者缺乏下肢协同伸直动作，试行坐起时，往往下肢上举，呈两头翘状态。

6. 反击征　令患者用全力屈曲肘部，检查者在前臂给予阻力，尽力向外拉其前臂，然后突然放松。正常人在外拉力突然放松时，其前臂屈曲即行停止，不致反击到患者自己的胸壁，在小脑病变时，则屈曲不能停止，拉力猛止，则患肢可能反击至患者胸部或面部。因而检查者应置一左手于被检查肢体与患者胸壁之间，加以保护。

7. 眼球震颤　许多人认为它并非小脑体征，而是由小脑肿瘤或脓肿时压迫脑干所致。可能是小脑前庭核间的联系受累所致。

（二）肌张力变化

小脑病变时肌张力变化较难估计。张力调节在人类有很大变异，而且还因病变部位与病变时期而有所不同。但有如下临床表现可供参考：

（1）一侧小脑病变（外伤、肿瘤）发生典型的同侧半身肌张力降低。表现为肌肉松弛、无力，被动运动时关节运动过度，腱反射减弱。如令患者上肢下垂，医师固定其上臂，在患者完全放松肌肉的情况下，击其下垂的前臂使其被动摇摆，可见患侧摇摆幅度比健侧为大。膝腱摇摆反射也是张力低的表现。

（2）两侧对称性小脑病变者，一般无明显的肌张力改变。

（3）在某些小脑萎缩的病例（皮质与橄榄、脑桥、小脑型）可见渐进性全身肌张力增高，可出现类似帕金森病的情况。但尸检时，发现病灶限于小脑。临床资料显示，小脑核（特别是齿状核）和张力中枢（红核和苍白球）之间有密切的功能联系。

三、小脑体征的定位意义

（1）小脑病变时病变同侧的肢体，表现为共济失调、辨距不良、轮替动作障碍、反击征等，并可能出现同侧肢体肌张力低下、腱反射减弱等。

（2）如病变限于蚓部，症状多为躯干共济失调与言语障碍。肢体异常较少，张力也正常。应注意的是，大部分（慢性）弥散性小脑萎缩的病例，蚓部与半球的退行性病变的程度相等，而临床上主要是躯干共济失调与言语障碍，肢体异常较轻。这说明大脑通过大量投射联系对新小脑发生了代偿。如病变呈急性病程，代偿作用则很少发生。

（3）如病变仅限于齿状核（特别是齿状核合并下橄榄），最常见的症状是运动过多，节律性运动失常（肌阵挛），偶尔也可见肌张力过高。孤立性齿状核病变（或合并一侧结合臂）一般是发生同侧性典型动作震颤（或称意向震颤）。

（4）关于暴发性语言的定位意义，需两侧病变或中间的蚓部病变才可导致此类言语障碍，特别是蚓部与两半球前部病变时，有报道个别局限性小脑萎缩病例仅有蚓部前部及半球的邻近部分病变，临床上即有严重的暴发性语言。

（陆云南）

第七节　脊髓病变的定位诊断

一、脊髓的解剖生理

（一）外部结构

脊髓是脑干向下的延伸部分，其上端在枕骨大孔水平与延髓相连，下端形成脊髓圆锥，圆锥尖端伸出终丝，终止于第一尾椎的骨膜。

脊髓呈微扁圆柱形，自上而下共发出 31 对脊神经：颈段 8 对，胸段 12 对，腰段 5 对，骶段 5 对，尾神经 1 对，因此脊髓也分为 31 个节段，但其表面并没有界限。脊髓有两个膨大，即颈膨大和腰膨大。颈膨大相当于 $C_5 \sim T_2$ 水平，发出支配上肢的神经根；腰膨大相当于 $L_1 \sim S_2$ 水平，发出支配下肢的神经根。

成人脊髓全长 42～45cm，仅占据椎管上 2/3。因此，脊髓各节段位置比相应脊椎为高，颈髓节段较颈椎高 1 节椎骨，上、中胸髓节段较相应胸椎高 2 节椎骨，下胸髓则高 3 节椎骨，腰髓相当于第 10～12 胸椎水平，骶髓相当于第 12 胸椎和第 1 腰椎，由此可由影像学所示的脊椎位置来推断脊髓的水平（图 4-10）。

脊髓由三层结缔组织的被膜所包围。最外层为硬脊膜，硬脊膜外面与椎骨的骨膜之间的空隙为硬膜外隙，其中有脂肪组织和静脉丛，此静脉丛在脊髓转移性肿瘤及栓塞的发生中具有重要意义；最内层为软脊膜，紧贴于脊髓表面；硬脊膜与软脊膜之间为蛛网膜，蛛网膜与硬脊膜之间为硬膜下隙，其间无特殊结构；蛛网膜与软脊膜之间为蛛网膜下隙，与脑内蛛网膜相通，其中充满脑脊液（图 4-11）。

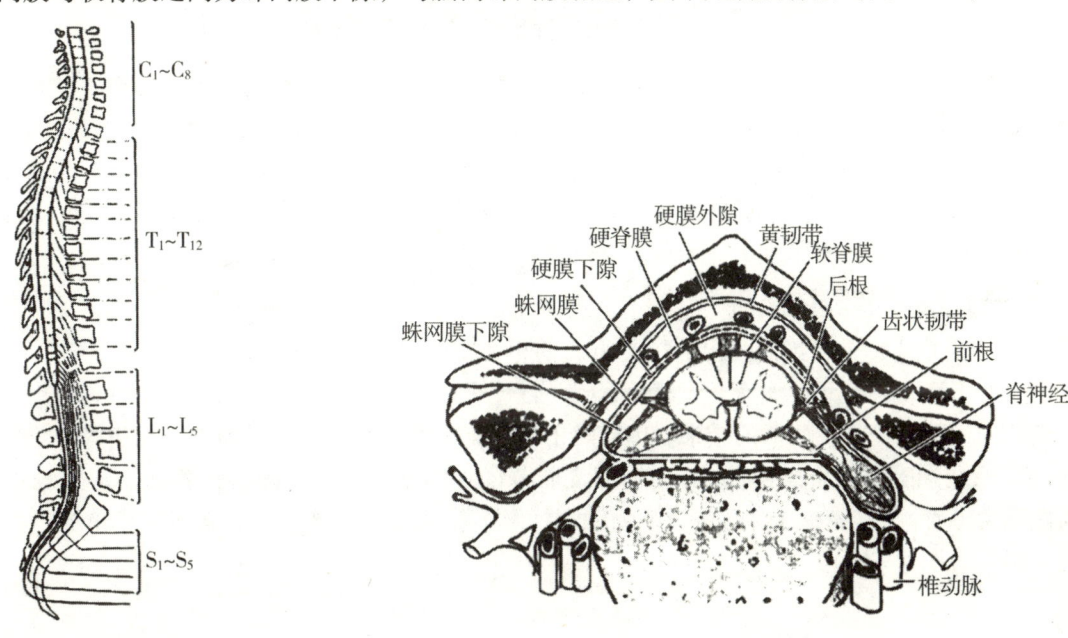

图 4-10 脊髓、脊神经节段与脊柱的关系

图 4-11 椎管的内外结构

（二）内部结构

在脊髓横断面上，中央区为神经核团组成的灰质，呈蝴蝶形或 H 形，其中心有中央管；灰质外面为由上行传导束、下行传导束组成的白质。

1. **灰质** 其 H 形中间的横杆称为灰质联合，两旁为前角和后角，$C_8 \sim L_2$ 及 $S_2 \sim S_4$ 尚有侧角。前角含有前角细胞，属下运动神经元，它发出的神经纤维组成前根，支配各有关肌肉。后角内含有后角细胞，为痛觉、温觉及部分触觉的第二级神经元，接受来自背根神经节发出的后根纤维的神经冲动。$C_8 \sim L_2$ 侧角内主要是交感神经细胞，发出的纤维经前根、交感神经通路，支配和调节内脏、腺体功能。$C_8 \sim T_1$ 侧角发出的交感纤维，一部分沿颈内动脉壁进入颅内，支配同侧瞳孔扩大肌、睑板肌、眼眶肌；另一部分支配同侧面部血管和汗腺。$S_2 \sim S_4$ 侧角为脊髓的副交感中枢，发出的纤维支配膀胱、直肠和性腺等。

2. **白质** 分为前索、侧索和后索三部分。主要由上行（感觉）传导束和下行（运动）传导束组成。如上行传导束主要有脊髓丘脑束、脊髓小脑前后束、薄束、楔束等；下行传导束主要有皮质脊髓束（锥体束）、红核脊髓束、顶盖脊髓束等。脊髓丘脑束传递对侧躯体皮肤的痛觉、温觉和轻触觉至大脑皮质；脊髓小脑前、后束传递本体感觉至小脑，参与维持同侧躯干与肢体的平衡与协调；薄束传递同侧下半身深感觉与识别性触觉，楔束在T_4以上才出现，传递同侧上半身深感觉和识别性触觉；皮质脊髓束传递对侧大脑皮质的运动冲动至同侧前角细胞，支配随意运动（图4-12）。

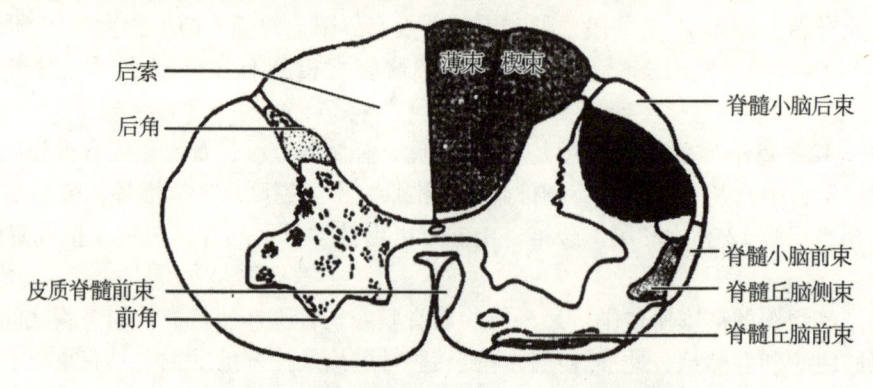

图4-12 脊髓内部结构（$C_7 \sim C_5$水平横切图）

二、脊髓病变的临床表现及定位诊断

脊髓是脑和脊神经之间各种运动、感觉、自主神经传导的连接枢纽，也是各种脊髓反射的中枢。脊髓病变可引起病变水平以下各种运动、感觉、自主神经的功能障碍，可以是全部的，也可以是部分的。在临床诊断应从脊髓横向和纵向两方面去定位。横向定位诊断，必须根据脊髓内各部分灰质细胞的解剖和功能，前根、后根、前索、后索和侧索内的主要传入、传出通路的受损表现来确定；纵向定位诊断，则主要从感觉障碍的节段水平、运动、反射和自主神经节段性支配的功能障碍来推断。

（一）灰质节段性损害

1. 前角损害　前角细胞发出的轴突组成前根，支配相应的肌节。当前角细胞损害后将出现所支配骨骼肌的下运动神经元性瘫痪，无感觉障碍。慢性进行性病变早期，受累肌肉中可见肌束颤动，这是尚未破坏的运动神经元受刺激的结果。单纯前角损害见于脊髓灰质炎、运动神经元病等。

2. 后角损害　后角损害后将产生同侧皮肤节段性痛觉、温觉障碍，深感觉及部分触觉仍保留（分离性感觉障碍），这是由于深感觉及部分触觉纤维不经后角而直接进入后索所致。单纯后角损害见于脊髓空洞症（图4-13）。

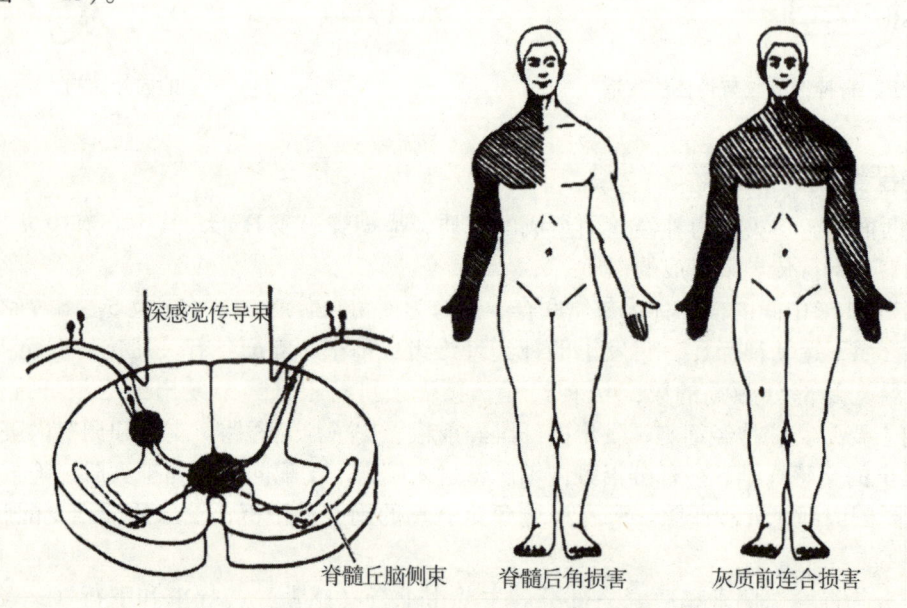

图4-13 脊髓后角与灰质前连合损害

3. 前连合损害　前连合损害后将破坏至两侧脊髓丘脑束的交叉纤维，表现为双侧对称性节段性痛觉、温觉障碍，而触觉有未交叉的纤维在肝索及前索中直接上升，故无明显障碍，称为感觉分离现象。常见于脊髓空洞症、脊髓内肿瘤、脊髓血肿等。

4. 侧角损害　$C_8 \sim T_1$ 侧角受损时产生同侧 Horner 综合征，常见于脊髓空洞症、脊髓内肿瘤等。其他节段的侧角损害，则表现为同侧相应节段的血管运动、发汗、竖毛、皮肤和指甲的营养改变等。

（二）传导束损害

1. 后索损害　后索损害时病变水平以下同侧深感觉和识别性触觉减退或缺失，行走犹如踩棉花感，有感觉性共济失调。薄束损害严重者以下肢症状为主，楔束损害严重者则以上肢症状为主。可见于脊髓压迫症、亚急性联合变性、脊髓结核和糖尿病等。

2. 脊髓丘脑束损害　一侧脊髓丘脑束损害时出现损害平面以下对侧皮肤痛觉、温觉缺失或减退，触觉及深感觉保留。

3. 皮质脊髓束损害　皮质脊髓束损害时损害平面以下出现同侧上运动神经元性瘫痪。见于原发性侧索硬化。

（三）脊髓半侧损害

脊髓半侧损害导致一组临床症状称为脊髓半切综合征（Brown–Sequard syndrome），主要表现为损害平面以下同侧上运动神经元性瘫痪，同侧深感觉障碍，对侧痛、温觉缺失，病变同侧相应节段的根性疼痛及感觉过敏。见于髓外肿瘤早期和脊髓外伤（图4–14）。

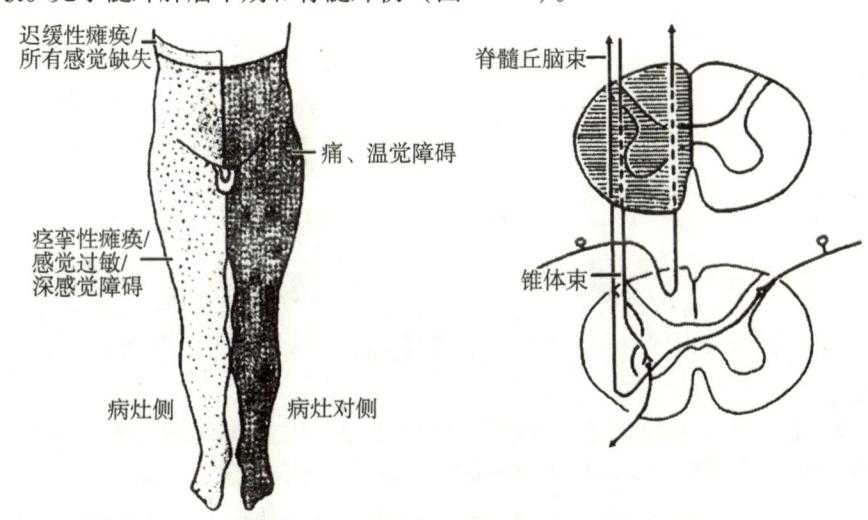

图4–14　脊髓半切综合征的临床表现

（四）脊髓横贯损害

脊髓横贯损害表现为脊髓的三大功能障碍，即受损节段以下双侧运动、感觉障碍和自主神经功能障碍。当脊髓受到急性严重的横贯性损害时，早期呈脊髓休克，表现为肌张力低下，腱反射减弱或消失，病理反射阴性等。一般持续2~4周，逐步转为肌张力增高，腱反射亢进，病理反射出现及反射性排尿。

脊髓病变纵向定位则主要依据根痛或根性分布的感觉障碍、节段性肌萎缩、反射改变、肢体瘫痪、棘突压痛及叩击痛等来判断，尤其是感觉障碍的平面对纵向定位帮助最大。脊髓主要节段横贯性损害的临床表现如下：

1. 高颈髓（$C_1 \sim C_4$）　高颈髓病变时，表现为病损平面以下各种感觉障碍，四肢呈硬瘫，括约肌障碍，四肢和躯干多无汗。根痛位于枕及颈后部，常有头部活动受限。$C_3 \sim C_5$ 受损将出现膈肌瘫痪，腹式呼吸减弱或消失。当三叉神经脊束核（可低达 C_3）受损时，则出现同侧面部外侧痛、温觉丧失。如副神经核（可降至 $C_1 \sim C_5$）受累，则表现为同侧胸锁乳突肌及斜方肌无力和萎缩。此外，如病变由枕骨大孔波及颅后窝，可引起延髓及小脑症状，如吞咽困难、饮水呛咳、共济失调、眩晕及眼球震颤等，甚至累及延髓的心血管、呼吸中枢，导致呼吸停止、循环衰竭而死亡。

2. 颈膨大（$C_5 \sim T_2$）　颈膨大病损时双上肢呈软瘫，双下肢呈硬瘫。病变水平以下各种感觉缺失，括约肌障碍。可有向肩及上肢的神经根痛。$C_8 \sim T_1$ 侧角受损时产生同侧 Homer 综合征。上肢腱反射的改变有助于病变节段的定位，如肱二头肌反射减弱而肱三头肌反射亢进，提示病变在 C_5 或 C_6；肱二头肌反射正常，而肱三头肌反射减弱或消失，提示病变在 C_7。

3. 胸体（$T_3 \sim T_{12}$）　胸段脊髓病损时两上肢正常，两下肢呈硬瘫（截瘫），病变水平以下各种感觉缺失，出汗异常，大小便障碍，受累节段常伴有根痛或束带感。胸髓节段较长，感觉障碍水平及腹壁反射消失有助于定位，如 T_4 相当于男性乳头水平，T_6 齐剑突水平，T_8 齐肋缘水平，T_{12} 在腹股沟水平；上、中、下腹壁反射对应的脊髓反射中枢分别为 $T_7 \sim T_8$、$T_9 \sim T_{10}$、$T_{11} \sim T_{12}$。T_4、T_5 水平因血供较差是最易发病的部位。

4. 腰膨大（$L_1 \sim S_2$）　腰膨大受损时双下肢出现软瘫，双下肢及会阴部的各种感觉缺失，括约肌功能障碍。神经根疼痛，在腰膨大上段受累时位于腹股沟区或下背部，下段受损时呈坐骨神经痛。损害平面在 $L_2 \sim L_4$ 时膝反射消失，在 $S_1 \sim S_2$ 时踝反射消失，$S_1 \sim S_3$ 受损出现勃起功能障碍。

5. 脊髓圆锥（$S_3 \sim S_5$）和尾节　脊髓圆锥和尾节受损时无下肢软瘫及锥体束征，但肛门周围及会阴皮肤感觉缺失，呈马鞍状分布，髓内病变可见分离性感觉障碍。脊髓圆锥为括约肌功能的副交感中枢，故圆锥病变可有真性尿失禁。

6. 马尾神经根　马尾和脊髓圆锥病变的临床表现相似，但马尾损害时症状、体征可为单侧或不对称，而根性疼痛和感觉障碍位于会阴部、股部或小腿，下肢可有软瘫，括约肌功能障碍常不明显。

（五）脊髓髓内与髓外病变的定位诊断

对于脊髓病变特别是脊髓压迫症，在确定了纵向定位（损害的上下水平）后，还应进行横向定位，鉴别病变位于脊髓的髓内或髓外；如位于髓外，应明确是在硬膜内或硬膜外，这同样重要，因为这对病变性质和预后的判断、治疗方法的选择等有着密切的关系。髓内、髓外、硬膜内及硬膜外病变的鉴别如下：

1. 髓内病变　神经根痛少见，症状常呈双侧性。痛觉、温觉障碍自病变节段开始呈下行性发展，因首先损害了脊髓丘脑束排列在内侧的纤维，所以常为分离性感觉障碍，有马鞍回避。节段性肌肉瘫痪与肌萎缩明显，括约肌功能障碍出现早且严重。椎管梗阻出现较晚，常不完全，CSF 蛋白质含量增加多不明显。脊柱 X 线平片较少有阳性发现。慢性髓内病变多为肿瘤或囊肿，急性病变多为脊髓出血，可由脊髓血管畸形或肿瘤出血引起。

2. 髓外硬膜内病变　神经根刺激或压迫症状出现早，在较长时间内可为唯一的临床表现。痛觉、温觉障碍自足开始呈上行性发展。括约肌功能障碍出现较晚。椎管梗阻较早而完全，CSF 蛋白质含量明显增高。脊柱 X 线片可见骨质破坏。髓外硬膜内病变主要为良性肿瘤，尤其是脊膜瘤及神经纤维瘤最常见，病程进展缓慢，脊髓损害往往自一侧开始，由某部分或半切损害逐渐发展为横贯性损害。

3. 髓外硬膜外病变　可有神经根刺激症状，但更多见局部脊膜刺激症状。痛觉、温觉障碍也呈上行性发展。括约肌功能障碍出现较晚。CSF 蛋白质含量增高不明显。硬膜外病变与脊柱密切相关，故脊柱 X 线片常有阳性发现。髓外硬膜外病变可由肿瘤、脓肿、脊柱外伤（如骨折、脱位、血肿）或结核、椎间盘脱出等所引起，其中的肿瘤多为恶性，因此病程发展常较髓外硬膜内病变快。

总之，在进行脊髓疾病的定位诊断时，还应酌情结合有关检查，如 CSF 检查、脊柱 X 线摄片、脊髓造影、CT 检查、MRI 检查等，尤其是 MRI 能清晰显示解剖层次、椎管内软组织病变轮廓，可提供脊髓病变部位、上下缘界限及性质等有价值的信息。

（陆云南）

第五章

脑血流监测技术

第一节 神经超声：经颅多普勒与经颅彩色双功多普勒超声检查

一、概述

多普勒超声检测术是一项测量颅内与颅外动脉血流的速率与搏动性的技术。经颅多普勒（TCD）超声技术常应用于蛛网膜下腔出血（SAH）后脑血管痉挛的临床评估，以评估脑的自身调节功能、探测大血管闭塞情况、监测急性中风时血管再通情况、心血管大循环过程中脑循环的情况、评估其他情况下颅内高压患者血流动力学状况。影像技术的发展如经颅彩色双功多普勒超声检查（TCCS）使得超声对血流动力学异常的监测更加精准可靠。对这项技术更前沿的应用包括了急性中风情况下超声治疗的使用。

二、经颅多普勒（TCD）技术

（一）超声基础

进入人体组织的超声波被传递、吸收、反射以及散射。组织的传递性取决于它的密度与弹性。密度与超声波（US）的传播速度决定了一种组织的声阻抗。不同组织间的声阻抗差值越大，超声波被反射的就越多。反射更大程度上取决于声波的入射角度，当入射角度为零时，会有更多的回声被接收。B型超声模式反映的结构，也即二维显像的内脏器官与结构的灰阶影像，是与回波密度成比例显示的。

（二）TCD 与 TCCS 技术

B型超声模式成像的结构，是通过回波密度成比例显示的，多普勒模式测量血流速度是由于发射频率与接收频率之间存在差值。频移的幅度（△F）取决于超声在介质（C）中传播的速率、反射体（血液，V）的相对速率，以及信号源的频率（Fo）。频移（△F）的计算方法为 $\triangle F = 2VFo/C$。这种频移只有在流体沿着超声波发射声束的轴向运动时才能被测量到。因此，绝对速率的测量需要按如下公式修正血管与声束之间的成角（θ）：$V = \triangle FC/(2Fo\cos\theta)$ 在脉波多普勒模式中，传感器（探头）产生超声脉冲并探测到返回的回声。假设声波在人体组织内的传递速度是一个常数，发射脉冲与返回声波之间的时间延迟可以判定取样结构的深度。脉冲间期与重复频率限定了可检测到的最大血流速度。由于剖学结构无法显示，传统TCD对颅内血管的识别依赖于经验性定义的取样容积深度以及血流方向。

双功多普勒影像结合了脉冲多普勒与二维实时B超影像，可对血管精确取样。计算血流速度时可以进行角度修正优化，因为相对于声束的血管走行是可视的。彩色多普勒超声是如今颈动脉显像及TCCS（图5-1）最常用的技术。红色表明血流朝向探头，而蓝色代表血流背向探头。高流速用递增的亮度来描述，这样，血流的存在、方向以及血流分布很快得以识别。

入射角度在使用TCCS测量流速方面很重要，因为某一特定血管在颅内空间的轨迹是不可预知的。因此，如果调整角度来测量速率，速率值更接近真实值，因为必须考虑到血管的几何因素。如果测量到一个速率为170cm/s，角度为20°，那么其真实速率是181cm/s；然而，如果角度为40°，那么真实速率是222cm/s。这类由流速测量导致的误差，可能会改变医生对一个患者的处理方式。大约11%的患者无法行TCD/TCCS检测，因为透过颅骨可造成声窗的衰减或缺如。同样，翼点入路的手术术后，由于颅下骨的影响或硬膜外空间存在明胶海绵，声窗可能会衰减。适用于神经超声的探头频率范围TCD/TCCS为1~3.5MHz，颈动脉成像适用7.5~16MHz。

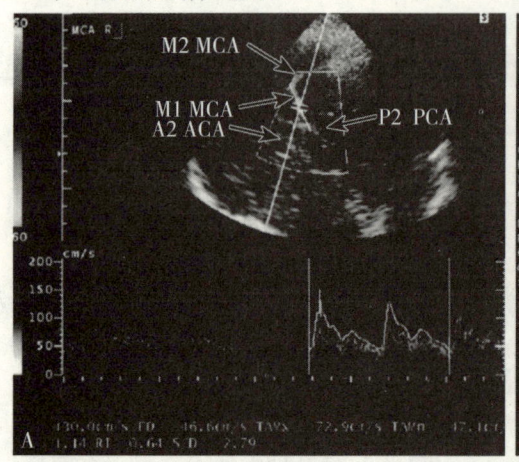

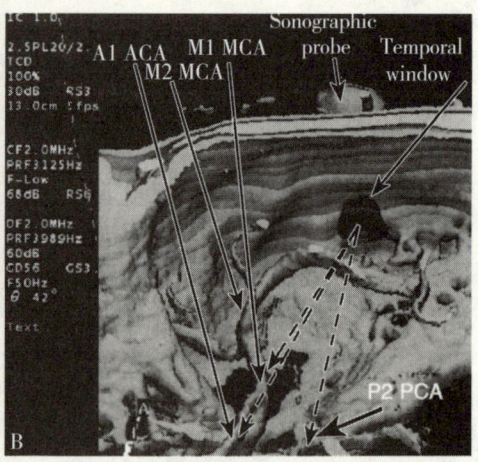

图5-1 A. 典型的右侧大脑中动脉（MCA）的M1和M2段在常见的扇形B-形图上重叠的半轴图像。其探头被准确地叠加于一个相关于混淆伪影的绿色斑点上，意味着M1段最高流动加速度的位置。关于超声束下血管走形之间的夹角可以用电子光标来测量。这种方式使得根据B-形图下的波形来测量角度修正的流速成为可能。B. 超声束之间的复杂的空间关系，大脑中动脉（MCA）M1和M2段的走形，大脑前动脉（ACA）的A2段，大脑后动脉（PCA）的P2段，以及颞窗的位置

三、超声的生物学效应及安全性

诊断超声能产热，因而可能对敏感器官有害。人体组织内的非热效应，如压力改变、机械干扰尚未被阐明。超声在治疗方面的应用，可导致核心温度上升以及组织内机械损伤。

（一）热效应

致密组织从超声吸收更多的热量，因此流体并不吸收多少热量，而骨组织吸收热量最多，骨表面的热量积聚的速度比软组织快达50倍。这种热效应可能很重要，尤其是长期使用TCD监测及治疗的情况下。超声仪上带有的热指数（TI）可估计热效应带来的风险。当TI值大于1时，超声的获益与风险相当。尽管有报道说短期超声监测不增加活体的颞窗温度，在超声下的曝露仍需被最小化。

（二）非热效应

超声可能产生各种机械效应，比如空化、压力扩增、张力、扭矩、声冲流。当超声经过一个包含空腔的地方，比如一个气泡，空化效应就发生了。超声可以导致气泡扩大并有节奏地收缩。当气泡搏动时，会向各个方向发出二次超声波。二次声波实际上会改善超声影像。如果气泡收缩朝向崩解点，它们会在几十纳秒内增加很高温度及压力。这些高温高压可能产生游离射线以及其他毒性化合物，尽管可能性很小，但这些游离射线及毒性化合物在理论上是可能导致基因损害的。气泡的快速收缩还可能导致对细胞有害的液体的超声微喷流。诊断超声的安全指南旨在预防空化效应的发生。超声引起压力、张力、扭矩、声冲流方面的改变，能依次导致可听声、细胞膜对大分子通透性增加的电改变、细胞在液体中的运动及重新分布，以及细胞损伤。在应用前髓细胞性白血病细胞的实验中，声孔作用可能通过干扰各种细胞信号通路来导致包括细胞循环抑制和细胞凋亡在内的抗增殖效应。在液体里，超声导致一种被称之为声冲流的活跃的运动。当超声的声压增加时，液体的流速也增加。当流动的液体流到一个固体物附近时，便开始对其进行剪切，这种剪切作用能损伤血小板并引起凝血异常。

（三）超声造影剂的作用

造影剂通常形成稳定的充满气体的微气泡（Mbs），微气泡能产生空化效应或微（气）流，而这种形成空化效应或微（气）流的风险是随着机械指数值的增加而增加的。此外，这种声波形成的辐射力被认为是非空化效应和非热机械效应超声生物作用，可以作用于粒子和微泡。

四、脑血管反应与脑血流常规经颅多普勒检查

（一）脑自动调节

脑自动调节（CA）是脑微血管即使在脑灌注压（CPP）大幅度改变的情况下依旧维持脑血流（CBF）相对稳定的功能。在健康状态下，脑自动调节保持脑血流相对稳定于平均动脉压（MAP）60～150mmHg范围内。然而，脑自动调节的上限和下限可因内源性及外源性因素向上或向下移动。交感神经系统刺激与血管紧张素Ⅱ能改变脑自动调节的上限和下限朝着高压方向变化，而降压药则起相反的作用。与健康人相比，患有高血压未治的患者脑自动调节阈值总处于较高水平。因此，过于积极的降压治疗可能在相对较高的平均动脉压水平上导致危险的脑血流锐减。脑自动调节的机制复杂且未被完全理解，它看似通过三种不同的控制途径来维持的：血管源性、代谢性、神经源性。

脑自动调节的血管源性机制基于脑血管对管壁剪应力及跨壁压改变的做出响应的固有能力。跨壁压的增加使得血管平滑肌活跃，并导致血管收缩；而剪应力触发血管舒张。在代谢调节途径，脑血管阻力（CVR）受到$PaCO_2$、PaO_2、神经元为回应血供不足而释放的腺苷及钾离子等因素调节。高碳酸血症及其所致的细胞外的pH值降低引起血管舒张；低碳酸血症导致血管收缩及脑血流减少。神经源性调节在脑血流控制方面的重要性尚有争议。脑血管不但受到非固有系统（例如：起源于交感、副交感神经节以及感觉神经节的神经纤维）的神经支配，也受到由起源于脑的不同部分（例如：基底节、蓝斑、中缝核）的神经所组成的固有系统的神经支配。交感激活使大脑动脉收缩，但由于阻力动脉立即呈代偿性血管舒张，脑血流并不减少。交感激活似乎保护大脑免受MAP增加的影响，因为交感激活向高MAP方向改变了脑自动调节的上限和下限。副交感血管神经纤维激活引起血管舒张。属于固有系统的血管纤维可能是直接或通过刺激血管周围的中间神经元及神经胶质细胞来调节血管张力。然而，这个系统的重要性正在得以阐明。

（二）超声评估脑血流调节

脑自动调节功能可使用"静态"或"动态"的方法，通过测量相对血流速度随着MAP的改变而变化的情况来评估。静态方法中，脑自动调节功效［比如，由MAP变化引起的脑动脉阻力（CAR）的总体改变］是在稳定状态的情况下评估的。应用这种方法，在稳定的基线MAP水平下测量的第一个脑血流速率（CBFV），之后紧接着随MAP改变产生的与脑动脉阻力变化的另一次稳态测量。当MAP改变局限于脑自动调节的上限和下限范围内时，脑自动调节将适当地发挥作用，据估计，对健康人来说，不会影响脑血流速率（CBFV）。动态方法是使用快速改变MAP并在此过程中分析瞬时的脑血流速率（CBFV）。系统血流动力学改变可由多种方法诱发如快速腿箍紧缩、进行性降低下肢负压、捏鼻鼓气（Valsalva）动作、深呼吸、测功运动或倒立。动态方法不但能够评估脑自动调节的效率，还可以评估脑自动调节的潜伏期，也即能评估脑动脉阻力（CAR）总体改变及其完成改变所需时间。然而，应用系统的低血压来挑战脑自动调节反应是有限性的，因为药源性低血压可能致使已发生脑血流不足的患者出现缺血性损伤。

脑血流自动调节生理学极限测量的两种常用但是不够"动态"的方法包括乙酰唑胺调节和系统$PaCO_2$调节，这两种方法带来的诱发缺血的风险更小。乙酰唑胺是一种碳酸酐酶抑制剂，当以15～18mg/kg体重的剂量（标准剂量1 000mg）静脉用药时，它可以作为有效的血管扩张剂。乙酰唑胺缓慢透过血-脑屏障，并可逆性地抑制碳酸酐酶催化的碳酸氢根和氢离子转化成水和二氧化碳的反应。乙酰唑胺减少碳酸氢根的生成，并导致脑细胞外液pH的下降。这将引起酸中毒并进一步导致血管舒张及脑血流（CBF）增加，然而MAP、心率（HR）、呼吸频率不受影响。对脑血流（CBF）的作用在用药后

最初 5 分钟内即可见。在健康的研究对象，大约在弹丸式静脉用药之后 10 分钟，CBF 峰值的增加 30%～60%，而在此后的 20 分钟则改变甚微（图 5-2）。

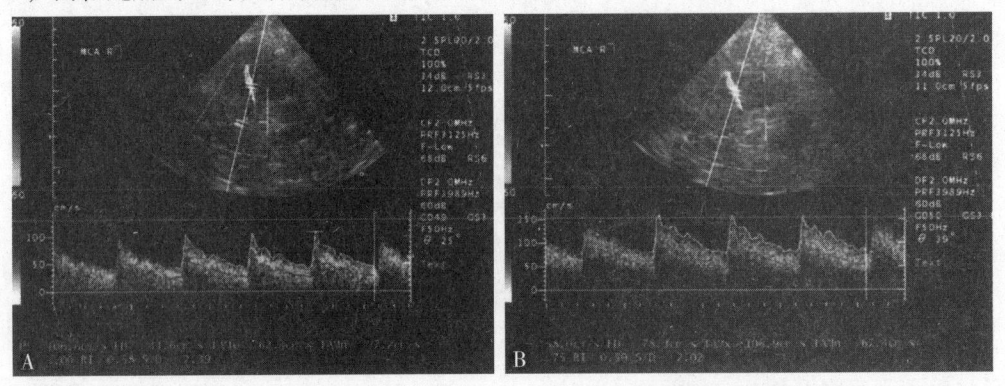

图 5-2　在注入 1 000mg 乙酰唑胺之前（A）和之后（B）用经颅彩色多普勒超声测量健康受试者右侧大脑中动脉的血流速度。此研究检测到平均流速的显著提高（71%），显示了正常的自我调节能力

双侧半球的 CBF 对称性增加 30% 被定义为乙酰唑胺反应的正常范围，而不正常反应的定义是多样的，包括：①绝对 CBF 减少 5% 以上；②绝对 CBF 的增加少于 10%；③绝对 CBF 的增加低于 10ml/100g/min；④低于正常对照值超过两倍标准差者。乙酰唑胺在低于 1 000mg 的剂量时总体耐受性很好。最常报道的副作用包括瞬时的口周麻痹、麻木、头痛。

调整系统的局部 CO_2 分压（$PaCO_2$）也能用来检测脑血管阻力（CVR）。低水平的高碳酸血症会导致可重复性的 CBF 增加，$PaCO_2$ 每增加 1mmHg，CBF 增加 0.01～0.02ml/（g·min）。这一效应迅速出现且能很快逆转。CO_2 分压调节的施行可用以下几个技术：①屏气或过度通气；②重复呼吸；③吸入 3%～5% 的 CO_2。改变 CO_2 分压对 CBF 的影响可以用某一个特定的 CO_2 分压调节的固定效应进行量化（类似于乙酰唑胺效应的量化）。

屏气和过度通气试验的联合应用，使得对血管舒缩活动（VMRr）全过程的评估得以实现，包括高碳酸血症（血管舒张）过程和低碳酸血症（血管收缩）过程。CBF 最大与最小值之间的相对差定义 VMRr 如下：

VMRr = ［（屏气 CBF - 过度通气 CBF）/静息 CBF］×100%

高碳酸血症时脑血流增加还可以用屏气指数（BHI）来描绘：

BHI = ［（屏气 CBF - 静息 CBF）/静息 CBF］/屏气 CBF 时间 ×100%

在临床实践中，用调节 CO_2 来改变 CBF 不如使用乙酰唑胺来调节效果好。脑血管阻力（CVR）平均增幅是 1.1%～2.9%。吸入 5% CO_2 时，可观察到的 CBF 反应通常大约是使用乙酰唑胺时可观察到的反应的一半。然而，由不同技术所产生的 CBF 变化之间的相关性由少到中不等。调节 CO_2 本身也可改变系统的 MAP；5% 的 CO_2 可能会引起 10mmHg 的 CBF 增加，CBF 增加又可能混淆 CO_2 介导的 CBF 反应。然而，CO_2 调节很容易实现，且通常情况下耐受性很好，而且没有长期效应。对 CO_2 的快速反应尤其适合 TCD 或 TCCS 测量。

能影响脑自动调节检测结果的一个重要现象是"盗血现象"，这是由不同的脑血管反应区域与用于生理或药理改变的造影剂的系统效应之间的相互作用造成的。有正常脑血管调节作用的区域将显示血管舒张，使得同时为正常与非正常区域供血的大血管的灌注压下降。这种低灌注压会导致已经有最大舒张的部位的脑血流减少。

（三）通过 TCD 与 TCCS 评估脑自动调节功能

实施 TCD 与 TCCS 的前提是脑血流（CBF）的变化仅由主要的大脑动脉血流速率（CBFV）改变来反映。如果脑自动调节功能完整，MAP 改变不会影响 CBFV，因为周围动脉阻力发生了代偿性改变。脑自动调节的静态测量包括了 CBFV 与平均 MAP 之间的相关系数（r）和静态自动调节指数（sARi）——

CVR 改变的百分比相对于 MAP 改变的百分比的比率（sARi = % CVR/% MAP）。脑自动调节功能完好时，r 等于 0，sARi 等于 1；反之脑自动调节功能完全丧失时，r 与 sARi 值分别为 1 和 0。最公认的介于正常与受损的 CA 之间的 r 与 sARi 阈值都是 0.5。动态评估 CA 的方法是基于"动态自动调节指数"（dARi）。这是 sARi 的动态评估，被定义为（△CVR/△T）/MAP，这里的 △T 是 CA 反应发生的时间。这样，dARi 不仅能评估由 MAP 改变引起的 CBFV 的总体改变，还能量化 CA 反应的时间依赖性。dARi 值等于 0 代表 CA 丧失，dARi 值等于 9 表示 CA 有充足的反应。公认的介于 CA 正常与受损的阈值是 5。静态的与动态的评估 CA 的方法得出的结果相似。

在短暂性缺血反应（THR）试验中，如果 CA 完好，一个短暂的压迫（3～10 秒）同侧的颈总动脉（CCA）动作将导致大脑中动脉（MCA）远端舒张从而引起血流速率锐减。随后，去除压力，大脑中动脉（MCA）血流速率可出现短暂性增加。CA 的两个指标：①THRR：是指在解除压力以后的 MCA 流速与出现压迫之前的 MCA 流速的比率；②SA：因为在一开始压迫颈总动脉时大脑中动脉（MCA）血流速率（CBFV）发生改变，SA 是通过使 THRR 正常化来计算出的 CA 的强度。理论上，THR 试验能毫无差别地评估 CA 平台期的梯度和限度。这一试验被用来研究麻醉剂及重症监护。THR 试验变异系数小于 10%，远低于其他的 CA 试验，这使之适于对比。其主要优势在于可重复性、简单、没有药物干扰。尽管有很小的出现颈动脉粥样斑块脱落的风险，但不同的研究显示，即使在高危患者，该试验也有很好的安全性记录。

五、麻醉剂对脑血流速率的影响

静脉诱导剂抑制脑氧代谢率（$CMRO_2$），但不影响血流与代谢偶联，因此，CBF 和随之的 MCA 流速减低呈剂量依赖性。丙泊酚对 CA 或脑血管对 CO_2 反应（$CRCO_2$）影响极小，尽管高碳酸血症可能使 CA 大约减少 8kPa。氯胺酮因其"兴奋剂效应"容易增加 MCA 流速；然而，当这一效应被先前存在的麻醉剂钝化时，氯胺酮表现出减低 MCA 流速；挥发性麻醉剂可通过减少脑氧代谢率（$CMRO_2$）来减低 MCA 流速，但也能通过直接扩张血管来增加流速；纯粹的效果很大程度上取决于所使用的制剂与剂量。当使用等效的临床剂量，七氟烷对 MCA 流速和 CA 的影响极小；地氟烷影响最大，异氟烷影响中等。需要注意的是，这是一种剂量依赖性现象。

30%～60% 的一氧化二氮能增加 MCA 流速和 CBF。当加入挥发性麻醉剂或丙泊酚时，它还能破坏 CA。这被认为是低剂量麻醉相关性兴奋的结果。然而，Matta 等发现，当脑电图等电点剂量的丙泊酚中加入一氧化二氮，MCA 血流速度增加。肌松剂似乎没有改变神经系统损伤患者的 MCA 流速。适当剂量的鸦片不会显著影响 MCA 流速；然而，大剂量的鸦片通过假定的中枢机制减少 MCA 流速，除非其诱发癫痫——有假设癫痫与充血有关。血管活性剂，如去甲肾上腺素、多巴酚丁胺、多培沙明，已被证明对志愿者及使用异氟烷和丙泊酚麻醉的患者的 CA 和 $CRCO_2$ 没有作用。硝酸甘油似乎对 CA 没有影响。

六、TCD 与 TCCS 的局限性

TCD 测量的是大血管的流速，因此，绘制脑内局部损伤的地形图是不可能的。当灌注不良的区域与灌注良好的区域进行平均后，在动脉的分布区可能无法探寻 CA 受损的局部区域。而且，在某些患者，流速与 CBF 之间的相关性很差，主要是因为有侧支循环存在。流速改变的假设仅在动脉直径和入射声波角度保持不变的情况下有效。

七、经颅多普勒超声检查在神经重症监护中的应用

（一）脑血管痉挛的诊断与监测

脑血管痉挛（VSP）增加 SAH 患者的发病率与死亡率。用诱发高血压、血液稀释、等血容量或高血容量（3-H）治疗 VSP 有助于改善 CBF。然而，使用这些治疗可能会与发生脑水肿加重、梗死部位出血、充血性心衰或肺水肿相关；因此，最好在 VSP 明确诊断时再使用，而不是预防性使用。若药物

治疗不成功、血管内途径（如动脉内灌注血管扩张剂，或球囊血管成形术）可恢复血流。早期治疗能改善 VSP 患者尤其是 VSP 相关性迟发型脑缺血（DCI）患者的预后。然而，何时开始启动各种干预措施，通常是不确定的，因为 VSP 的诊断与监测若仅依赖神经系统查体，会变得困难且不可靠，而且 SAH 患者的其他常见并发症，如复发性出血、脑积水、代谢紊乱、癫痫，可能产生相似的神经系统症状。

数字减影血管造影技术（DSA）是诊断 VSP 的金标准，但因为它是侵袭性操作，有发生中风、肾损伤及其他并发症的风险，因此不适合作为监测工具。

血管收缩时血流速率增加这一认识引发了 TCD 在床旁探查、监测 VSP 的应用。然而，TCD 研究对操作者依赖性很大，而且 TCD 的准确性在不同的研究中结果迥异。一般来说 MCA 的轻度或严重 VSP 可被诊断，可通过使用 TCCS 而不是 TCD 来提高诊断的准确性。在使用 TCCS 时，80% 的由 DSA 诊断出的轻度狭窄病例和 92% 的 MCA 严重狭窄病例能被合理分类。对流速进行年龄、性别的校正进一步增加了 TCCS 的功效，尤其是对 MCA 痉挛不太严重的病例的诊断。TCCS 可提高诊断准确性在于可使动脉显影、在所研究动脉的特定部位取样、能决定动脉与超声束之间的角度等功能有关（图 5-3）。与 MCA 不同，TCD 在大脑前动脉（ACA）、大脑后动脉（PCA）、颈内动脉（ICA）、基底动脉（BA）及椎动脉（VA）的探查中的准确性并未得以研究，似乎显得较低。

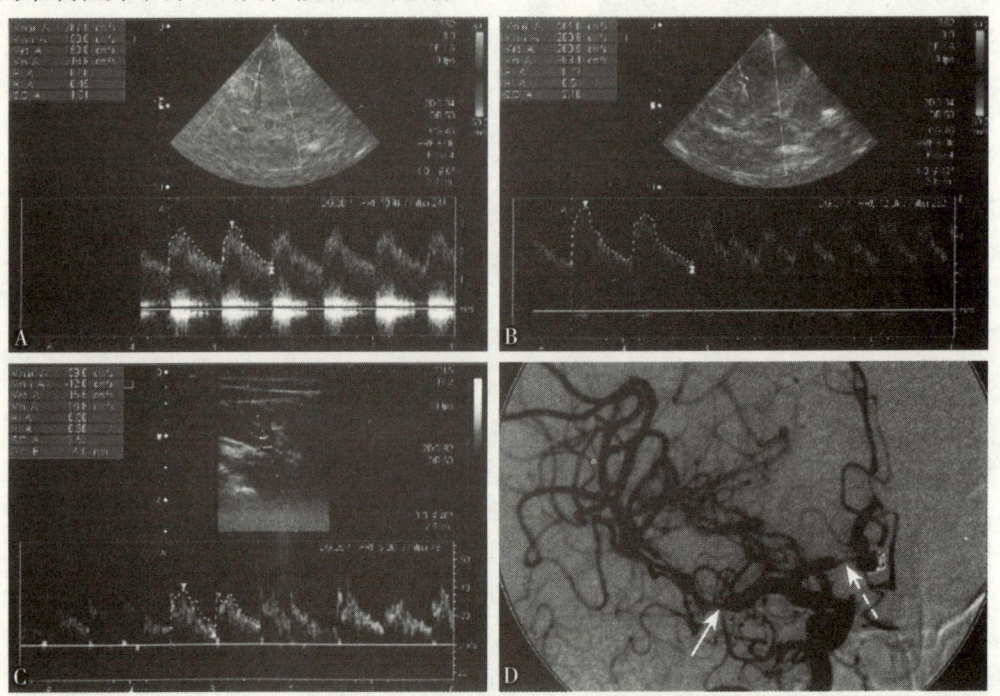

图 5-3 TCCs 和 TCD 显示超声探头角度的重要性，探头的正确放置对流速测量的效果，颅内 MCA 与身体同侧颈内动脉颅外段的比值对蛛网膜下腔出血的诊断意义。A. 探头放置于右侧 MCA 的 M2 段，距离探针 34mm 并呈 6°；平均流速为 217cm/秒。B. 探头位于同一动脉段距离 36mm，并呈 43°；得到的流速是 393cm/秒，升高了 181%。在这两幅图中，探头都位于混淆伪影的同一位置。在 TCD 检测中对 MCA 的探查，如果探头放置于惯例的距离 45 到 55mm 的位置处，就有可能漏过血流速的改变。C. 颈内动脉颅外段的平均流速是 27cm/秒；也就是说相对于 A 和 B，流速比分别是 8.04 和 14.56。这些结果与血管造影显示的 MCA 的 M2 段的严重痉挛是一致的（D，实性箭头）。ACA 的 A1 段也存在严重的血管痉挛（虚线箭头）

TCD 或 TCCS 评估日渐地在 SAH 患者护理和监测其 VSP 情况以及评估药物疗效方面变得更有价值。当入院时大动脉痉挛的可能性还相对较低时，即应取得基线研究以建立参考值，根据参考值比较后续的测量并可每日重复，尤其在 VSP 的高风险期。连续测量非常有价值，因为流速的迅速增加（24 小时以上大于 65cm/s）与不良预后相关，且被建议为考虑诱发高血压的一个指标[如症状性脑血管痉挛或迟发型脑缺血（DCI）]。在这些患者中，应计算流速比（$V_{MCA}:V_{ICA}$，$V_{TICA}:V_{ICA}$），或颅内和颅外血流速率的比，即 Lindegaard 比值，因为流速比不会随治疗改变，因此流速比反映了动脉狭窄情况。比值小于 3 的情况很少出现在 VSP 患者，比值介于 3～6 之间为中度 VSP，比值大于 6 为重度 VSP。此外还要考虑多种因素，包括年龄、性别、动脉的走行方向、ICP 及 CPP 增加、MAP、红细胞压积（Hct）、$PaCO_2$、体温、侧支循环的存在与模式、治疗干预（如高血容量、CA 损伤时使用血管加压剂）、出现 CA 受损、多节段狭窄等因素均可影响流速。比如，如果正在进行机械通气或血液稀释时需要修正 $PaCO_2$、Hct，在解释多普勒结果时，整体的或局部 ICP 和 CA 情况就应该考虑在内。高阻力指数可能提示局部或整体 ICP 增加，通常与不良预后相关。许多 VSP 患者的 CA 是受损的（图 5-4）。搏动指数（PI）能提供远端血流阻力的信息，最终，当出现症状性的大血管痉挛时（如低灌注区域的代偿性远端血管舒张），PI 呈现低数值。

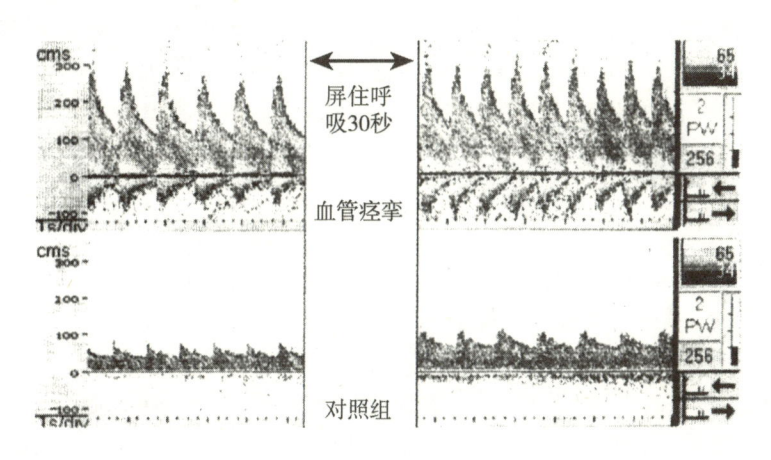

图 5-4　一位蛛网膜下腔出血后发生血管痉挛的患者屏息 30 秒后大脑中动脉的 TCD 波形（上图），以及一位健康受试者（下图）屏息 30 秒后的大脑中动脉的 TCD 波形。蛛网膜下腔出血的患者屏息 30 秒后平均 BFV 从 5cm/秒升至 175cm/秒，与自我调节的受损是一致的（屏息指数=0.01）。健康受试者的 BFV 从 30cm/秒升至 88cm/秒（屏息指数=1.72）

1. 大脑中动脉痉挛　TCD 与 TCCS 探测 VSP 的准确性通过 MCA 最好判定。TCCS 与 DSA 的一致性似乎要优于 TCD。平均血流速率（BFV）高于 200cm/s，血流速率锐增 [大于 50cm/（s·d）]，或 Lindegaard 比率（$V_{MCA}:V_{ICA}$）高于 6，提示重度动脉狭窄。如果平均 BFV 低于 120cm/s 则不考虑 VSP。然而，大约 60% 患者的流速值介于这两个值之间。而且，阴性结果并不能排除 VSP。最好的多普勒参数是峰值流速，182cm/s 的阈值诊断准确性最好。据报道，TCCS 的符合率、敏感性、特异性、阳性预测值（PPV）、阴性预测值（NPV）分别为 92%、86%、93%、73% 与 97%。Lindegaard 指数（$V_{MCA}:V_{ICA}$）能将与脑血流增加导致的充血状态相关的颅内高流速与 VSP 导致的流速增加区别开来。研究表明，$V_{MCA}:V_{ICA}$ 比值在诊断轻度、中度及重度 MCA 狭窄的总体准确性较单一流速测量的准确性更高。比值 3.6 似乎是诊断 MCA M1 段轻度痉挛（不超过 25% 的狭窄）的阈值；而 4.4 的阈值提示中度至重度痉挛（大于 25% 的狭窄）。在平均流速基础上计算出的阈值高于 $V_{MCA}:V_{ICA}$ 比值的正常值的上限。神经网络可用于改善 TCCS 诊断效能；中度至重度痉挛检测的分级准确性是 92%，其他级别痉挛的分级准确性是 87%。

2. 其他动脉血管痉挛　对 MCA 外的其他血管进行基于 TCD 的诊断，总体上不够准确。TCD 或 TCSS 对 ACA 的显示比对 MCA 的显示更加困难。较小样本量的 TCD 研究显示，以 120cm/s 的平均流速作为检测 ACA 痉挛的阈值时，其敏感性为 42%、特异性为 76%。TCCS 检测以 75cm/s 的平均 BFV 作为阈值，其敏感性为 71%、特异性为 85%。ACA 假阴性结果可以理解为其有前交通动脉（ACoA）的侧支循环，以及用血管造影难以区分 ACA 发育不全与痉挛。$V_{ACA}:V_{ICA}$ 比值有助于区分痉挛血管与正常动脉；$V_{ACA}:V_{ICA}$ 比值在 0.54 至 2.55 之间变动。然而实际上，因为前交通动脉开放时 ACA 的血流动力学不良后果可能减少，所以单侧 ACA 痉挛并不必诊断。然而，双侧 ACA 痉挛可能减少 ACA 远端血流。在这些患者，TCCS 可检测到至少一支动脉的流速增加。

关于 TCD 对 ICA、PCA、VA、BA 痉挛的诊断，已发表的数据很少。据报道，TCD 对 ICA、PCA、VA、BA 痉挛诊断的敏感性分别为 25%、48%、44%、77%，而特异性分别为 91%、69%、88%、79%。BA 的平均 BFV 与颅外段 VA 之比大于 2，被认为是 BA 痉挛的阈值，其诊断 BA 痉挛的敏感性（100%）及特异性（95%）均较高。大脑后动脉流速比的正常值范围 V_{PCA}：V_{ICA}（0.76～2.90）也有助于解释后循环血流异常流速。TCD 对检测颅内动脉更远端血管分支的 VSP 没有帮助。尚缺乏 TCCS 在这方面的数据。

（二）缺血性脑血管病

1. 急性卒中　TCD 与 TCCS 作为评估颅内动脉主要节段血管闭塞性疾病的一个工具，可用于评估急性卒中血管再通治疗效果并指导治疗决策。基于 TCD 诊断的脑血栓形成（TIBI）评分可用于评估急性卒中的初始血流动力学及早期再通情况。这一评分标准有 6 个血流动力学异常分级。0～3 级与不良预后相关；而 4～5 级（如，正常流速与过度灌注）与较好的预后相关。因为 TIBI 分级常常被二分为 0～3 级与 4～5 级，一份颅内血流分级共识（COGIF）推荐 TCD 结果的阻塞评分能更好地反映血流动力学改变。

（1）1 级：无血流信号，提示 MCA 的 M：1 段或颈动脉分叉处闭塞。主要诊断标准为近端 MCA 节段局部彩色多普勒血流信号和多普勒频谱缺失。做出可靠的诊断需要充分显示其他动脉（如 ACA 的 A1 段、ICA 颅内的 C1 段、同侧 A2 段或对侧前循环 A2 段）或前循环静脉（大脑中深静脉）。当声窗条件不满意时无法得到可靠的诊断，需要使用超声造影剂。

（2）2 级：M1 段低速血流，可见于：①上游颈动脉闭塞使下游的 MCA 血流减少；②颅内段 ICA 病变，伴有向对侧大脑半球的代偿性分流及不对称指数增加；③MCA 的 M1 段或颈动脉分叉处的部分再通；④下游闭塞（如 MCA 分支闭塞），此时不对称指数较高。上游与下游闭塞需要与 M1 段的部分再通区分开。

（3）3 级：高速血流。局灶性流速增加提示颅内动脉狭窄（3A 级），而整个动脉节段流速增加提示过度灌注状态（3B 级），可见于再通的初始阶段或见于病变动脉的侧支循环血流通过。在过度灌注的情况下，颅内动脉狭窄程度可能被误判。

（4）4 级：正常血流，（如流速）在正常参考值范围内。

可将随访分类为：①复流：COGIF 评分有一至多项改善时认为有部分再通；原先闭塞的血管现在血流为 3B 或 4 级，考虑为完全再通；②无改变：血流分级保持在基线级别；③恶化：检测到血流降低一级或多级。

在急性卒中 TCCS 还可用于检查第三脑室的位置和可能的中线移位。TCCS 有时也可检测到脑出血，包括梗死后出血、破裂出血、动静脉畸形破裂出血，尽管 TCCS 并非此类疾病首选的影像学方法。TCD 或 TCCS 可用于大脑半球缺血时 CA 的评估；甚至在轻微卒中时 CA 也是常常受损的。当 CA 受损后，使用 rtPA 治疗的预后不理想。类似的，急性缺血性卒中同侧 CA 受损与更大面积的梗死有关。

2. 慢性低灌注　局部的动脉狭窄打乱了舒张期血流的层流状态，造成血流状态不稳定以及流速范围增宽的湍流，即所谓的频带增宽。当动脉狭窄程度加重时，最狭窄处的血流速率增加。在极重度狭窄时，残余管腔内血流速率降低并导致血流停止、管腔完全闭塞。邻近闭塞血管的多普勒超声在频谱波形上显示残流模式。可用搏动指数和阻力指数评估下游脑血管阻力。在近端脑血管狭窄并 CA 受损的患者，由于总体或局部低灌注状态，尤其是侧支循环建立不足，即使微小的 MAP 波动都会导致缺血。因此，只要有缓慢形成的动脉狭窄，急性、慢性因素均可导致缺血。典型的缓慢形成的动脉狭窄所导致的局部灌注降低，主要在远离主要供血动脉的区域——动脉边缘带。低灌注使得这些区域的系统 MAP、氧供、局部血管阻力容易发生波动。当 CPP 出现短暂降低，会出现短暂性神经功能缺损，但当 CPP 持续降低时，就会出现脑梗死。因此，预先得知动脉狭窄患者伴有单纯由低灌注导致的脑梗死的风险是非常重要的。TCD 研究表明，CA 反应消失的个体中，在严重狭窄或闭塞的 ICA 或 MCA 供血范围内发生脑梗死的风险非常大（相对风险=8）。CA受损的此类患者同侧卒中的年风险为23.7%。然而，受损的CVR与无症状性颈动脉狭窄患者复发性缺血事件之间的相关性尚无定论。

3. 颅外至颅内旁路手术患者的选择　期望那些存在脑大动脉狭窄或闭塞的患者能从颅外-颅内（EC-IC）旁路手术获益。尽管于20世纪80年代实施的EC-IC旁路实验未证实有益，但这一实验纳入的很多患者可能是血栓栓塞性卒中，很可能并未出现局部灌注受损。TCD被用于选择旁路手术的患者——CA受损的患者和很可能发生血栓栓塞性梗死的患者。尽管这些患者CA反应在术后得以改善、选择性实验显示临床获益，但目前多数指南并不推荐颅外-颅内（EC-IC）动脉旁路手术治疗急性缺血性卒中或卒中的一级、二级预防。

TCD的CA试验在烟雾病患者也可能很有用，因为这些患者通常有多发、严重的颅内近端动脉狭窄及发展广泛的侧支循环。施行外科血管重建术可使CA反应改善。此外，新生血管似乎从移植部位向CA受损的区域蔓延、生长良好，不依赖局部CBF，表明CA受损可能激发了局部血管生成的动力。

4. 评估脑自动调节功能来指导闭塞性脑血管病的保守治疗　在CA受损的情况下，主要目的是通过诸如优化心功能、限制直立性MAP波动、谨慎使用降压药等方式维持充足的CPP。相比之下，当CA完好时，则可以控制高血压与血栓栓塞为治疗中心。外科或内科治疗CA受损的相对价值仍有待阐明。此外，CA功能在不进行血管重建的情况下可随时间自行改善，因为经年累月充分的药物治疗允许充分的侧支循环形成，从而降低低灌注所致卒中的风险。然而，这些研究也显示，还有很多患者的CA功能未能改善，因此，手术是这种情况的更好方案。

5. 颈动脉内膜剥脱术后过度灌注综合征　过度灌注综合征是一种罕见但严重的颈动脉内膜剥脱术（CEA）后的并发症，可导致脑水肿及颅内出血。还可能发生在血管造影术后或颅内与颅外动脉支架植入术后。TCD评估CA能有助于预测哪个患者具有此症的高危因素。比如，Hosoda et al. 观察到：CEA术后过度灌注仅出现在CBF对乙酰唑胺反应不足10%的患者中出现。在这些高危患者，在术后早期阶段就应该开始严格控制MAP。

6. 球囊闭塞试验　大血管（如ICA或VA）的球囊闭塞试验（BOT）用于评估在短暂性闭塞时是否有足够的侧支循环或用于协助指导动脉瘤手术或旁路手术的必要性。能够耐受达30分钟的血管闭塞而没有出现临床功能缺陷的患者被认为能够耐受更长期闭塞。然而，这些患者有大约10%仍会发展为脑梗死。药物源性低血压诱导、残端压力测定、灌注成像在内的几种技术用于增加BOT的敏感性。尽管最优方案尚无定论，使用乙酰唑胺进行TCD试验以检测CA，已被用于BOT并得出了很有前景的结果。

（三）ICP增加、脑循环停止及脑死亡

颅骨作为一个近乎固定的容器，它可容纳：实际上不可压缩的大脑（80%）、血液（12%）以及动态平衡形式存在的脑脊液（CSF, 8%）。当CPP正常（80~100mmHg）时，ICP通常不到15mmHg。在每一个心动周期，一些脑脊液和静脉血液被挤压出颅以防ICP增高。当这种代偿机制减少或缺乏，若出现进一步的病理性容量增加时，ICP将呈对数级增加。结果是，CBF会降低，必须将处理重点放在维持CBF上，即时这样会导致ICP进一步增加，因为神经组织总体上对缺血较对ICP增加更敏感。然而，CPP下降所致的血管扩张，又可能被增加的CO_2、钾离子、与CBF不足所致低氧血症相关的腺苷等进一步恶化。此时，显著的扩血管无益于改善CBF。ICP增加还能使脑静脉和静脉窦受压，压力经过其内部薄而有弹性的管壁传导，于是脑血管床上最大阻力点从动脉转移到静脉系统。换句话说，因为CPP越来越低，CBF减少，扩张的动脉容纳更多血液，增加的脑血容量进一步使ICP增加。当ICP与系统MAP相等时，CPP降低至零，从而导致CBF完全停止。搏动指数（PI）或阻力指数（RI）骤增时，可能提示ICP极剧增加。

当出现脑循环停止时，脑死亡接踵而来。尽管TCD不是决定脑死亡的正式检测，它仍具有高度特异性和敏感性——在一项研究中分别为100%和96%——可以用于协助诊断脑死亡，比如，缩短在器官捐献前脑死亡预测的过程。在经颞窗成像不可行时可使用经眼窗成像。典型的脑死亡血流模式有：舒张期血流缺如或减少、反向血流、收缩期小尖波。此外，因为收缩期血流显著降低导致PI、RI值升高。然而，这些频谱表现在快速注射镇静剂后也可短暂性出现。在这些患者，TCD可于镇静剂排除试验时，

协助做出脑死亡的判断。多普勒结果也许最好应用于排除脑死亡而不是做出诊断，做出脑死亡诊断仍需有其临床基础。TCCS 可能较 TCD 在确定脑循环停止时更可靠，因为很容易探测得到颞骨声窗。当使用 TCD 时，这一点很重要，因为动脉血管的多普勒信号缺失不能与声窗缺失相区别。在遇到声窗显示困难的情况下，TCCS 有助于检测脑循环停止。

（四）创伤性脑损伤（TBI）

TBI 后 TCD 有以下几个用途：无创监测 ICP、评估侵入性操作的必要性、血流评估、脑血流自动调节与血管反应性的评估、协助计算诸如脑血管反应性、压力反应、预测预后等 ICP 指数。在 TBI 后的最初 2 周内与 CBF 改变相关的三个阶段可描述为：第一阶段，发生于受伤当天，与低 CBF 有关，TCD 显示 MCA 的 BFV 正常，肺泡动脉氧压差（$AVDO_2$）正常第二阶段发生于伤后 1～2 天，此时 CBF 与 MCA 的 BFV 增加，$AVDO_2$ 降低（如，相对性充血）。第三阶段，发生于伤后 4～15 天，此时 CBF 降低而 TCD 示 MCA 的 BFV 增加。这提示进入血管痉挛阶段，到第 9～11 天大概可测量到 BFV 的峰值。BFV 升高及 PI 及 RI 增加均系 TBI 不良预后的独立相关因素（图 5-5、图 5-6）。

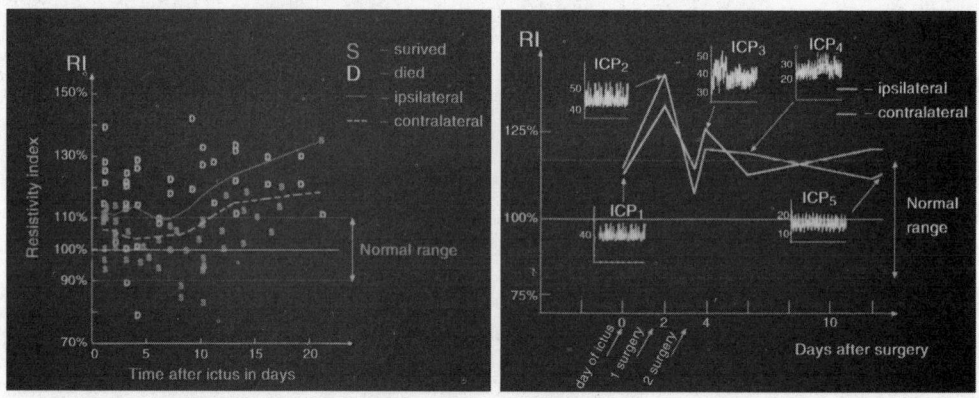

图 5-5 TBI 患者如果阻抗指数特别高或者特别低（尤其是在患侧），比阻抗正常（左图）的患者预后更差。右图显示一位颅内血管瘤术后病人的多普勒阻抗指数。术后 TCCS 显示高阻抗指数提示需要二次手术。再次手术使得指数降低。相反地，ICP 测量对于患者血流动力学的改变并不敏感。RI：阻抗指数（［峰值-收缩期流速-终末-舒张期流速］/峰值-收缩期流速）

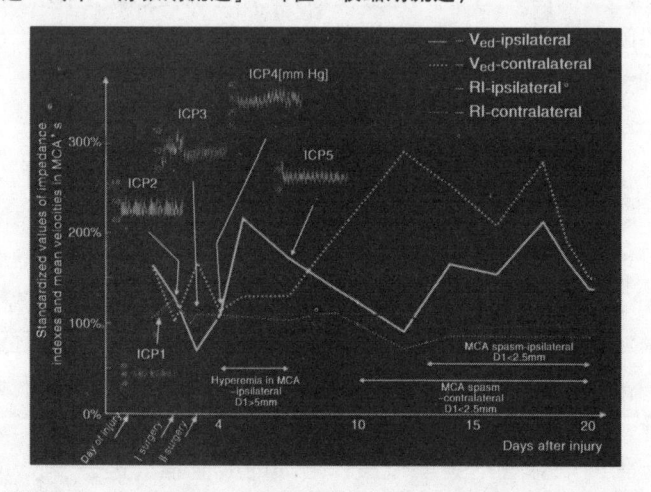

图 5-6 TCCS 研究显示了 TCCS 监护在 TBI 患者合并颅内血肿和蛛网膜下腔出血中的应用。颅内血肿进行了 2 次手术。第 1 次手术后，双侧 MCA 的阻抗指数维持不变，说明局部 ICP 仍在升高。术后 CT 显示颅内血肿并没有完全清除。第 2 次手术后，阻抗指数降至正常。第 5 天，血流速升高了（充血），原因是双侧 MCA 的管径均没有变化。创伤后 10 天，血流速变快是因为血管痉挛。RI：阻抗指数（［峰值-收缩期流速-终末-舒张期流速］/峰值-收缩期流速）

TCD 可用于评估 TBI 后 CA 并无创评估脑灌注压。例如，Czosnyka 等使用侵入性颅内压及动脉压测量及 MCA 流速的半连续性监测，以平均及收缩期 BFV 测量 CPP 回落的基础上来计算严重 TBI 患者对自发性动脉血压波动做出反应的自动调节的能力。他们发现，TBI 后 2 天内 CA 的丧失与不良预后相关，尽管其他研究并未证实这一观察结果。收缩期流速较之于平均流速，其与预后的相关性可能更大。CA 的破坏也与所表现的不良状况相关。适当的过度通气（$PaCO_2$ 3.7kPa）有助于改善 TBI 后的 CA，尽管其对预后的影响尚未明确。这些相同的研究提示，仅当 CA 完好时，过度通气与甘露醇才能有效地降低 ICP。轻微头部外伤也能损害 CA，尽管其对预后的影响尚未明确。

（五）肝衰竭

由于血流－代谢偶联受损，脑水肿、ICP 升高、CA 受损可并发急性、慢性肝衰竭。然而，因为肝源性凝血异常，侵入性 ICP 监测就难以实施。反之，TCD 与 TCCS 可无创评估肝性脑病患者的颅内血流动力学。爆发性肝衰竭时 CA 的改变与 TBI 所见相似。由于 MCA 的直径不会发生显著改变，MCA 的血流速率改变一般与 CBF 的改变成比例。TCD 结果有助于预测严重肝性脑病时脑干死亡；然而，TCD 监测能否带来不同的预后，其价值仍有待阐明。TCD 有特殊应用价值的场合是通过测量 PI 与 RI，评估 ICP 对药物的反应，指导肝性脑病患者低温麻醉。尽管数学模型提示 PI 与多重血流动力学变量之间有着复杂关系，PI 仍被认为是末梢脑血管阻力（CVR）的标尺。

八、血管手术中微血栓信号与监测

使用 TCD 低频可检出来自血管动脉粥样硬化斑块或心脏血栓损伤下游的微血栓信号（MESs）。MESs 性质各异，其发病率差异很大；然而，MESs 被认为代表了脑栓塞负荷。正因此，用 TCD 监测 MESs 很有用途，它可用于各种各样的血管或心脏手术中，包括：CEA、血管成形术和支架植入术（CSA）、颅内血管内手术或心脏外科手术；还可用于预测无症状性颈动脉硬化患者的卒中风险；对选定的有栓塞性卒中风险（如颈动脉或椎动脉夹层、症状性颈动脉狭窄后）的患者，还可用于指导抗血小板聚集或抗凝治疗。

卒中是 CEA 或 CAS 最常见的围术期主要并发症（2%～11% 的患者）。TCD 监测能指导管理以减少围术期卒中率。在 CEA 术中，证明 TCD 测量的 MCA 血流动力学改变为：同侧 BFV 减少与血流量下降相一致。轻度 BFV 减少首先可能在麻醉过程中观察到。在十字夹闭时能检测到更严重的 BFV 减少（夹闭前数值的 60%～90%）。当平均 BFV 不足 15cm/s（10%～20% 病例），如果没有立即纠正（如通过放置分流器使血流恢复到夹闭前数值的 50%～120%），就会发生脑缺血。在十字夹闭术中，一些学者认为 MCA 的 BFV 减少超过 70% 是分流术的阈值，而另一些人建议使用更高的截断值。在这一阶段的手术中，大剂量硫喷妥钠或丙泊酚麻醉是用来减轻脑缺血效应的另一选择。TCD 流速的中度增加在手术后很常见。然而，持续且重度的增加见于过度灌注综合征患者，可用于指导血压控制。

在 CEA 术中，颗粒微栓塞和空气栓塞同时发生；这些可被 TCD 探查为 MESs。微血栓尤其容易发生于十字夹松开时，但仅在解剖时、切口关闭时、分流时及术后即刻等手术阶段探测到 MESs 与脑梗死有相关性。特别是在手术暴露初始探测到多于 10 个 MES，或者术后即刻探测每小时超过 20 个 MESs，都与脑梗死有关。MES 探测因此能促使外科医生改变手术技术或使用抗凝剂。

颈动脉血管成形术和支架植入术与 CEA 相比，具有更高的微血栓风险，因此，抗栓装置越来越多的应用于降低 CAS 术中卒中风险。在这些患者，TCD 监测有助于评估支架植入术中这些抗栓装置在脑保护方面的功效，并通过 TCD 频谱形态来评估患者对手术的血流动力学反应。支架植入术后被 TCD 证实的微血栓（>5 阵）、尤其是大血栓、巨大空气栓塞，伴显著 MCA BFV 降低的低血压以及血管成形术相关性心脏停搏，均与不良预后相关。然而，手术相关性沉默脑损伤（如放射性照射而非临床性）似乎不依赖于术中 MESs 的数量。TCD 监测 MESs 在前循环血管经管腔血管成形术术中及术后指导合理应用抗凝剂或抗血小板聚集治疗方面也很有用。导致神经功能缺失的血栓栓塞性事件发生在 2.4%～2.5% 的动脉瘤血管内闭塞术的患者中。在弹簧圈栓塞时和栓塞后即刻进行 TCD 监测有助于识别有血栓栓塞并发症的高危患者。

急性卒中、与脑低灌注或栓子相关的认知功能下降可并发于心脏手术。急性卒中与认知功能障碍与术中 MESs 的数量相关。这些 MESs 多种多样，可代表气体颗粒、粥样硬化斑块成分、血小板－纤维蛋白聚集体、脂质超载或脂肪粒。膜氧合器（而不是气泡氧合器）以及内置的过滤器的引入有助于减少心肺旁路手术中MESs的数量。正如其他侵入性手术一样，MESs在心脏手术中并不随机出现；夹闭与放松主动脉的过程与超过60%的MESs总数相关。尤其是松开置于粥样硬化斑块上的主动脉的夹子与脑栓塞风险的增加相关。在松开主动脉十字夹后及旁路术后即刻心脏开始射血，此时MESs的数量尤其多。这些信号与主动脉内出现的动脉粥样硬化碎片相符。超声指导放置夹子的部位是一个更好的选择，还可以在夹子末端使用过滤器，这些都有助于减少围术期卒中。

九、超声在急性卒中的治疗作用

成功地溶栓依赖于组织型纤维蛋白酶原激活剂（tPA）通过动脉栓塞周围的残余血流传递到血栓。实验研究及有限的临床研究建议，低频率或诊断性超声也能产生栓塞效应因此可扩增tPA的效应。这就鼓励了使用超声评估血栓形成，即使是用标准的超声设备。此外，超声能使摄取至血栓的tPA增加，增加tPA与纤维蛋白的结合，可逆地增加通过纤维蛋白的流体渗透性。这些效应通过声空化作用发生，因为排气能降低超声通过纤维蛋白对气流产生的效应。如果气泡破裂足够剧烈以至于能够产生宽频声波发射，额外的不活跃的空化效应可能产生能进一步改变血栓纤维蛋白的结构的局部张力、热点、微喷气。超声产生的热量也可能促使溶栓治疗。与MBs对比，通过超声程序化管理，超声加速的溶栓治疗可被进一步强化。人类CLOTBUST研究中涉及了MBs用精巧的仪器使得超声传递至血栓更加容易更加可靠；在此研究中，有49%的接受血管内rt-PA联合经颅多普勒超声的患者出现MCA完全再通伴有明显的临床恢复，与之对比，只接受血管内rt-PA患者只有30%发生完全再通。

经颅超声可因颅骨的声衰减导致10%~15%的患者不能应用。有几个策略可克服这一问题：①使用血管内电极线及探头来局部传递超声；②使用低频超声，则其高能量可经皮超声增强溶栓治疗；③使用超声造影在靶位通过高机械指数诱导空化效应增加。使用的频率包括20kHz、40kHz、170kHz、300kHz、1MHz、2MHz，声强为0.25~10W/cm。

十、结论

对NCCU患者的最佳管理部分取决于对个体患者生理学的了解。首次记录于20世纪80年代的TCD超声检测术，是一项可用于了解患者病理生理学状况并监测其对治疗反应的无创性试验。新技术的发展如TCCS等使经颅超声更加可靠和精确。这是一项通过记录流速（cm/s）与大脑基底动脉血流方向常用于评估SAH患者血管痉挛（尤其是MCA痉挛）的应用广泛的检查方法。此外TCD与TCCS可用于无创评估：①颅内压；②血管狭窄的其他原因，如动脉粥样硬化；③TBI患者；④在颅内颅外闭塞性疾病中观察血流动力学改变；⑤其他疾病状态下的栓子。然而，TCD不能测量血流速度（ml/min）或灌注[ml/（100g·min）]。取而代之，TCD流速改变反映了在血管直径保持恒定的情况下的相对CBF改变。因此TCD也可用于检查CBF对CO_2的反应性、血压、乙酰唑胺、头部位置，并因此协助评估脑自动调节。尽管是无创的，TCD并不是一项易于连续监测的技术，技术的不断进步使得如今连续监测成为可能。此外，TCD超声检查需要培训和操作，检查结果的准确性常常取决于操作者的技术与经验。

（陆云南）

第二节　激光多普勒血流测定仪，热弥散血流测定仪，正交偏振光谱成像

一、概述

大脑功能和结构的完整性依赖于通过脑血流（CBF）向脑微循环持续提供氧气和葡萄糖。因此，脑微循环功能的完善是向脑细胞输送足够氧气的先决条件。正常情况下，大脑通过调整局部血流量来支持代谢需要，预防能量衰竭。然而，如果供应（脑血流）与消耗（脑氧气代谢率）之间呈现不平衡，脑

缺血就会发生。如果脑血流降到一个临界值且氧耗到达它的上限，电活动和特定的代偿功能就会丧失，不可逆的脑损伤（梗死）就会发生。组织梗死的发展与脑血流减低的程度和持续时间都有关系。这一重要的概念提示脑血流存在一个阈值，低于这个阈值梗死就会发生，还存在一个有限的时间窗，在此期间缺血仍旧是可逆的（治疗窗）。因此，利用监测设备在超过这个阈值之前能够检测出脑缺血，有助于临床医生及时地采取措施来防止脑梗死的发生。此外，能够提供脑内微循环形态以及功能信息的设备有助于更好地理解脑缺血的病理生理变化。特别是，对脑血流的连续监测有助于评估大脑的自动调节和压力反应功能。由于这两个因素都是与急性脑损伤相关的独立因素，因此这种评估十分重要。

目前预防和减少脑损伤发生的治疗方式都是在颅内压（ICP）、脑灌注压（CPP）、脑组织氧分压（$P_{bt}O_2$）和脑代谢率等参数的指导下进行的，这些参数都不能直接反映脑血流。对脑血流的直接监测，将在发生组织氧合和代谢障碍被确认之前为正确诊断和有效纠正脑供血不足提供一种方法。在神经重症单元内，利用激光多普勒血流测定仪（LDF）和热弥散血流测定仪（TDF）可以连续无创的测量脑血流。关于这种治疗方法已经积累了多年的临床经验。这一节将对 LDF 和 TDF 做一综述，包括其历史、技术、有效性、临床应用以及发展。此外，正交偏振光谱成像（OPS）以及其继承者旁流暗视野成像（SDF）也将被作为一种直接观察人体微循环形态和功能的可视技术的代表加以讨论。

二、激光多普勒血流测定仪

对脑血流的床旁评估是神经重症监护长久以来的目标。它具有潜力能够评价血流变化，测量治疗的有效性，以及评估脑自动调节功能的完整性。LDF 最早是在 1977 年被推出的，目的是测量皮肤血流，直到 20 世纪 80 年代早期作为一种稳定的临床技术而被商品化。作为床旁监测设备，LDF 为术中以及重症护理病房内提供了一种针对微血管灌注的连续可量化的测量方法；这对经常遇到脑缺血的致力于神经重症治疗的临床医生来说十分有吸引力。然而，这种可视技术的常规临床应用仍较为复杂，伪像的困扰，以及无法局部定量测量脑血流值都限制了它的应用。因此，LDF 的诊断和预后判断价值一直未有报道，而是被用于监测个体患者的变化趋势。

在 LDF 内，有一个直径为 0.5mm 到 1mm 的纤维光学探头，利用波长在 670 到 810nm 范围内的单色激光，探头在脑表面或颅内可以照亮体积大约为 1mm 的脑组织。当光撞击到脑组织时，光子会散开，多普勒会通过动态的红细胞和静态的脑细胞产生随机位移。发散的发生位移的光子与不发生位移的光子间的比值可以被检测生成电信号。这个电信号包含的信息包括能量和频率，分别与红细胞体积/浓度（频率发生偏移的总光子的比例）以及红细胞的流速（信号的频率宽度）成比例（图 5-7）。商业化的激光多普勒信号处理器利用 bonner 和 nossal 的算法来分析信号从而计算出血流输出。体积和流速计算的结果与表达在任意单位内的脑灌注是呈线性相关的。

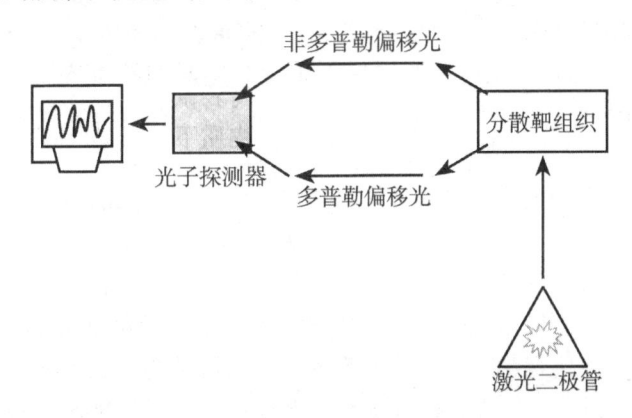

图 5-7 激光多普勒血流测定仪的光学示意图

使用皮层表面探头以及脑间质内（皮层下）探头进行 LDF 测量的原则，是为了实时连续地获得脑表面以及脑内毛细血管的局部微血管随机血流值。皮层探头由一个细的波状外形的盘构成，这个盘带有一个连接在监视器上的长光纤。探头被放在硬脑膜下，因此容易受到脑搏动和脑肿胀引起的运动伪迹的影响。为了避免对血流值的干扰，探头应该被放在没有大血管的相对正常的脑组织内。脑间质内的探头是通过固定于颅骨内的一个螺钉被引导的，这样可以消除运动伪迹，从而进入白质。这样做的好处是可以测量其他颅内检测仪所在的局部脑区的值，包括颅内压探头和微透析探测仪，这样就可以解释这些参数的意义。

根据数个有效的研究，LDF 提供了一种测量微血管局部血流值的可靠方法。可以发现 LDF 与其他脑血流监测仪（如氙清除技术，放射性微球法，氢气清除技术，碘安替比林方法，记忆热弥散技术）之间有很高的相关性。它还被进一步成功地应用于脑损伤的患者，以评价自身调节功能、二氧化碳反应、对介入治疗的反应，以及检测缺血损害。

在 ICU 内可以使用 LDF 来协助预后的评估。利用皮质 LDF 和脑灌注之间的线性关系作为脑血流自动调节功能的指标。完整的脑血流自动调节功能与良好的预后相关，而自动调节功能丧失则预示临床预后不良。然而，16% 的患者数据不可靠，原因很可能是监测探头与皮层表面脱离。利用 LDF 辅助经颅多普勒（TCD）以检测迟发性颅内血肿，发现脑血流高流速与缺血不常相关。在动脉瘤手术中，动静脉畸形切除术中以及旁路手术中都可以利用 LDF 在术中对感兴趣区域的微血管血流改变进行评价，也可以解释手术引起的生理改变，还有助于预测患者术后的过度灌注或低灌注综合征。此外，在重建外科中，LDF 还可以被用来评价颅骨骨膜皮瓣的血流。

尽管 LDF 对颅内脑血流的波动有极短的反应时间，具备极佳的时间和空间分辨率，但仍有一些限制因素会降低数据质量。一些设备相关的因素会导致个体内和个体间 LDF 信号变异的产生，例如校准程序、单色光波长以及探头规格。LDF 的穿透直径大约是 1mm，取决于传递纤维和接收纤维之间的波长距离（波长分离）。较小的波长和较小的纤维分离会导致组织穿透力降低。大量外部结构的重组会导致伪迹产生，例如微血管结构的异质性、红细胞容积的变化、组织和探头的移动、室温的改变、强光以及声音。LDF 只能测量很小的一片区域内脑组织的值，但由于脑内微循环的异质性这个值无法代表整体的脑血流值。多通道的设备和激光多普勒关注成像可以克服与时间和空间分辨率相关的潜在局限性。这些因素使得个体内和个体间数据的比较更为困难。因此，一个更为详尽且标准的测量程序是获得可重复以及可比较的 LDF 数据的先决条件。这个程序至少包括设备相关的技术参数、解剖位置的选择，以及针对周围不可靠环境的校准，这是由红细胞容积的改变、运动、室温的改变、强光以及声音引起的。总的来说，由于 LDF 无法产生绝对的脑血流值，因此无法定义指示脑缺血的阈值，也就是说，LDF 只能作为一种病变趋势的监测器。

三、热弥散血流测定仪

TDF 基于脑组织的热传导性来定量的测量血流值。Gibbs 发现脑血流的变化可以由加热的热电偶所检测，并且 Carter 和 Atkison 开发了相应的数学模型来计算绝对的脑血流值。1973 年，TDF 首次问世，效度检验研究发现 TDF 测到的脑血流值与利用氙气增强的 CT 扫描以及氢气清除方法所得到的值有很好的一致性。

最近的两个商品化的技术系统，利用热敏电阻和温度传感器之间的温度差来计算脑血流值。有两个金色底盘的硅橡胶探头可以被置于硬膜下皮层表面来测量表面的脑血流值。在放置探头的过程中应该避开大血管和病变组织，从而防止伪迹的产生。高于 0.8 的置信因数代表数据可靠。当确认探头放置位置准确后，硬膜就可以被关闭了。最近，一种间质内微探头问世，且可以消除由表面接触不良引起的伪迹，在同一个血管区域内可以得到与其他间质内监测仪器测量到的相同的脑血流值。这种新型微探头由位于探头尖端的热敏电阻和近段几毫米处的温度传感器组成，可以提供连续和敏感的脑血流值，甚至在只有微小血流变化的情况下（图 5-8）。这个探头的尖端通过一个固定于颅骨的螺丝，置于硬膜下 25mm 的脑组织内，定位可以由 CT 复查确认。大约每 30 分钟自动重新校准一次，这样就会导致每 2~5 分钟丢失一次测量值。此外，每次重校准后都会发生一次脑血流灌注值基线的显著偏移，这与血流动力学的稳定性无关。每个系统都带有一个安全设置，可以在温度高于 39℃ 时停止脑血流灌注值的测量。

这种安全设置在高热的阶段可以中断脑灌注的监测，这种情况多发生在严重的闭合性颅脑损伤以及蛛网膜下腔出血的患者。

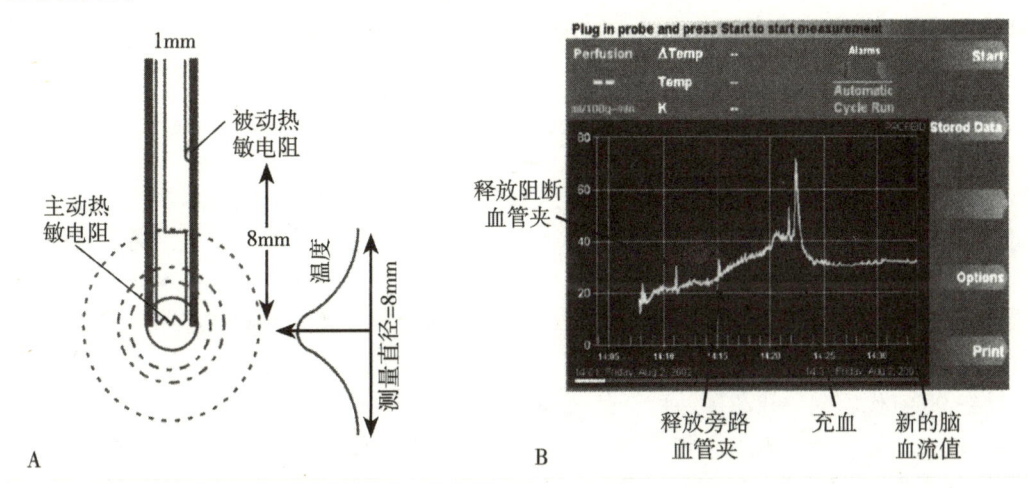

图 5-8　A. 利用 Hemedex 探头的示意图来阐述热弥散技术；B. Hemedex 监测仪的注解示意图，显示的是在 EC/IC 旁路术中大脑中动脉支配区域术中 30 分钟脑血流的测量。注意到释放血管夹后的充血和随后新的更高的脑血流水平的重建

TDF 提供实际的脑灌注动态改变的实时数据，即定量数据。因此，这种技术可以在术中或床旁使用，以防止、监测或治疗脑灌注的异常，从而改变临床预后。表面（皮层）的 rCBF 值在 40～70ml/（100g·min）视为正常，低于 20ml/（100g·min）或高于 70ml/（100g·min）分别代表缺血或过度充血。TDF 微探头还可以测量皮质下白质灌注，平均值在 18～25ml/（100g·min）之间视为正常。

对于重症脑损伤的患者，利用硅胶的 TDF 传感器进行监测 rCBF 可以帮助预测预后。特别是，在基线值基础上 rCBP 显著升高的患者临床预后较好，而那些初始值较低且升高不明显的患者预后较差。rCBF 可以与 CCP、ICP 以及 $P_{bt}O_2$ 这些参数互补，也可以协助对这些参数的解读。在闭合性颅脑损伤中，监测脑灌注压和处理低灌注压对防止脑缺血是十分必要的。然而，当自身调节功能被阻断时，高于 70mmHg 的脑灌注压也有可能与缺血事件相关，因此，在持续的 rCBF 监测下可以恢复和维持足够的脑灌注压。同样的，如果可以计算局部脑血管阻力对血压和过度通气改变的反应，使用 HEMEDEX 探头就可以有助于评估脑的自动调节功能。交替持续的监测 TDF-CBF，颅内压和脑耗氧可以计算血流和氧气相关的自身调节指数。TDF 可以提供绝对值（不像 LDF），因此有能力区别缺血和过度充血引起的颅内压增高。一项针对蛛网膜下腔出血和创伤性脑损伤患者的研究发现利用 TDF 微探头和 $P_{bt}O_2$ 测量到的脑血流灌注值之间有相关性。研究还显示由于重新校正和发热引起的数据丢失是不能忽视的。TDF 微探头对 CBF 的测量时间相当于 $P_{bt}O_2$ 监测的 64%。

对于蛛网膜下腔出血的患者，TDF 有助于检测血管痉挛以及迟发型脑缺血。Vajkoczy 等发现将诊断血管痉挛的阈值设定为 15ml/（100g·nin）有 90% 的敏感性和 75% 的特异性。此外，还可以利用连续 rCBF 的监测来决定治疗的有效性。因此，TDF 是一种帮助检测蛛网膜下腔出血的迟发型脑缺血的有效技术手段。在神经 ICU 中使用这种技术是否可以提高临床预后仍需要进一步研究。

在动脉瘤夹闭手术，旁路手术以及动静脉畸形和肿瘤切除手术中，TDF 可以用于术中监测周围正常脑组织的血流动力学改变。在动脉瘤夹闭手术中对血管进行操作时的皮层 CBF 的急性改变可以用 TDF 显示。而且，在动静脉畸形切除术后，病灶周边脑组织区皮层 CBF 值的升高可以由 TDF 和 LDF 检测到。检测过度充血是有价值的，可以指示正常灌注压的突破，此时就可以积极的给予治疗干预（例如巴比妥昏迷）来避免进一步的脑损伤。在切除肿瘤之前可以观察到瘤周组织 CBF 值的下降，而在肿瘤被完整切除后会恢复，说明瘤周微血管的压迫可以导致血流量的下降。在癫痫手术中，发现颞叶癫痫发作皮层 CBF 值会间歇性下降，而发作皮层周围的双侧大脑半球皮层 CBF 值会发生正常化。

与 TDF 相关的局限性包括在重校准和发热过程中的检测丢失，传感器的移位以及脑表面接触不良，而且只有很小的一块区域的脑组织可以被监测到（20～30mm）。因此整体的缺血或者是其他未测量区域的局部缺血会被忽视。利用一条线上的多个传感器和多个间质内微探头的放置可以部分克服这种局限性。与 TDF 微探头相关的并发症非常少见，与其他植入间质内探头的并发症发生率相似（例如，大约 1% 的出血和感染）。

四、正交偏振光谱成像

微血管功能的障碍似乎在脑缺血的发生中起到重要的作用。各种脑病包括蛛网膜下腔出血和创伤性脑损伤可能会通过血管节律失调和血管内微血栓来损伤微血管功能。另外，由于供需失调引起的脑缺血本身的进展也会改变微血管血流动力学和加重缺血。这些假设均基于利用骨窗技术或者传统的活体显微镜对动物脑微循环的直接可视化研究以及对人体的间接监测技术。因此，能够观测人体脑微循环的形态和功能，有助于理解微循环障碍在缺血发生中的作用。

在 20 世纪 90 年代后期，介绍了一种新的可视化技术，正交偏振光谱成像（OPS 技术），可以实现对微循环和血流、血管直径、毛细血管密度、血管反应性改变的直接可视化观察。对 OPS 技术的诊断价值和局限性的全面评估有助于定义其在临床研究中的作用。在这个方向上的第一步就是评价 OPS 成像技术的有效性。多个动物研究都表明比起传统的活体显微镜，OPS 成像可以生成相似或更好的微循环图像，从而可以对微血管改变进行量化。而且这一优点也体现在对人体脑微循环改变的功能评价上。此外，还可以利用这一技术评价接受动脉瘤手术和局部挫伤模型的患者二氧化碳反应性和微血流自身调节的改变（图 5-9）。当灌注改变时，这种特性使得 OPS 成像在评价生理变化时微血管血流改变的评价中非常有价值。

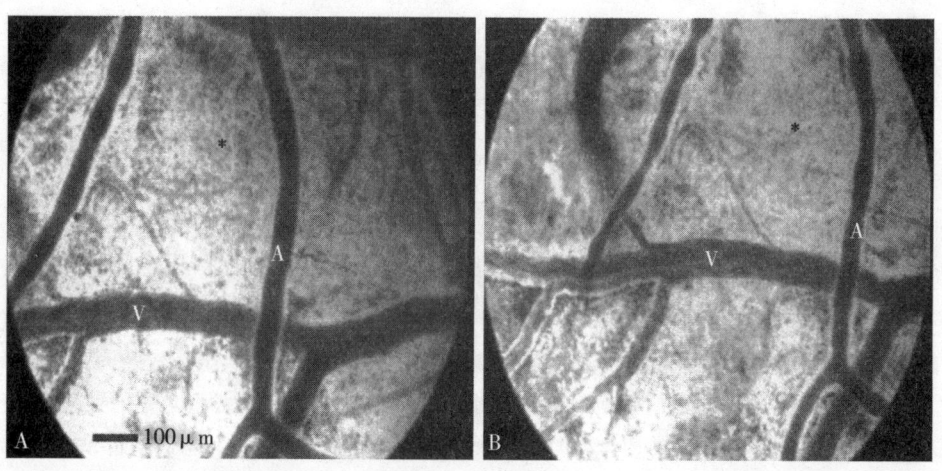

图 5-9 在过度通气前（A）和中间（B）脑微循环的成像。除了大量的蛛网膜下腔血管（*），小动脉（A）和小静脉（V）都可以被彼此区分。在过度通气结束后可以利用串珠样收缩形式来观察小动脉直径的减低（B）。注意小静脉的管径未受到影响

为了进一步定义 OPS 成像的临床价值，非常有必要探讨这种技术能否为在脑缺血病理生理改变过程中发挥作用的微血管改变提供新的视角。此外，还需要进一步回答 OPS 成像的数据能否用来协助改善那些微循环障碍参与缺血的患者。Uhl 比较了夹闭术前后偶发动脉瘤（n=3）和 10 个蛛网膜下腔出血患者的脑内微循环。结果他们在蛛网膜下腔患者中报道了三项重要发现：在检测到血管痉挛的同时还发现了功能性的毛细血管密度下降，尤其在术中这种情况最为明显。术中微血管痉挛与临床预后间的关系无法观察到，还需要进一步的评价。已经观察到在神经血管疾病发病中人的脑微循环是受损的，这有可能是脑缺血的原因。然而，临床研究也无法显示微循环损伤与临床预后之间的相关性。研究样本量小可以解释原因。在脓毒败血症患者中，舌下微循环功能严重改变，这种改变在最终死亡的患者中最为明显。此外，在复苏后微循环功能的改善比起心脏指数、血压、乳酸是判断预后更好的指标。因此，OPS 成像可以将微血管的血流动力学改变和患者脑代谢和临床参数关联起来。

需要阐明一些OPS的局限性。首先，为了获得脑微循环的信息必须实施开颅手术。这就限制它只能在术中使用。为了克服这一局限性，可以研究代表脑微循环的颅外空间。就这一点，舌下和视网膜微循环可能是潜在的靶点。其次，OPS的表面穿透力只有500μm，成像质量限制了对毛细血管网和密度的可视化评估，而这两个指标指示了周围脑组织的代谢活动。为了克服这些缺点，SDF成像被引入神经外科。在这种模式中，可以实现微循环成像的光导周围围绕有发射光波长为530nm的发光二极管，这个波长的光可以被红细胞内的血红蛋白吸收，因此红细胞可以被显示为流动的细胞。在探头尖端集中放置的发光二极管可以直接深入穿透脑组织从而照亮微循环。这种观察脑内微循环的方法可以提供关于毛细血管以及白细胞的更清楚地成像。提高的分辨率使得确定白细胞-内皮黏附和定量血管漏出成为可能。再次，之前研究中使用的图像分析软件无法在1mm/s这个水平以上精确测量红细胞流速。因此，无法计算关于小动脉的重要信息。所以引入一种半定量的方法，即微循环血流指数（MFI）来描述血流速度和血流模式的改变。相关的软件已经优化升级，从而消除了这些问题，可以同时测量小动脉和小静脉的血流速度，也可以计算感兴趣区域的MFI值。

综上所述，OPS成像以及它的继承者SDF可以提供对微循环血流动力学指数和血流调节机制的连续信息。这些特质使这一技术有希望评估脑缺血的潜在机制。

（陆云南）

第三节 颈静脉球氧饱和度监测

一、概述

颈静脉球氧饱和度监测，可提供大脑半球整体血流动力学和代谢的信息，是临床诊治神经损伤患者的重要监测工具。其他监测脑氧合的技术包括近红外线频谱（NIRS），可以无创地监测与神经活性相关的血红蛋白浓度的改变，以及插入脑组织的多参数探头，用以监测脑组织和脑脊液的PO_2、$PaCO_2$和pH的变化。本章重点介绍颈静脉球氧饱和度监测。

二、解剖

脑的静脉回流形成了6个主要的静脉窦（上矢状窦、下矢状窦、枕窦、左右横窦和直窦）。这些静脉隧道，位于硬脑膜和骨膜内侧之间，窦壁上缺乏活瓣和肌肉组织。脑组织回流的静脉血，大多数最终通过左、右乙状窦，向下至后颅窝，跨过颞骨岩部，在颈静脉孔区后方形成左、右颈内静脉。

颈内静脉（internal jugular vein, IJV）在颈静脉孔区略为扩张称之为颈静脉球，并向下穿过颈动脉鞘颈部形成头臂静脉，在锁骨内侧汇入锁骨下静脉。在颈动脉鞘内，IJV位于迷走神经和颈内动脉的外侧。

静脉的后方，是颈椎横突，颈静脉丛，膈神经，椎静脉，锁骨下动脉的第一段，和胸导管转向左侧部分。静脉的前侧方，是颈浅筋膜，颈阔肌，横向皮神经，颈深筋膜和胸锁乳突肌。IJV最终回流至右心房。

大脑半球、小脑半球和脑干回流的静脉血，最终主要通过颈静脉球进入颈内静脉。因此颈静脉球氧饱和度（$SjvO_2$）是脑组织氧供和氧耗平衡的体现据估计颅外循环的影响，约占0%~6.6%。在颈静脉球下方数厘米的面静脉血回流进入颈内静脉后，颅外循环的影响比重则增大。

三、$SjvO_2$生理参数解读的生理基础

颈静脉球氧饱和度监测经历了从老设备到新设备的进步，颈静脉球监测的结果首先被用于通过Fick原理计算脑血流（CBF）。

脑氧代谢率（$CMRO_2$）可根据脑血流和动静脉氧差（$AVDO_2$），根据如下的公式计算出。可通过如下公式计算：

$CMRO_2 = CBF \times$（动脉血氧含量 - 颈静脉球血氧含量）

氧含量可根据同时进行的血氧饱和度监测获得或者根据如下公式计算出：

动脉血氧含量 = [（血红蛋白含量×1.3×动脉血氧饱和度）+（动脉血氧分压×0.003 1）]

静脉血氧含量 = [（血红蛋白含量×1.34×颈静脉血氧饱和度）+（静脉血氧分压×0.003 1）]

血红蛋白含量单位为 g/dl，动脉血和静脉血氧分压的单位均为 mmHg。

因为动、静脉血内血红蛋白的含量是一致的。被溶解的氧量非常少，因此可根据 CBF 及动脉和颈静脉球氧饱和度差来计算 $CMRO_2$。

因此动静脉氧含量（氧饱和度）差，可用于计算 CBF 改变后脑代谢的变化。计算公式可表示为：

$AVDO_2$ = 血红蛋白含量×1.34（动脉血氧饱和度 - 静脉血氧饱和度）+ 0.003（动脉血氧分压 - 静脉血氧分压）

在没有脑梗死或脑坏死的情况下，$AVDO_2$ 和 CBF 呈现负相关。脑低灌注和脑缺血时，$AVDO_2$ 升高，而脑充血时 $AVDO_2$ 则降低。这样的变化规律，也可见于其他的代谢产物中。

四、插管技术

在超声辅助下，根据美国国立研究所临床优化指南操作，颈内静脉的解剖定位和穿刺已经成为非常方便的操作。此外，颈内静脉氧饱和度监测，通常用于颅脑创伤患者的诊治。因为重型颅脑创伤常常合并有颈部创伤，超声辅助下的穿刺可以减少头部的转动，使其成为安全的操作技术。总体来说，颈内静脉氧饱和度监测插管并发症的发生率，与颈内静脉其他插管操作相类似。如有凝血功能障碍、脓毒血症或置管部位创伤存在时，最好避免此项插管操作。

（一）颈静脉球监测的侧别选择

如果是主侧颈静脉球插管，$SjvO_2$ 监测可以准确反映全脑和一侧大脑半球的脑氧合状态。但是如何选择颈静脉球插管的侧别，还存在争议。皮层的血液通常通过矢状窦回流至右侧窦，而皮层下的血液回流则通常至左侧窦。总体来说回流至右侧颈静脉球的血流更多，而在颅脑创伤患者中证实右侧 $SjvO_2$ 可高于左侧 $SjvO_2$ 约 15%。如有同时有 ICP 监测，可以通过先后暂时性压迫阻断左、右侧颈内静脉，观察 ICP 的相应变化来确定哪儿主侧静脉回流。如果压迫主侧颈内静脉使得静脉回流受阻，则 ICP 的增高更明显，从而为确定 $SjvO_2$ 监测最佳侧别提供线索。如果压迫左、右侧颈内静脉，ICP 的增加并无明显差异，则选择在头颅 CT 扫描上脑损伤严重侧的颈静脉球插管监测。对于弥漫性脑损伤患者，则选择右侧监测。

（二）插管部位

在超声引导下插管，可以减少解剖标志确认的需要。但是颈内静脉逆行插管，有 2 个主要的解剖部位：①甲状软骨下缘水平颈动脉外侧；②胸锁乳突肌胸骨头和锁骨头交界处（图 5-10）。插管可通过 Seldinger 法或穿刺针引导法进行。根据美国指南（在超声引导下），在胸锁乳突肌的胸骨头和锁骨头交界处，作为插管监测的穿刺部位。

确定插管部位后，局部消毒后铺无菌巾单，局麻药浸润麻醉。患者取平卧位，颈部正中位或略偏对侧。超声探头在胸锁乳突肌的胸骨头和锁骨头的交界处定位颈内静脉。根据美国操作指南（在超声引导下），用连接 5ml 注射器的 16 号导管针穿刺入皮肤，直视下以几乎 90°的角度穿刺颈内静脉，穿刺中保持持续轻微的回吸状态，注射器中见静脉回血后，停止进针和回抽。将穿刺针斜向颅内方向并降至约 15°~20°的角度，维持轻微回抽状态以确保针头在血管腔内。经穿刺针插入导管，直至有轻微的弹性阻力感觉，或者当估计该导管的末端到达乳突下缘平面。如果患者的静脉确定困难，则可将头部降低 15°直至确定静脉的穿刺位置后，再抬高头部至穿刺的体位。导丝导引（Seldinger 法）下的穿刺置管方法，其操作也类似。

如果需要的话，中心静脉通路也可以得到同样的操作完成。当 $SjvO_2$ 监测导管置管成功后，导丝通过另外的穿刺点顺行置入（在超声引导下）。双向的导线都置入后，逆向的导管为 $SjvO_2$ 监测，而顺向的中心静脉导管则需要妥善固定于导丝上，避免置入 SjvO$_2$ 导管时，中心静脉导管的意外剪切损坏。置入的导管需要以 0.9% 盐水液缓慢连续冲洗，以防止堵塞。

如果进行连续的监测，光纤导管通过一个 16 号套管针以前述的方式置入。需要加压冲洗系统，来保持导管的通畅，并减少导管贴壁的发生率。颈椎侧位或包括颈部的胸部正位 X 线平片，可以确认导管的位置。导管的末端应该在颈$_1$下缘平面上方、乳突中部平面。

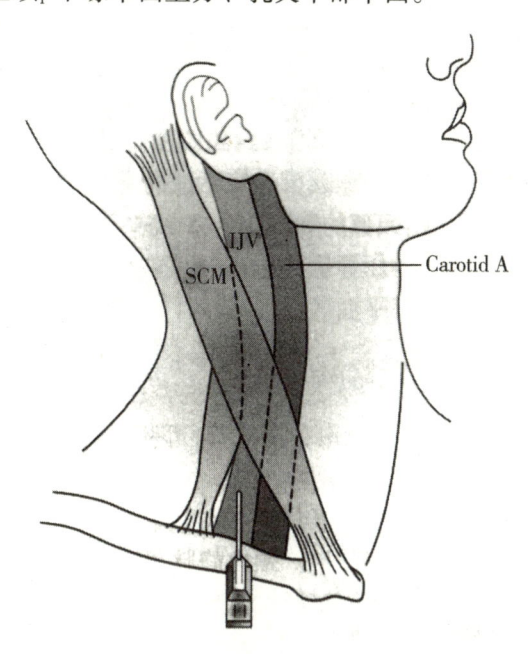

图 5-10 颈静脉球插管方法。确认胸锁乳突肌（SCM）的胸骨头和锁骨头交叉处后，在超声的引导下用连接注射器的 16 号血管穿刺针，以 15°~20°的角度向头侧穿刺，穿刺时始终维持轻微回抽状态，进针 1~2cm 进入静脉后，沿穿刺针方向置入导管直至有轻微的阻力感，或者估计导管的远端抵达乳突下方。Carotid A：颈动脉；IJV：颈内静脉

（三）颈静脉球插管监测的测定

通过光纤血氧饱和度插管，可获得间歇或持续的血液样本，进行 SjvO$_2$ 的测定。这样可以方便地连续或间歇抽取血氧样本测定，并可据此计算出 AVDO$_2$、葡萄糖和乳酸。颈内静脉氧饱和度的解读，是基于若干假说的基础上的。但研究证实光纤导管 SjvO$_2$ 的监测和直接脑氧监测，有良好的相关性。早期采用光纤探头导管监测的问题，随着新的不易扭结和背部卷曲的"偏硬"导管的开发，以及仔细确认导管定位和校正，都基本上得到解决。尽管如此，如果出现颈静脉球氧饱和度监测提示氧合不佳时，在给予干预性治疗前需要结合其他氧饱和度监测指标来确认。

颈静脉球氧饱和度监测，有两种光纤导管可用：①Oximetrix；②Edslab Ⅱ型。这两种都是 4F 双腔导管，插入后的管腔远端应被回抽以便自身的校正。内腔包含两个光纤，一个是传导作用，另一个用于接收光传导，并从颈静脉球处传输回。Oximetrix 光纤导管有三个发光二极管，而 Edslab Ⅱ型光纤则只有两个二极管。这些二极管以 1 毫秒的间隔，发出红光和近红外光，被经颈内静脉球回流的静脉血吸收、反射和折射。从血红蛋白反射的光，由光电传感器监测到，计算出平均为之前 5 秒的血红蛋白的氧饱和度，然后将其每秒更新 1 次。如果在导管末端的光源贴近血管壁，则显示出低光强度或信号质量报警。而 Edslab Ⅱ型光纤导管插入后，需要被监测患者的血红蛋白浓度进行校正，因此如果患者的血红蛋白浓度不稳定时（例如快速、大量的失血时），这可能会影响监测的准确性。但是迄今为止，还没有此类状态下两种光纤导管进行比较的临床监测数据。

连续的光纤 Oximetrix 导管，可在插管前（体外）或在插管后（体内）进行校正。体内校正更为精确，很少有漂移。可以通过间隔 12 小时的校正，来减少调零值漂移的影响。

导管的取样处，应用肝素盐水（11U/ml）以 2~4ml/h 的速率持续冲洗，以保持导管的通畅。颈静脉球静脉血受颅外静脉血混入影响程度，取决于采取血液样本的速度，抽血速度过快（>2ml/min），则 $SjvO_2$ 值可有 25% 的增高（图 5-11）。

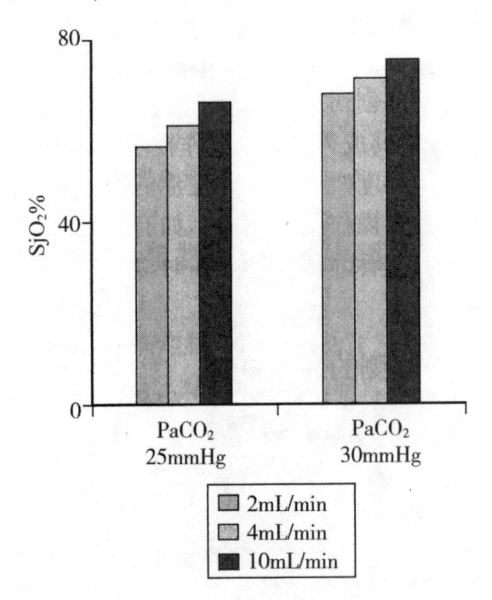

图 5-11 从颈静脉球插管抽血的速度对准确性的影响。因为从颈静脉球插管抽血速度过快，可能引起颅外静脉血的混入，使得颈静脉血氧饱和度监测值的升高。理想的抽血速度为 2ml/min

五、插管并发症

最常见的并发症是颈动脉损伤和局部血肿形成，其发生率约为 1%~4%，通常是自限性的。少见的并发症包括气胸、空气栓塞、静脉血栓形成和邻近结构（如颈内动脉、迷走神经、神经和胸导管）损伤。置管监测时间过长，则局部和全身性感染的风险增加。

六、监测数值的解读

$SjvO_2$ 的正常值为 55%~75%。简单地说，$SjvO_2$ 值小于 55% 表明脑氧供不足，例如脑缺血时的低灌注，而 $SjvO_2$ 值大于 75% 则表示脑相对充血（表 5-1 和表 5-2）。在颅脑创伤患者中采用微量透析研究的结果表明，颈内静脉血氧饱和度下降与谷氨酸的升高相关联。当 $SjvO_2$ 值小于 45% 时，微量透析监测的代谢产物如甘油、乳酸和丙酮酸都提示细胞功能障碍的发生。但是，$SjvO_2$ 大脑半球的整体监测结果，不能确定局部脑缺血的发生。因此，虽然 $SjvO_2$ 正常，也不能保证没有局部性脑缺血的发生，而 $SjvO_2$ 降低则表示脑氧耗的增加或氧供给的减少，这可能是脑缺血的早期预警指标。不过引起 $SjvO_2$ 变化的脑缺血范围通常是比较大的，对颅脑创伤患者，在伤后 24 小时内采用正电子发射断层扫描（PET）监测患者脑血流图、$CMRO_2$ 和氧摄取分数（OEF）。结果发现 $SjvO_2$ 值与脑缺血体积相关量（由 PET 的 OEF 确定），但 50% 的 $SjvO_2$ 监测值仅在脑缺血范围为（170±63）ml（均数±95% 凝血指数），也就是 13%±5% 的脑体积发生了缺血。而在部分患者中，在脑疝发生后才监测到颅内压增高和 $SjvO_2$ 监测值的相关性改变。

采用颈静脉球插管监测时，必须给予监测管理，因为导管位置不当可能引起颅外静脉血的混入或导管位置变动后监测数值假象的发生。以生理盐水缓慢并持续灌注导管，可减少导管贴壁相关数值假象的发生率。贫血也可能降低 $AVDO_2$ 而影响监测结果。镇静药物的给药速度（如丙泊酚），也同样会影响监测的数值。此外，很多逆行的颈内静脉插管都需要不断的重新校正，以确保监测值的准确性。此外较长时间监测，需要注意感染和血栓形成的危险发生。

表 5-1 颈静脉氧饱和度高、低的原因和处置方法

高 SjvO₂	脑血管自动调节异常	脑充血
	氧供增加	红细胞增多症
	氧耗减少	低体温
		给予镇静药物
		给予麻醉药物
		脑梗死
低 SjvO₂	颅外血混入	
	脑血管自动调节异常	
	氧供减少	缺氧
		低血压
		颅内高压
		过度通气
		心排出量低
		贫血
	氧耗增加	高热
		癫痫
		脓毒血症

表 5-2 动静脉氧差

$AVDO_2 = CMRO_2/CBF$ ［计算值 -1.39（$SaO_2 - SjvO_2$）×血红蛋白含量］

正常值 $= 5 \sim 7.5 \text{vol}\%$（$5.1 \sim 8.3\%$）

缩小 $AVDO_2 \leqslant 5\text{vol}\% =$ 脑充血（$CBF > CMRO_2$）

增大 $AVDO_2 \geqslant 7.5\text{vol}\% =$ 脑血流低（$CBF < CMRO_2$）

七、临床应用

（一）颅脑创伤和蛛网膜下腔出血

尽管有创血液动力学和颅内压监测用于重症监护中，但颅脑创伤和蛛网膜下腔出血后昏迷的患者，脑静脉氧饱和度下降的发作，仍然是常见的临床现象。研究证实，有脑静脉血氧饱和度下降发作（$SjvO_2 < 50\%$持续超过 15 分钟）者的死亡率，要高于无发作者。而且在颅脑创伤患者中的研究发现，$SjvO_2$ 监测显示氧饱和度下降者，与预后不良有明显的相关性。在颅脑创伤患者中的研究发现，无静脉血氧饱和度降低者的死亡率为 21%，而有静脉血氧饱和度下降一次发作者的死亡率为 37%，多次发作者的死亡率为 69%。虽然 $SjvO_2$ 的降低和 $AVDO_2$ 关联的范围较大，但是脑缺血发生后可导致脑代谢的降低，因此 $AVDO_2$ 的降低也和预后不良相关联。将这些监测数据整合后，则对发现和处置脑氧饱和度下降有潜在的益处。

$SjvO_2$ 监测显示的氧饱和度降低发作，与脑灌注压（CPP）不足、脑动脉血管痉挛，或过度换气相关联。但是，颈内静脉氧饱和度异常，在颅内压和脑灌注压纠正后仍可能持续存在。对伤后有颅内压增高并给予了手术或甘露醇治疗的重型颅脑创伤患者进行了研究，结果发现当颅内压增高或脑灌注压降低得到纠正后，与改善者（例如降低 $> 1\text{vol}\%$）相比较，$AVDO_2$ 未能得到改善者更可能发生脑梗死或预后不良。同时发现，重型颅脑创伤患者颈内静脉球血氧饱和度监测数据显示，伤后最初的数小时内就有脑灌注压的改变和灌注不足的发生。这些研究结果提示，对此类患者应该给与早期的紧急处置。

已有采用颈内静脉逆行插管，对颅脑创伤患者进行乳酸变化的相关研究。有研究表明，脑脊液中乳酸的升高是脑缺血发生的有价值标记物，特别是脑乳酸（或脑无氧代谢）的发生，有助于脑梗死的确诊。但是研究发现，与脑微量透析监测乳酸的结果相比较，动脉和颈内静脉乳酸含量变化差值，并不能

可靠地反映脑乳酸产生的增加。这种结果的差异，被认为一种是全脑的监测，而两外则是脑局部的监测。其他标记物，如内皮素-1、细胞因子、动静脉血的 $PaCO_2$ 差、凝血和炎症凝血酶-抗凝血酶复合物的标记物、D-二聚体和凝血酶原降解产物、氧化损伤的标记物如丙二醛和 B 型利钠肽等，都有通过颈内静脉球插管进行监测评估的实验究。此外，还有给与冰冻吲哚菁绿注射后，通过监测胸主动脉和颈静脉球处温度和染料浓度变化，根据平均通过时间来评估全脑血流的研究。

（二）颅内动脉瘤手术者术中的管理

已有若干颈静脉球插管监测用于神经外科手术，特别是颅内动脉瘤手术的研究报告。例如，神经外科手术的患者颈内静脉氧饱和度下降的发生率为 50%，而严重氧饱和度降低（定义为 $SjvO_2<45\%$）的发生率为 17%。没有 $SjvO_2$ 监测而单纯依赖 $PaCO_2$ 监测，无法预测这种氧饱和度下降的发生，因为可能很多的氧饱和度下降发作被忽视了。颅内动脉瘤患者开颅手术中，平均动脉压（MAP）对 $SjvO_2$ 和乳酸氧指数（LOI）的影响进行了研究。将 $SjvO_2$ 值低于 54% 定义为脑灌注不足。研究发现，9 例患者的临界 MAP 为 80~110mmHg。如患者在术中的乳酸氧指数（LOI）小于 0.08，则术后即出现不良结果。虽然 19 例患者提高 MAP 后，引起 $SjvO_2$ 的类似升高，但并非 LOI 都能相应得到改善。综合上述的研究结果，在处理动脉瘤性蛛网膜下腔出血患者的术中和术后，颈静脉球插管监测有助于脑低灌注的评估和处置。此外，也有研究证实术中动脉瘤破裂者，可有显著的氧饱和度降低发生。

（三）颈动脉内膜剥脱术

在颈动脉内膜剥脱术（CEA）中，血管阻断后监测脑缺血的发生非常关键。已有若干 $SjvO_2$ 用于 CEA 中监测脑缺血发生潜在价值的研究。例如，采用 $SjvO_2$ 监测，对接受 CEA 唤醒手术者进行了氧饱和度下降和神经功能缺失相关性研究。结果显示 $SjvO_2$ 监测值变化者中，有 25% 的患者与临床上出现明显脑缺血表现相关联。对接受 CEA 唤醒手术者进行了研究，术中发生与 $SjvO_2$ 显示氧饱和度下降相关的神经功能缺失表现，同时也证实动脉和颈内静脉乳酸含量的差异（≥0.16mmol/L）和 LOI，都与术中脑缺血的发生相关联。

（四）脑死亡的诊断

虽然脑死亡的诊断主要依靠临床表现，但确诊性或补充性测试也是有价值的指标。颈内静脉血中，极度高氧状态已被建议作为脑死亡的一个可能征象。Diaz-Reganon 等进行了 $SjvO_2$ 监测作为脑死亡补充测试价值的研究。

（五）心脏及胸外科手术

有研究发现接受心脏手术患者，颈静脉球血氧饱和度降低与预后不良相关联。采用颈静脉球插管监测并计算 $AVDO_2$ 进行相关研究。结果发现，氧饱和度降低（$SjvO_2<50\%$）的发生为 23%，并与术后认知功能预后较差相关联。这种氧饱和度降低，是由于 CBF 和氧耗的不匹配所引起，因为监测的结果显示 CBF 和 $AVDO_2$ 的比值降低。其他潜在的因素，还包括微栓塞事件和脑自动调节功能的损害。无论在常温与低温体外循环状态下，都可能有氧饱和度降低的发生。在后续的研究中，重点探讨了心脏手术中持续脑氧饱和度监测的重要性，研究证实无论混合静脉血还是体循环泵中静脉血的氧饱和度监测，都能准确地发现脑灌注不足。在无体外循环状态下，冠状动脉搭桥手术中，颈静脉球插管监测显示氧饱和度降低很常见，但可以通过纠正混合血中静脉血的氧分压、部分 CO_2 分压和中心静脉压至正常值，来预防这种现象的发生。这一结果，为神经重症监测中处置此类患者，提供了有效的监测方法，同时也显示了调整 $PaCO_2$ 的益处。

（六）心脏骤停

对一些患者来说，心脏骤停后诊断脑损伤的能力非常重要。对心脏骤停患者，复苏后进行 24 小时的持续体循环和颈内静脉血氧饱和度监测。存活的患者中，$SjvO_2$ 值（67%）显著低于死亡组（80%），而混合静脉血的氧饱和度存活者则高于死亡者（分别为 74% 和 64%）。受损的神经元是无法有效地利用氧，从而导致了 $SjvO_2$ 监测值的增高。但是 $SjvO_2$ 正常值范围为 55%~85% 之间，因此该研究的结果不太可能直接用于此类患者处置中。

体温过低也可导致心脏骤停。虽然低温可改善心脏骤停患者的预后，但仍存在体温过低引起的心脏抑制是否会导致继发性脑损伤的问题。采用颈静脉球插管监测研究发现，脑氧摄取保持正常时，颈静脉球氧饱和度可增加，经颅多普勒监测显示血流降低时，则提示脑代谢活动的降低。

（七）重症监护室中临床处置的指导

许多医院颈静脉球血氧饱和度监测已经成为常用的临床研究工具。在一些患者中，该监测方法被单独用于评估脑氧合状态，但更多的情况是联合应用其他监测方法，例如近红外线频谱（NIRS）或直接脑氧监测。这些不同的监测手段，可以相互补充和完善。

长时间的过度换气可加重神经功能的恢复。但如果认识到过度通气潜在的危害后，短时的过度换气有可能挽救部分患者的生命。过度通气后低碳酸血症可引起脑血管的收缩，从而减少脑血流，降低颅内压和改善脑灌注压。但是过度的脑血管收缩可引起脑缺血。此外，过度换气使得氧-血红蛋白解离曲线左移，并使血红蛋白释放至脑组织的氧气减少。因此在没有脑氧合监测的前提下，过度通气不应被用以降低颅内压的治疗来应用。在过度通气期间，可以暂时性给予高氧治疗以改善脑氧的供给。在这种情况下，借助 $SjvO_2$ 的监测进行辅助通气的调整，可以达到最佳脑氧合状态（图 5-12）。

脑损伤患者常常伴有脑压自动调节的受损发生。通过密切监测与脑灌注压改变相关的 $SjvO_2$ 的变化，可以确定关键的灌注压阈值。证实一个极低 $SjvO_2$ 值，是脑血管自动调节丧失的晚期指标，与 TCD 同时监测有助于确定颅脑创伤患者早期复苏中最佳脑灌注压的水平（图 5-13）。

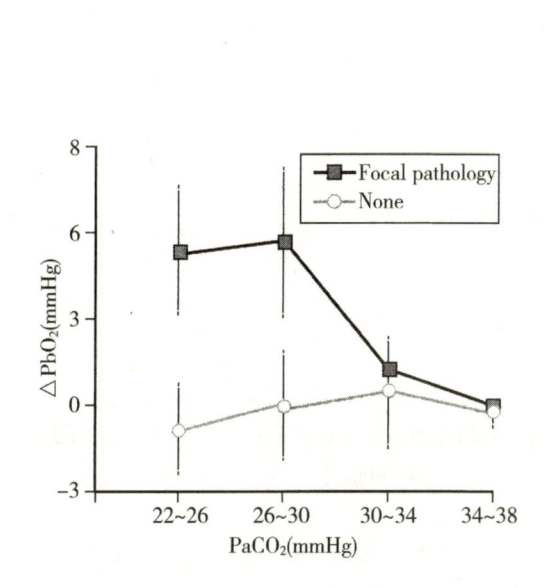

图 5-12 过度通气对有和无局部损害区脑组织氧合的影响

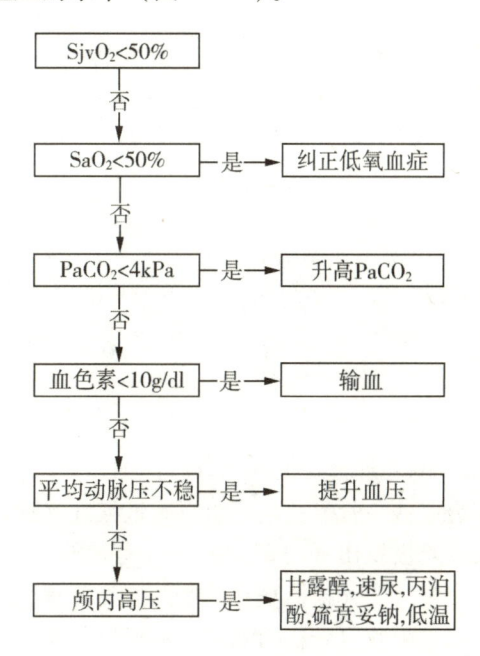

图 5-13 处置颈静脉氧饱和度降低的建议方案

八、结论

通过提供脑氧合不足和 CBF 的不足，脑氧合监测可在不可逆神经损害发生之前，提示给予合适的治疗。还没有监测脑氧合的金标准。颈静脉球氧饱和度监测，是对大脑半球的整体监测方法，对脑局部缺血的监测敏感性低，最好和其他脑功能监测方法联合应用。局部脑氧合状态，可以通过 NIRS 或直接脑氧监测，这些技术在适合的患者，可作为补充的监测方法应用。迄今为止，还没有一种监测方法，对于神经损伤的患者单独应用时可以足以可信来指导临床治疗。不过，进一步的研究和技术改进，把这些监测技术耦合入多模态监测中，可能通过早期给予干预治疗来改善神经损伤患者的预后。

（罗 毅）

第四节 近红外线光谱技术

一、概述

这项技术基于的原理是 680~1 000nm 波长的光，能够穿透人体组织并被氧合血红蛋白、脱氧血红蛋白及细胞色素氧化酶的色基吸收。因此，所检测到的反射光水平的变化，能够代表前述含有色基物质的浓度变化。

这一非侵袭性技术，采用发射高强度光光源，放置在头皮的表面，首先在临床上用于早产儿脑氧合状态的监测。最初，NIRS 技术不能量化监测，只能提供氧合增加或减少的趋势。早期的机器大且笨重，监测到的信号也有相当大的漂移，且容易出现运动伪影。

临床应用 NIRS 作为脑监测技术，在新生儿中得到确认。因为新生儿的颅骨较薄、头颅体积较小，光可以透照入颅。然而，NIRS 技术在成人脑监测的临床应用，则受到阻碍，因为它必须以光反射的模式应用。因为被光照组织的体积及类型，特别是颅外各层组织对光信号的干扰，都会引起了有光定量监测的担忧。许多的计算方法被采用来解决这些问题，并开发出时间分辨、相位分辨和空间分辨光谱技术。

NIRS 技术用于评估脑血流动力学改变，已被用于内科和神经外科的多种疾患中，其中包括脑循环紊乱相关的疾患。研究经验表明，头部创伤患者氧合血红蛋白的变化与颈静脉氧饱和度、经颅多普勒（TCD）和激光多普勒的变化有良好的相关性。同时也发现，NIRS 技术较 $SjvO_2$ 更敏感地提示氧饱和度下降，而且脑缺血发生的阈值也得到确认。

NIRS 技术一直在不断地发展，作为一种便于使用、非侵袭性技术，在成人脑氧合监测中的应用，再次引起学者的关注。此外，NIRS 技术的应用，也扩展至其他组织氧合监测和体循环氧合是否充足的评估，尤其是在休克复苏或脓毒血症患者的中监测应用。技术上的进步，使得 NIRS 仪器变为小巧和便携式，并能监测到几种波长光的衰减，这些衰减可能源自于脱氧血红蛋白及氧合血红蛋白氧饱和度的变化。NIRS 可作为床旁脑血流监测技术中，有效的临床方法之一，并且能够提供脑的成像。

本章重点介绍 NIRS 的临床应用，同时强调 NIRS 应用的基础假说、该项技术的局限性及正确解读监测结果等的重要性。本章介绍了作者应用该项技术的经验，以及如何与其他监测技术联合应用。

二、基本原理

NIRS 的原理，在很多地方有详细的介绍，其基本原理是近红外光（波长 680~1 000nm）能相对容易地穿透皮肤、骨骼及其他组织。近红外光通过放置在头部两侧或同侧相邻部位（3.5~6cm 距离）的光纤束或光极发出（图 5-14），光穿透头皮和脑组织后，在不同的组织中发生散射及被吸收。光的一小部分，被第二光极捕获并传送到监测装置。

一些光吸收复合物的浓度，例如黑色素、胆红素及水，随着时间的推移实际上保持恒定。但是其他一些复合物的浓度，例如氧合血红蛋白、脱氧血红蛋白及细胞色素氧化酶随组织氧合及代谢而变化。细胞色素氧化酶，是呼吸链中的终点酶，同样影响皮层组织的近红外光波谱。要计算出色基的浓度，需要了解氧合血红蛋白及脱氧血红蛋白吸收波谱的知识，及假定恒定的散射特性。修正的 Beer – Lambert 定律包括了考虑组织内散射的差路径长度因素，可用于将光衰减的测量值转换成这些色基的浓度变化。Beer – lambert 定律的定义如下：

$\triangle A = L \times \triangle \mu a$

A 为光衰减，L 为差路径长度，μa 为吸收散射系数

这种计算方法，在应用到婴儿患者头部监测中是很可靠的，因为婴儿的颅骨足够薄能让近红外光从头颅的一侧透射到另一侧。然而在成人患者，头皮、颅骨及脑组织相对较厚，阻碍了光谱的透射，NIRS 技术必须以反射光的模式应用，即光的发射极和接受极置于头部的同侧。这种反射模式的血氧监测法，取决于透射脑组织光的比例。人的头部有多种组织层构成，这些组织层有不同的散射特性，含有

不同的光吸收复合物浓度。这就导致了光的吸收和散射系数未知、非线性变量的引入。虽然多种计算方法被用于量化评估，但对其准确性仍有疑问存在。

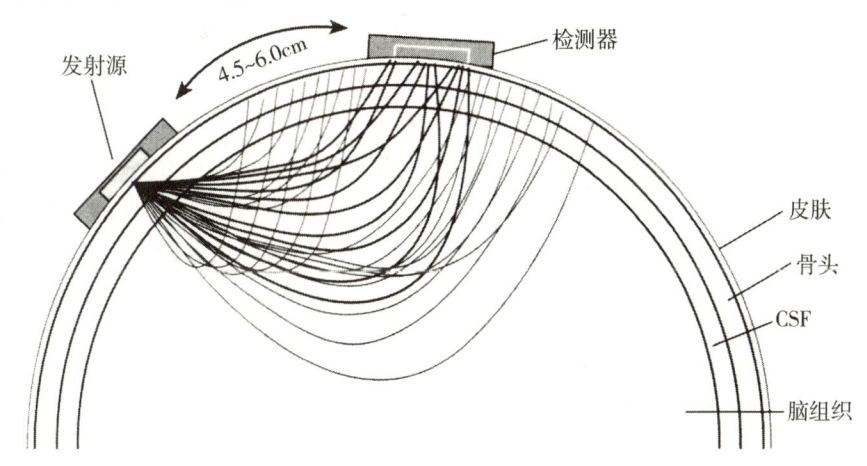

图 5-14 NIRS 应用于头部的示意图。CSF：脑脊液

三、颅外的影响

虽然最初认为颅外的影响并不明显，但 NIRS 在成年脑监测中的应用仍被认为是主要的问题。颅骨被认为是光可透过的，但头皮的影响估计接近 5%。然而，随着时间的推移，不少的研究表明颅外影响仍然是一个重要的问题。

在反射模式中，NIRS 的光发射源及探测器被放置在头皮表面相距几个厘米内。光极的距离越大，近红外光穿过脑组织的比例就越大。然而，即使应用大的光极间距离，颅外组织对近红外光检测信号的影响仍然较大。其他的方法也用来纠正颅外组织层的影响，其中的一种方法是放置与发光光极在同一线上的两个接收光极所测定值相减。该方法的潜在假设是对于两个接受光极，光通过颅外组织的路径长度是相同的。两个探测器吸收系数的不同，能够单独的反映脑组织的吸收和散射。然而，这是一种过度简化方法可能导致测量的不准确。

在成人头颅中光的分布是比较复杂的，现在仍在研究之中。在体外数学模型中，已有进行光通过脑外组织层后光分布的预测研究。多层的研究已经明确，表浅组织层的存在对光在脑组织中的分布有明确的影响，而且有更多的证据标明 NIRS 的监测值可能低估了实际的浓度变化。使用蒙特卡洛技术的数学模拟和有限元模型已经表证实，当光通过脑组织时，围绕在脑组织周围的脑脊液，可发挥光短路的作用。这一现象可以防止近红外光穿过脑灰质深层的组织，或甚至可使得其完全绕过脑室系统。

现代 NIRS 能检测出脑组织的氧合变化。但是，许多仪器仍然存在对颅外氧合变化敏感、且变动幅度较大的问题。这些变化会影响对脑组织氧合的评估。这种情况下的颅外组织的氧合变化，不能视为理所当然的现象。例如，头皮的颅外氧合变化在功能激活实验中，已经被证实。

即使在颅外氧合变化不存在的情况下，颅外组织也可能影响脑氧合监测的校正和定量。在任何 NIRS 的研究中，必须考虑监测到的变化是否是由于颅外影响造成的，即使只是部分影响的存在。要可靠地使用 NIRS 技术监测脑氧合，颅外变化必须是不显著的，或者变化的影响是可以排除的。

四、仪器

NIRS 仪器得到了快速进步和增长，新型光学仪器也持续开发出，以适应临床条件下诊断和功能成像的评估。虽然早期的仪器，仅作为趋势的定性监测，现代化的商业仪器已经能够探查出不同波长光的衰减变化，而且结构简单、便于携带，可作为床旁监测脑氧合的一种非侵袭性方法。

INVOS 脑氧监测仪（MI）和 Hamamatsu100、200、300 型（Hamamatsu Photonlcs KK，Hamamatsu，Japan）是比较受欢迎的商业性脑监测仪器。此外，多探头仪器（例如 INVOS 5100）被用于新生儿或儿童重症监护单元（ICU）中，用以监测局部脑氧合（rSO_2C）、内脏组织氧合（rSO_2S）和肾脏组织氧合

(rSO_2R)。一些研究团队也开发出他们专属的室内NIRS仪器，可在所在的局部地区应用。当对文献上使用不同仪器发表的结果进行比较时，必须注意因为不同体积组织的数据来源，使得不同仪器所提供的评估脑组织氧合状态的价值不同。在现有的技术水平中，空间分辨光谱可能是显示脑组织色基变化的最有价值和最可信的方法。

（一）空间分辨光谱

空间分辨光谱许多文献中都有介绍。空间分辨率依赖于作为源探测器分离功能的光衰减梯度的测定。应用一个改良的弥散公式，可以计算出组织对光的吸收和散射系数。如果组织被认为是同质的，近红外波长光的散射系数可以被认为是一个常数（k）。但是，要增加计算的准确性，散射系数的波长依赖性可推导为如下的公式：

$$k(1-h\lambda)$$

λ为波长，h是λ散射系数的标准斜率。这样，相对吸收系数及氧合血红蛋白、去氧血红蛋白相对浓度就可以得出。

（二）Hamamatsu NIRO 300

NIRO 300是一种非侵袭性床旁监测仪，它能持续地测定血红蛋白及细胞色素氧化酶的浓度，并据此计算出组织的氧指数（TOI）。该仪器的光极置于黑色的定制架内，可使光极的距离设定在4.5cm或5cm。通过应用两套光极，可同时获得两组监测值。

四种波长的光（775nm、810nm、850nm和910nm）通过四个脉冲激光二极管发射，他们的散射光由3个相邻放置的光电二极管接受。氧合血红蛋白、去氧血红蛋白、总血红蛋白和细胞色素氧化酶中色基浓度的变化，以采用Beer-Lanbert定律的常规差分光谱法进行测定，而计算组织氧指数应用的原理则是空间分辨广谱分析法。基本的测定是相对于光源或探测器距离的光衰减增加幅度，而TOI则是据此通过应用质子弥散理论计算出来的。血红蛋白和细胞色素浓度的变化，是由中间光电二极管测量出来的，而TOI则是三者测量出来的。TOI氧合血红蛋白与组织总血红蛋白的比率，可以表达为：

$$HbO_2/(HbO_2+HHb)\times100$$

NIRO 200和NIRO 100，是NIRO 300之后的最新商业化产品。仅用三个波长（775nm、810nm和850nm）的光传递，来测定和计算。NIRO 200是一个双通道系统，可以收集双侧大脑半球的数据，而NIRO 100则是单通道仪器。

五、临床神经监测

（一）临床应用

NIRS在ICU和手术室内已有很多的应用，用于监测脑和躯体组织局部的即时氧饱和度的变化。NIRS在心脏手术、新生儿和儿童重症监护中的应用，已有详细的介绍。最近有若干NIRS用于评估脱水、败血症或休克患者组织灌注和微循环对压迫实验动态变化的研究报告。这些研究都是在成人重症患者中进行的，表明NIRS监测能够用于指导目标化治疗中，在前述的情况下血压并不能很好体现外周血流及氧输送状况。此外，研究发现在ICU中的最初24h内，败血症患者前臂骨骼肌局部氧饱和度≤60%，及重症患者（例如，急性生理学和慢性健康评分高或序贯性器官衰竭评分高的患者）组织氧饱和度持续低水平时，这些患者的死亡率更高。因为许多休克状态已经表现出与微循环灌注强度减少及微循环灌注的异质性增加有关联，因此获得体循环氧合的信息对于许多神经监护病房患者是很有用的，因为这些患者发生其他全身性功能紊乱时，也可能出现败血症或者是全身炎症反应综合征。

NIRS的潜在优势在于非侵袭性、可床边监测有脑缺血危险患者的脑氧饱和度，并可用于多种内科和神经外科疾患的病人，特别是颅脑创伤、脑出血和颈动脉内膜剥脱术患者，可能伴随脑循环紊乱患者的局部脑氧、脑血流及脑组织氧利用的变化。在颅脑创伤患者中，NIRS监测到的氧合血红蛋白变化，与$SjvO_2$、TCD和激光多普勒血流仪（LDF）所监测结果的变化有良好的相关性。NIRS监测也能提供一些预测预后的信息（例如，脑氧饱和度减低与ICU治疗时间和总住院时间延长都有关联）。将基于

NIRS 监测的脑血管压力反应指数（PRx），称之为总血红蛋白反应性（THx），将 THx 和需要侵袭性颅内压（ICP）监测获得标准 PRx 进行比较研究。结果显示 PRx 和 THx 在患者的平均个体监测值和所有患者中，都有良好的相关性。在半数病人中，可以用 THx 评估患者的最优脑灌注压。这些数据表明，NIRS 监测在某些颅脑创伤患者中，尤其是没有 ICP 监测患者中，是进行优化目标治疗的很有用监测方法。也有关于 NIRS 有助于指导蛛网膜下腔出血后血管痉挛治疗的研究，和不同癫痫类型发作者，NIRS 可以区分出不同的脑氧合状态的研究报告。

NIRS 在心脏手术或颈动脉内膜剥脱术中的应用，已经有了详细的报告。这些研究有助于确定潜在的基于 NIRS 监测的缺血"阈值"，尤其是采用空间分辨光谱时。但是，没有充分明确体外循环对 NIRS 监测的影响，就很难确定 NIRS 监测在心脏手术中的确切价值。在颈动脉内膜剥脱术患者中相关研究的结果，与神经重症监护的关系更为密切。例如，NIRS 500 能成功用于全麻状态下，颈动脉内膜剥脱术患者的监测。一些研究显示，一旦颅外循环的影响被排除，严重的脑缺血危机阈值就能够被确定。然后根据这一阈值，可以指导术中颈动脉转流器的选择性使用。已有对局麻下行颈动脉内膜剥脱术者，采用双侧脑血氧饱和度监测的研究，或采用 INVOS 监测与体感激发电位监测的比较研究。但是因为存在显著的局部脑血氧饱和度的个体差异和衍生的变化，前述的研究未能确定需要置入转流管的危机脑氧饱和度值或饱和度的变化阈值。另外，脑氧饱和度在没有神经功能障碍的情况下也可能降低。

（二）故障排除

所有的近红外光谱仪器，都随机附有厂商提供的故障排除建议，使用者首先应该咨询恰当的操作指南。然而，有些问题可能对所有 NIRS 仪器和进行相关的研究都是常见的现象。

首先，光源和探测电极应根据研究的需要分开放置，尽管加大光极的距离可能有助于提高 NIRS 监测对脑组织氧合变化的敏感性。光极间的距离大于 3~4cm，能够减少颅外的影响，因为当光极间的距离增加时，更大比例的光能够通过脑组织。在进行 NIRS 的研究中发现，当光极间的距离增加到 5.5cm 时，可增加对脑组织氧合变化的敏感性，而颅外的作用在光极间距离为 4.8~5.5cm 时，基本上是一致的。相反，当两个光极间靠近放置时，更多的光线可能只通过头皮和表浅组织。例如，正常志愿者中进行言语流畅测试的研究中发现，光极间的距离放置在 5mm 时，可能仅能够测试到皮肤的变化，而无任何脑功能改变的反应。光极和发射源的距离，同样也取决于监测实地的限制，如其他监测仪器、手术部位、覆盖物及信噪比。

同时测定动脉压及外周氧饱和度，可部分解决颅外循环如何影响监测信号的问题。应用 LDF 可以直接监测皮肤的血流，用以评估头皮血流的相对变化。如果 LDF 的探头放置于与 NIRS 探头很邻近的部位，头皮的血流变化对 NIRS 监测的影响，可以粗略地监测到。

其次，大部分的 NIRS 设备在成人脑监测中，都放置在额颞区进行。为了获得最好的监测，头皮表面应当清洗干净并擦干，光极要放置在额头的上方，位置要避开矢状窦、肌肉（颞肌）及中线部位。因为毛囊也能吸收光线，因此如有可能有头发的部位也应当尽量避开，以免近红外光信号返回的减少。当有头发存在时，也不能够充分地遮住光。第三，外界环境光线也应当避免。应用绷带覆盖住光极的把手来避免光，是有益处的方法。在监测中，减少头皮的运动也有帮助。在长时程的监测中，应当注意组织的缺血和坏死发生。第四，光纤电缆的支撑也很有用，以避免电缆的损坏和光纤的重量作用使得光极脱落。最后，NIRS 监测作为多模态监测的一部分，有助于确定真正的临床变化或是伪影。当解读 NIRS 监测值时，信号的变化或基线值变化的比例，较绝对值更有价值。当需要进行个体患者、不同临床中心或不同 NIRS 仪器间的比较时，上述的观点就显得特别重要。

（三）局限性

将 NIRS 监测的结果，用于临床决策制定前，应当考虑到它的局限性。首先，NIRS 监测的主要局限性是颅外的影响。头皮和颅骨组织的差异性，影响近红外光经颅的传导，并可能引起显著的个人性差异。第二，NIRS 监测动脉、毛细血管及静脉的混杂情况不确定区域的脑氧饱和度。所监测区域的白质和灰质的样本体积，也是不确定的因素。第三，现代的 NIRS 仪器，与磁共振成像（MRI）是不兼容的，因此限制了该监测技术在潜在的 MRI 验证研究中的应用。第四，NIRS 不能解决局部脑血流的异常问题，但监测整体性脑血流的变化，有助于预警继发性脑损害的发生。第五，一些早期研究显示颅内压增高，可能限制 NIRS 监测的可靠性。最后，计算脑氧饱和度的量化精度方法还有待确立，正常值的范围也需明显定义。

（四）NIRO 300 脑缺血监测的评估

接受 CEA 的患者，在阻断颈内动脉（ICA）的时候会经历短暂的脑缺血。行 CEA 期间，颅内和颅外血管供血区域的 NIRS 信号分离，可通过分别应用血管夹阻断颈外和颈内动脉而显示出。通过这种方法去除颅外信号的影响，在以前的研究中确定了脑缺血发生的 NIRS 阈值。

研究所行 CEA 时，常规采用包括 LDF、TCD［同侧大脑中动脉的平均血流速度（FV）］和平均动脉血压（ABP）的多模态监测方法。LDF 则采用可见光谱的光（波长 650nm），以避免对 NIRS 信号的任何干扰。作者将 NRIO 300 监测，也加入该多模态监测中，在严格控制的条件下监测脑血流动力学的改变，并确定计算 TOI（%）的解剖组织来源。

对 167 例行 CEA 患者进行了研究。在诱导麻醉后，开始了监测观察。NIRS 光极置于患者同侧前额部，避开颞肌及头发的影响，并离开中线够远避开矢状窦的血流影响。光极间的距离是 5cm。术中阻断颈内动脉后，再阻断颈外动脉，期间要有充足的时间间隔（约 2 分钟），来评估颅外血流对 NIRS 信号的影响。同时通过监测 LDF（△LDF）和 FV（△FV）的变化，测定血红蛋白浓度和 TOI（△TOI）的变化，来确定颅外及颅内血流对 NIRS 信号的影响。手术时间尤其是应用血管夹的时间，及所有监测指标的数据信号通过特殊的软件转化为数字并存储至电脑中。监测显示生理指标最稳定的状态，通常是在血管夹临时阻断时，而不是去除阻断夹时，因此该时段的数据被用来分析。采用多变量线性回归方法，来计算系数相关性：①△TOI 和△FV；②△TOI 和△LDF。对阻断时间的系列分析，来解释 TOI 的基线值变化。根据这些数据可以获得 2% 的基线阈值，而△TOI 超过 2% 被认为有显著的变化。

图 5-15 为 1 例接受 CEA 期间，所监测到的典型数据。作者发现 TOI 的变化与颅内血流（例如 TCD 监测的 FV）的变化相关联，而与头皮的血流（LDF 监测）并无相关性。很明显，没有△FV 的变化，也不会有△TOI 的改变。这些观察的结果说明，△TOI 绝大部分受颅内血管床的影响。TOI 受颅内血流变化影响（TCD 监测）的敏感性和特异性，分别为 87.5% 和 100%。更重要的是，确定了组织△TOI 的阈值为 -13%，高于该阈值的患者没有脑缺血发生的表现（图 5-16）。这一阈值，确定接受 CEA 期间发生脑缺血的敏感性为 100%，特异性为 93.2%。

利用 NIRO 300 监测，可同时监测到色基浓度的相对变化（采用改良的 Beer-Lanbert 定律）和量化 TOI（应用空间分辨广谱分析法），认识到这一点非常重要。在依次夹闭中，可以监测到氧合血红蛋白及脱氧血红蛋白的双相变化，而△TOI 只和颈内动脉相关的色基改变相关联（图 5-15）。因此根据 NIRO 300 监测到的氧合血红蛋白及去氧血红蛋白变化值，不能象 TOI 同样能可信地反映颅内血流的改变，需要谨慎地解读。

目前还没有能安全、快速、重复性好和非侵袭性、并可床边应用的理想监测技术，用于脑血流量（CBV）和脑血流（CBF）的监测。现有的可直接监测 CBF 的技术，都面临技术上的问题，诸如费时、应用放射性物质或者需要将患者转送到离开神经重症监护病房的成像室内。因为 NIRS 能够监测去氧血红蛋白及氧和血红蛋白的变化，因此也可以测定总血红蛋白（THgb）。假设监测期间全血去氧血红蛋白浓度，和从大至小的脑血管的红细胞容积比保持恒定的话，THgb 的变化可以假定意味着 CVBV 的变化，计算公式如下：

$$\triangle CBV = \triangle [THgb] \times (0.89/Hgb)$$

根据广泛应用的 Fick 原理，如将氧合血红蛋白和去氧血红蛋白作为内源性血管内示踪分子，并假定没有色基经静脉流出，绝对量化 CBV 和 CBF 的计算是可能的，CBF 和 CBV 的定量能通过应用短暂的分级缺氧来获得。尽管 NIRS 监测 CBF 和 ^{133}Xe 清除法测定有很好的一致性，但因为可能诱发低氧血症和对计算 CBV 的准确性，该项技术还没有被临床应用。已有研究表明，显示 CBV 监测值的显著不同，并且有较大的变异性。

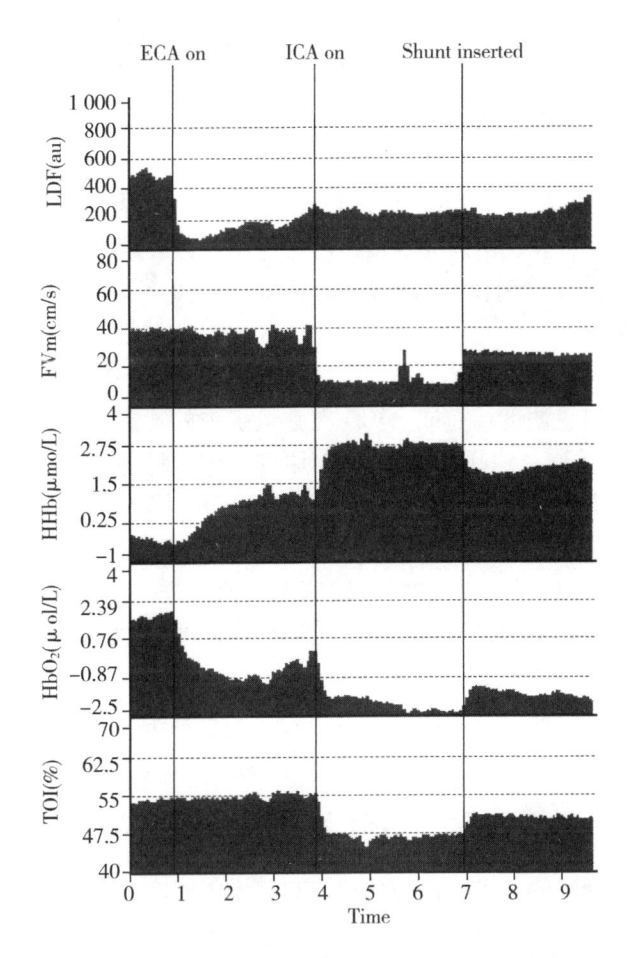

图 5-15 选择性颈动脉内膜剥脱术中的监测数据。ECA：颈外动脉；FVm：同侧大脑中动脉平均血流速度；HbO_2：氧合血红蛋白浓度；HHb：脱氧血红蛋白浓度；ICA：颈内动脉；LDF：额部经皮激光多普勒；TOI：组织氧指数

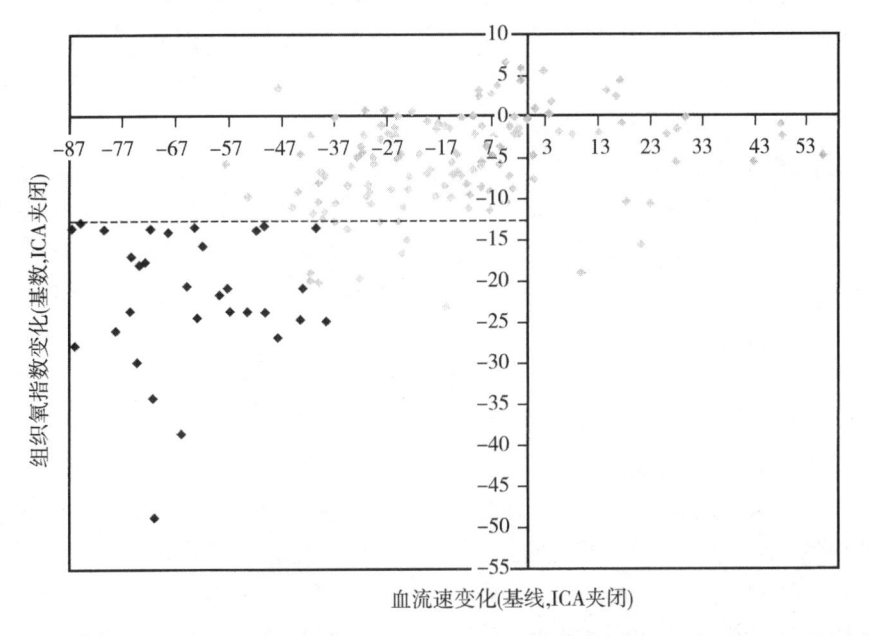

图 5-16 比较 167 名动脉内膜剥脱术术中的患者 MCA 流速改变百分率（%▽△FV）和组织氧指数改版百分率（%△TOI）（从基线到 ICA 夹闭后）的散点图。虚线代表 -13% TOI 水平

但是，应用 NIRS 和光吸收示踪剂，也同样可以测定血流量。更广义地说，在给定的组织示踪剂的积累率，等于流入率减去流出率。如果示踪剂被快速地引入，随着时间的推移积累率可以测定，在给定的时间，血流量可以通过示踪剂积累比和导入示踪剂的定量来测定。

【吲哚菁绿】

作为一种诊断性工具，吲哚青绿（ICG）被用于医学的多个领域。它安全，严重的副作用罕见。ICG 在近红外光的波谱范围内，表现出强吸收性，近红外光也有衰减的变化，所以在给予 ICG 后生物组织的光密度可以监测到。将 ICG 作为血管内的示踪剂，动脉内的浓度可以通过反复的血样本测定或应用外周染色浓度计测定，而脑组织中的 ICG 浓度则可通过 NIRS 测定。NIRS 监测中 ICG 的应用，在很多地方都有详细的介绍。在基线值测定后，经中心静脉快速推注 ICG（0.3~0.5mg/kg），动脉血中的浓度测定可采血样本或外周染色浓度计完成。ICG 在脑组织中的达到率，可通过 NIRS 进行监测，根据光密度的变化计算出 ICG 的浓度。应用修正的 Fick 原理，进入脑组织中的 ICG 量可以根据动脉血中 ICG 浓度变化曲线下的面积来计算。然后也可计算出 CBF、CBV 和平均通过时间（MTT）。

NIRS 监测中应用 ICG，具有高的空间和时间分辨率，而且安全并可方便地在床旁应用。很多研究的结论为，该项技术的重复性好，作为一种临床监测工具值得进一步的发展。在动物的实验研究中发现，应用 Xe 清除法及应用 ICG 的 NIRS 测定 CBF，具有良好的相关性。通过与其他测定安静状态 CBF 的方法进行比较，该项技术的有效性在婴儿中已经得到证实。然而，NIRS 中应用 ICG，进行成人脑组织中的量化分析研究的价值水平还显得较低。还需要进一步的研究，来验证该项技术的有效性和改进该监测技术。

六、近红外光学成像

近红外光学成像是一种新兴的技术，作为负担得起、无创的功能成像手段，在临床应用方面具有巨大的潜力。通过血流动力学、代谢及神经元测定，使得近红外光学成像技术为脑功能的研究成为可能。介绍了第一个通过成像光谱仪获得的新生儿脑的二维成像。此后，有很多的不同的成像方法获得应用，连续的实时脑组织光学成像，已经被证实是可行的和可以实现的。

床旁光学成像的主要要求是 NIRS 设备能通过多个探测器准确地测量光子路径的长度，并将这些信息处理成断层图像。近红外光成像应用的一个很特殊的挑战，在于组织内光会发生多重的散射，这使得图像重建变得更为复杂。这就需要发展更为精致的图像重建技术。这些技术的原理，已经超出了本章的内容范畴，在其他的地方有详细介绍。作为临床应用的诊断和功能成像技术，新型的光学设备正由数个研究团队进行开发和评估中。

近红外光学成像，通过在头部较大的面积上，间隔放置小型光源探测器，实时或者快速连续地记录，来获得多重反射的测定来完成。其原理是基于弥散近似理论，和基于组织内色基浓度变化的血流动力学和氧合变化获得的二维成像。脑活动的应答，可在 100 毫秒就可探测到，分辨率的距离为 10cm。不过，只能获得皮层表面的成像图。

首次报道利用 NIRS 获得的光吸收变化研究，该研究认为这种变化归因于认知相关研究的刺激，作用于人脑额叶区域，引起的重复性总 Hb 的变化。随后，采用多通道的 NIRS 设备的光学成像，已被成功地应用于评估新生儿及成人脑功能的许多方面。而且研究证实，功能磁共振（fMRI）的变化和近红外光成像变化，尤其是氧合血红蛋白的变化具有很强的相关性。目前所使用设备的分辨率，与正电子发射型计算机断层成像（PET）大致相同。但是，头皮的血流变化仍然需要计算。

近红外光成像，横向层面或三维成像，在技术上的难度更大。采用较大距离放置的光探测器进行测定，光线需要在数秒或更长的时间间隔内获得集束，以便获得足够的信号。虽然这会妨碍与功能活动相关的快速血流动力学变化的监测，但可获得较深部脑组织的氧合信息，并已经用于探索新生儿缺氧缺血性脑损伤后脑血流量及组织氧合变化中。已有的出版物中，还没有近红外光学成像数据分析和成像重建的标准方法。

七、发展前景

随着技术的进步，NIRS 作为一种新兴的技术，具有巨大的发展潜力。方法和定量准确性的改进，和局部的特异性将会增加它的临床应用价值。特别是，NIRS 作为一种廉价、无创的监测技术，可在床旁测定 CBF，也能通过脑部成像的形式来显示组织的结构和功能。要使这些技术得到改进，必须开发更为精确的成像技术，来解决组织不均一性所带来的问题，并使得图像重建获得更高的空间分辨率及敏感性。将 NIRS 整合到多模态监测及成像系统中（如 CT、MRI 和超声），可以做到标准的配置。

有较多的研究，致力于 NIRS 设备及图像重建技术的开发。带有无线遥感技术的便携式 NIRS 设备，也在研制中。相信不久的将来，多通道的 NIRS 仪器，将可以在患者床边应用，可详尽地解脑氧合、灌注、血流量的状态。此外，联合使用 ICP 和 NIRS 监测的方法已经开发出，采用这些设备，开发出新的计算方法，可以消除脑外因素对 NIRS 信号的影响。

八、结论

包括 NIRS 的所有的神经监测技术，需要专业技术知识和经验，来准确地解读监测的结果。与其他监测技术相比较，NIRS 有若干潜在的优势。它能持续地非侵袭性地监测，而且安全、使用相对容易，能够监测脑组织氧平衡的复杂机制。持续、实时的脑氧合监测，使得在出现临床表现之前，就有可能发现皮层缺血事件的发生。在某些患者中，NIRS 可能先于其他的监测技术发现此类的改变。NIRS 的主要缺陷是颅外组织的血流改变，能显著地降低 NIRS 监测结果的价值。在目前已经的商业化的 NIRS 仪器中，NIRO 300 型反映脑组织氧合变化的特异性及敏感性最高，该监测仪器用于颈动脉内膜剥脱术中，脑缺血的阈值也已经被确定。

NIRS 技术已经得到快速的发展。也开发出许多用于 CBF、局部成像和功能反应监测的仪器。作为便携式的监测技术，NIRS 与其他成像技术（如 MRI 和 PET）进行耦合，其临床应用的价值是巨大的。但是，在将 NIRS 作为成人脑组织的常规监测技术之前，NIRS 技术的一些方面还需要进一步的完善。在不同疾患中，NIRS 的有效性和可靠性，还需要进一步的研究证实。因为没有关于可靠的正常值或皮层的阈值，因此将局部区域的脑氧饱和度，作为绝对值来看待，往往会导致错误的认识，因此临床医生无法评估监测值的准确性。因此，在评估脑氧状态时，临床医师只能根据变化的趋势进行判断。

（罗 毅）

第六章

脑血管病的治疗概述

脑血管病是一类主要的致残和致死性疾病。近年来，国内外就其治疗方面做了大量研究，发现了一些有效的治疗方法。现就有关的国内外资料并结合临床做以下概述。

第一节 脑血管病急性期的治疗

一、对症治疗和加强护理

脑血管病急性期，应保持患者安静卧床，减少搬动，原则上就地治疗并保证生命体征稳定。有必要转院者，转运途中尽量少颠动患者，密切观察意识、呼吸、血压、心率、瞳孔的变化。昏迷、软腭麻痹、呼吸不畅、咽喉部分泌物多及频繁呕吐者，应取侧卧位或将头转向一侧，以防窒息。瘫痪患者，要保证每2小时翻身一次，在骶部、髋部、肩胛部等骨性突起部分，经常给予局部按摩，促进血液循环，预防压疮形成。烦躁不安者，要注意寻找病因并及时处理，如膀胱充盈，要给予按压腹部排尿或保留导尿，定时更换床垫并保持通便。若未发现特殊原因，可给予镇静剂，如地西泮（安定）、苯巴比妥、水合氯醛等。禁用吗啡、哌替啶（杜冷丁）等呼吸中枢抑制剂。加强护理，防止坠床。

二、支持治疗

昏迷及频繁呕吐患者，应禁食24～48小时，有利于防止呕吐及误吸。但要静脉补足有营养的液体，每日1 600～2 000ml，呈轻度负平衡即可。老年人肾浓缩功能较差，尿量宜维持在每日每千克体重20～30ml。补液种类宜选用5%葡萄糖溶液、5%林格液、生理盐水等，以往强调高渗葡萄糖溶液对急性脑血管病的脑水肿有脱水作用，但近来证明，短期补给大量葡萄糖，会使大量乳酸堆积在病变周围组织内，加重脑细胞损害和脑水肿。葡萄糖在体内很快被代谢，引起血浆渗透压降低，水肿反跳。因此，目前不主张大量补给葡萄糖溶液。发病48小时后，如果仍不能进食，此时肠外营养很难满足患者机体需要，应给予鼻饲牛奶、豆浆、米汤等，每日1 000～1 500ml，同时适当减少静脉补液量。治疗中要注意电解质及酸碱平衡，定期检查血生化，原则是缺什么补什么，尤其注意补充钾盐和纠正酸中毒。

三、调整血压

在脑血管病急性期，脑组织缺血、水肿或出血灶的占位效应，造成颅内压增高。机体为了克服颅内压对脑供血的影响，代偿性升高血压，以保证足够的脑血流量，否则可能因脑灌流压不足导致脑缺血进一步加重。对于重症脑血管病患者，尤其是脑干功能障碍者，其脑血管自动调节机制严重受损甚至丧失，此时脑血流量与血压呈直线相关，血压的任何波动都直接影响脑血流量。因此，对于脑卒中急性期血压的处理既要防止过高导致的严重后果，也要注意低血压对脑血流量的影响，合理地控制血压是改善缺血区域血流灌注的必要条件。

关于脑血管病急性期血压的调控，多数学者主张应遵循慎重、适度的原则。对于脑血管病急性期的血压增高，大部分患者无须急于进行降压治疗，此时需分清血压是持续性改变还是暂时性改变。可以通过询问病史或寻找有无靶器官损害的依据，包括高血压性视网膜病变，心电图或超声心动图提示左心室肥大，肾功能损害导致的蛋白尿等来了解患者既往有无高血压。

脑血管病治疗中的血压调控并非简单，必须认真对待。应严密监测血压并适度调控，进行合理的个体化治疗，从而降低病死率、致残率。无高血压病史的患者，可有短暂性血压升高，一般在发病1周后恢复正常，无须采取干预措施，主要是对症处理：颅内高压者应积极脱水，降低颅内压；适当给予镇静剂，缓解患者的紧张情绪；控制液体入量；镇痛及避免使用使血压增高的药物等。一般情况下，这类患者血压只要能维持在160mmHg以内即可。有高血压病的患者，若血压在180/95mmHg以下，可不必干预，超过这一范围，最好在严密监测血压下采用抗高血压药物治疗，并参考以下五方面：①开始用药时间：短暂性血压增高常在脑血管病1周后恢复正常，所以主张在1周后加用抗高血压药物，除非患者血压急骤升高而对症处理无效者。②降压应缓慢进行：脑血管病多见于老年高血压病患者，由于脑血管自主调节功能差，对于血压的急骤变化难以适应，需缓慢使其降至合理水平。一般以第1个24小时内血压降低10%～20%为宜。急速大幅度地降压必然加重脑缺血损害。③降压要个体化：一般可将血压逐渐调控至患者的基础水平或临界高血压水平。由于每个高血压病患者的基础血压、并发症及原有药物反应的不同，需依据具体情况选用药物和控制降压情况。如患者并发糖尿病或心力衰竭，应优先使用利尿剂及ACEI类药物降压；伴有房性心动过速或心房颤动者，可选择β受体拮抗药降压。④平稳降压：尽量避免血压波动，使血压在24小时内维持稳定，对于缓解脑梗死症状及防止脑梗死复发均有意义。⑤注意保护靶器官：在降压过程中，靶器官的保护性治疗尤其重要，特别是心、脑、肾等器官，他们的功能好坏直接影响患者的预后。

在脑血管病急性期，如出现低血压，应寻找原因。血容量不足是常见的原因，必须及时纠正。对于脑梗死并发低血压的患者，可采用适当的升压措施，以保证脑的灌流。可选用小剂量多巴胺或参麦注射液等将血压逐渐升高约20mmHg即可。有时患者的血压不稳定，波动较大，加用调节自主神经功能的药物可能有效。同时，应注意一些降压药物的不良反应，根据具体情况合理选择用药。

1. 脑梗死的血压调控　对于原有高血压病史的患者，由于脑血流的自动调节，较能耐受高血压，而不能适应低血压。短暂性低血压也常是脑梗死的重要诱因。

（1）脑梗死早期：不论患者既往有无高血压病史，脑梗死发生的最初数小时内，机体常通过自身调节而升高血压，以代偿缺血区的低灌注状态。这时如果过急、过快降低血压，甚至使血压降至正常水平或更低，可加重脑缺血，导致梗死面积扩大。故目前主张血压如果不是过高，可暂缓降压治疗。如血压过高，收缩压>220mmHg或舒张压>120mmHg或平均动脉压>130mmHg，则需采用紧急抗高血压药物治疗，最好采用控制药量的降压方法，使血压维持在160/100mmHg左右为宜。尤其要注意脑梗死急性期尽量不要舌下含服硝苯地平或肌内注射利血平来降压。

（2）脑梗死急性期：一旦脑梗死患者有明显意识障碍，提示有颅内压过高、脑水肿，这时血压升高是机体为维持有效脑灌流的一种生理性代偿。可通过脱水来降低颅内压，使血压反射性下降。

（3）脑梗死恢复期：如血压恢复至发病前的高血压水平，可开始口服降压药物，使血压维持在一个合理的水平。

2. 脑出血的血压调控　部分临床工作者担心血压过高会增加继续出血和再出血的机会。近年来研究认为，控制脑出血患者的高血压并不能降低继续出血或反复出血的发生率。对收缩压>180mmHg或舒张压>130mmHg的脑出血患者仍主张缓慢降压治疗，一般使收缩压降至140～160mmHg或平均动脉压降至100～130mmHg。但是部分颅内高压患者常难以达到理想的血压水平，因机体需较高的平均动脉压来克服高颅压，以维持脑的有效灌流。这时临床上还是以有效的脱水治疗来降低颅内压为主，辅以调整血压。

3. 蛛网膜下腔出血的血压调控　对蛛网膜下腔出血患者的血压调控以个体化治疗为原则。如动脉瘤破裂引起者，应积极进行降压治疗，使血压接近正常水平，防止继续出血。但也应避免血压过低诱发或加重血管痉挛。对已进行过动脉瘤夹闭手术者，可维持较高血压，以防血管痉挛。对于没有高血压病史、非动脉瘤破裂的蛛网膜下腔出血患者,血压升高常与脑膜刺激引起的头痛、烦躁不安、失眠等不良刺激因素有关,可用止痛剂、镇静剂治疗,有时患者入睡后血压可恢复正常。

(罗 毅)

第二节 脑水肿的治疗

脑水肿是急性脑血管病的一个共同病理过程。在脑卒中死亡的患者中,有1/3死于逐渐发展的脑水肿和由此导致的脑疝。脑水肿直接影响脑卒中后的脑细胞功能、临床表现和预后。因此,及时和正确地处理脑水肿是相当重要的,对有颅内高压尤其是有脑疝先兆症状者,应立即脱水。脱水剂可缓解可逆性颅内高压症状,但对已有脑干受损的重度脑水肿者,效果较差。脱水剂的用量要根据颅内压的变化来确定。用药前要检查患者心、肾功能,如果患者有心、肾功能障碍,甘露醇用量不宜过大,以免增加心、肾负担,引起心力衰竭或肾衰竭。遇这种情况时,可加用呋塞米。脱水剂一般采用静脉快速给药,对于轻型或治疗时间长的患者,可考虑口服给药,在口服和静脉用药困难时,可行灌肠治疗。常用药物有以下六种。

一、渗透性脱水剂

1. 甘露醇 近年来对其药理作用研究较多,包括以下四方面:①可提高血浆渗透压,对脑组织有明显脱水作用;②能降低血液黏度;③可清除自由基,从而减轻细胞膜的损害和细胞性水肿;④不参与机体能量代谢,脑水肿反跳现象较轻,损害肾功能。一般常用20%甘露醇,每次1~3g/kg,最大量为每次4.2g/kg,静脉快速滴注或直接静脉注射。用药20分钟后颅内压开始下降,以2.5~3小时达最低水平,可维持6小时以上,降低颅内压43%~66%,根据情况可每4~6小时用药一次。以往认为,甘露醇的用量越大,降低颅内压作用越好。但是近年来证明,小量(每次0.25g/kg)多次用药,使血浆渗透压增加10mOsm/L,即能达到最好的脱水作用,且还可避免严重脱水、高渗昏迷、急性肾衰竭及充血性心力衰竭等并发症。其他渗透性脱水剂,如山梨醇、异山梨醇等也可选用,多有不同程度的反跳现象。

2. 甘油果糖 甘油作为脱水剂的缺点是易引起溶血,而果糖具有细胞保护作用。甘油进入体内后一部分在肝内转化为葡萄糖,提供一定热量,另一部分由肾排出。近年来,甘油果糖因其理想的脱水作用而广泛应用于临床,它降低颅内压缓慢而持续,没有反跳现象,对机体血压影响较小,很少引起电解质紊乱和反跳现象。国内也有临床观察认为甘油果糖与甘露醇联合应用效果较好。

二、利尿剂

利尿剂作用机制为:①通过肾排出体内大量水分,提高血浆蛋白及电解质浓度,使血浆渗透压升高,以利于组织脱水;②减少脑脊液分泌,使其下降40%~70%,降低颅内压。使脑组织与脑室内的压力梯度增加,有利于脑水肿液通过脑室壁渗入脑室;③抑制细胞间液的Na^+进入细胞内,减轻细胞内水肿。

常用利尿剂有:①呋塞米:在抢救颅内高压患者时,可用呋塞米120~150mg加入液体内静脉滴注,必要时6~8小时重复一次。颅内压较高者,可用呋塞米20~60mg直接静脉注射或加入甘露醇内静脉滴注,每日3~4次,甘露醇与呋塞米有协同作用。②利尿酸钠:主要抑制肾小管对Na^+、K^+、Cl^-离子的重吸收,产生利尿作用。其利尿作用强,短期内可使水电解质大量丢失,引起水电解质紊乱。常用量为每次25~50mg,每日2次肌内注射,或加入5%~10%葡萄糖溶液内静脉注射(浓度不宜超过1mg/ml,以免引起血管刺激),每日1~2次,用药后15分钟显效,2小时作用最强,可维持6~8小时。

三、胶体脱水剂

胶体脱水剂,如人白蛋白、冻干血浆、植物蛋白制剂(如β-七叶皂苷钠),可单独或与其他脱水剂联合应用。

白蛋白与呋塞米联合应用，每次应用呋塞米 0.5~1.0mg/kg，每日 2~6 次，使患者保持轻度脱水状态，既可吸收水分导致脑组织脱水，又可利尿，比单用呋塞米或甘露醇好。

近年来有人提出用白蛋白和（或）低分子右旋糖酐静脉注射使血液稀释，降低血液黏度，使血细胞比容降至正常，对脑组织供血供氧最佳。白蛋白还能与血液中的金属离子相结合，减少氧自由基对脑的损伤。

四、糖皮质激素

肾上腺皮质激素和地塞米松也有降低颅内压的作用，前者对血管源性脑水肿疗效较好，但不应作为颅内高压症治疗的常规用药。地塞米松降低颅内压主要是通过降低血-脑屏障的通透性、减少脑脊液生成、稳定溶酶体膜、抗氧自由基及钙通道阻滞等作用来实现。静脉注射后 12~24 小时发生作用，持续 3 日或更久。近年来主张开始应用冲击剂量，每次 0.5~1.0mg/kg，每 6 小时 1 次静脉注射，2~4 次病情好转后，可迅速减至每次 0.1~0.5mg/kg。

应注意的是，糖皮质激素降低颅内压的作用较高渗脱水剂慢而弱。当原发感染的病原不明或不易控制时，要慎用激素。

五、评定脱水效果的指征

心功能不全者忌用高渗脱水剂；肾衰竭时不宜应用脱水疗法；休克者应先提高血压再用脱水剂；伴低蛋白血症者应先给予白蛋白或浓缩血浆后，再酌情用脱水剂。渗透疗法可致心力衰竭或因利尿而使血容量突然下降导致休克；可引起电解质紊乱；少数可致血尿、溶血。此外，反复使用高渗脱水剂可产生全身性高渗透压。

有效的脱水应使患者达到：①意识状态稳定，好转；②生命体征正常；③眼窝稍凹陷，眼球张力低；④皮肤弹性无明显减退。

六、抢救呼吸、心跳骤停的脑疝患者的方法

脑疝是颅内压增高发展的最后结果，是急性脑卒中死亡的最主要原因。其抢救措施如下：

（1）保持呼吸道通畅，防止舌根后坠和窒息，及时清除呕吐物和口鼻分泌物；迅速输氧，上心电监护仪。

（2）迅速建立静脉通路，遵医嘱给予快速脱水剂，降低颅内压。可快速静脉滴注 20% 甘露醇 125~250ml 于 15~30 分钟内输入体内，留置导尿管，以了解脱水效果。

（3）密切观察呼吸、心跳、血压、意识、瞳孔变化，对呼吸功能障碍者，应立即行呼吸气囊辅助通气，并立即通知手术室医师进行气管内插管，以辅助呼吸。对于心脏停搏的患者，立即行胸外心脏按压。备急救车于床旁。

（4）需手术治疗的应紧急做好术前特殊检查和手术准备。

（罗　毅）

第三节　抗自由基治疗

一、自由基的概念

自由基又称游离基，是指外层电子轨道含有不配对电子的原子、离子、原子团或分子。人体内常见的自由基有羟自由基（·OH）、超氧阴离子（·O_2^-）、过氧化氢（H_2O_2）等。自由基活性高，极易与其他化合物发生氧化反应，反应后有的会产生新的自由基，引起连锁反应。

二、自由基的毒性作用

自由基的毒性作用有：①直接作用：使脱氧核糖核酸断裂；黏多糖和透明质酸的去聚合，胶质变性；氧化巯基，破坏膜的功能完整性。②间接作用：即氧化细胞膜多不饱和脂肪酸，损害了生物膜对物质的选择性通透能力。此外，自由基还可阻止前列环素（PGI_2）的合成，使血栓烷 A_2（TXA_2）增加，引起血小板聚集和血管收缩，造成微循环障碍。以上两方面在脑卒中患者的脑水肿、脑细胞损害中均起重要作用。

三、自由基清除剂的应用

近年来，国内外临床及动物实验均证明，自由基清除剂能缩小脑血管病及水肿范围，对脑组织有保护作用。常用的自由基清除剂有糖皮质激素、甘露醇、维生素 E、人参制剂及巴比妥类等，可酌情选用。

（罗 毅）

第四节 脑细胞代谢活化剂

当各种原因引起的脑功能障碍时，应用脑活化剂，可促进脑功能的恢复，改善临床症状。常用药物有胞磷胆碱、乙酰谷酰胺、细胞色素 C、氨酪酸（γ-氨基丁酸）、吡硫醇、阿米三嗪（都可喜）、脑蛋白水解物（脑活素）等。对脑血管病急性期是否应用脑代谢活化剂，意见尚不一致。有人认为：①急性脑卒中时，脑组织已处于缺血缺氧状态，再用脑代谢活化剂，增加脑组织对氧的消耗，反而加重缺氧。②代谢加速会使乳酸等代谢产物增多，从而加重组织酸中毒。③代谢活化剂具有扩张血管作用，可能会引起脑内盗血现象。有实验证明，脑代谢活化剂能改善脑循环，增加氧利用率和能量代谢，减少由缺血缺氧所造成的脑细胞损害，促进病灶周围脑细胞功能的恢复。因此，目前临床上对急性脑卒中患者均常规联合使用多种脑代谢活化剂。在脑血管病急性期应用这类药是否有利，尚需要一个全面系统的双盲对照研究。

1. 细胞色素 C 是大分子化合物，由正铁血红蛋白与 108~109 个氨基酸构成，分子相对质量为 13 000。外源性细胞色素 C 不能通过正常的细胞膜，只有在缺氧时，细胞膜通透性增高，才能进入细胞内。在脑出血时，用此药可改善脑细胞代谢，促使意识障碍的恢复。一般用量为 30mg/d，用药前先做过敏试验。

2. 三磷腺苷 参与机体的能量代谢和向生命活动提供能量。尽管临床上广泛使用三磷腺苷，但是其作为供给的治疗价值，尚无统一的意见。有人认为，正常人体内每日代谢三磷腺苷约 120g，而临床用药时应注意三磷腺苷有一定扩张血管作用，故对蛛网膜下腔出血及活动性出血患者应慎用。

3. 辅酶 A 为体内乙酰化反应的辅酶，对糖、脂肪、蛋白质的代谢起重要作用，促进乙酰胆碱的合成和催化肝糖原的代谢。临床上常以"能量合剂"联合应用，即 10% 葡萄糖溶液 500ml + 三磷腺苷 40~60mg + 辅酶 A 100~200U + 细胞色素 C 30mg + 胰岛素 8U + 维生素 B_6 100mg + 10% KCl 1.5g，静脉滴注，每日 1 次。胰岛素能加强血糖的利用，有利于蛋白质和脂肪的合成。维生素 B_6 在体内磷酸化后成为一种辅酶，参与氨基酸和脂肪的代谢。钾参与机体的能量代谢，蛋白质合成，水电解质平衡及神经-肌肉的正常电活动。因此，能量合剂可促进脑细胞的能量代谢，增加营养，加快组织的修复和再生，恢复神经细胞的功能。

4. 谷氨酸及其盐类 是一类神经递质，并参与脑细胞的蛋白质及糖代谢，促使氧化过程。各种神经元之间的活动以及神经元与效应器间的兴奋传递，是通过谷氨酸、乙酰胆碱、正肾素、多巴胺等化学递质来完成。脑组织中谷氨酸含量最高，它对各种神经细胞均有兴奋作用。因此，谷氨酸对改善神经系统的兴奋性起重要作用。目前，临床上多选用谷氨盐及其衍生物乙酰谷酰胺治疗各种脑血管病。

5. 胞磷胆碱 有改善脑组织代谢，促进脑细胞功能恢复，促进清醒及改善脑血管张力的作用。脑水肿时，由于下丘脑受压，脑血管张力下降甚至麻痹，导致脑肿胀和颅内压增高，严重影响脑循环。由于脑血液循环差，一般脱水剂对脑水肿难以奏效。而胞磷胆碱有改善脑血管张力的作用，它与脱水剂联用，可收到良好效果。用药剂量：500~750mg/d，静脉滴注。最大剂量可达1 800mg/d，连用3日。对伴有惊厥，癫痫发作的患者应慎用。

6. 吡硫醇　是维生素B_6的衍生物，结构与维生素B_6相似，但作用完全不同。其基本作用是：①促进脑内葡萄糖的利用；②促进脑细胞对氨酪酸的摄入；③促进以脑呼吸链为中心的物质代谢循环；④长期给药可增加颈动脉血流量。临床上脑血管病、脑外伤、老年脑退行变性及脑炎恢复期患者，均可用吡硫醇，用量为每次0.1~0.2g，每日3次口服。

7. 吡拉西坦　具有以下作用：①促进两大脑半球经胼胝体的信息传递，增强脑皮质下神经结构的联系和调节；②促使脑组织能量转换，增加大脑磷脂的新陈代谢，刺激大脑核酸及蛋白质的合成，增强脑皮质对缺氧的耐受能力；③降低脑血管阻力，增加脑血流量；④增强记忆。使用剂量为每次0.4~1.2g，每日3次口服。

8. 阿米三嗪　是一种能增加动脉血氧含量，改善脑缺氧的药物。临床上主要用于：①各种脑血管病，老年性及血管源性痴呆；②对智能障碍（如记忆、思考、学习能力异常）、头晕、耳鸣、言语障碍等都有一定作用，能提高患者的精神活动及社会活动；③对血管源性前庭病变、视网膜病变也有效。使用剂量为每次1片，每日1次口服。

9. 脑蛋白水解物　是一种无蛋白质的标准化、器官特异性的氨基酸混合物，它含有各种必需氨基酸和非必需氨基酸，并包含有其他氨基酸。脑活素在临床上用途很广，可用于各期脑血管病、脑萎缩以及其他脑疾病。

（徐　元）

第五节　颅脑创伤后并发应激性溃疡的预防治疗

颅脑创伤后并发应激性溃疡又称Cushing溃疡，由Cushing首先发现而得名，该并发症与颅脑创伤的严重程度密切相关。据相关资料报道，颅脑创伤后应激性上消化道病变的发生率可高达91%，其出血发生率为16%~47%，出血后病死率可高达50%。因此，临床上把创伤后并发应激性溃疡视为重型颅脑创伤的标志。

颅脑创伤并发应激性溃疡，目前认为其发病机制主要有：①早期交感肾上腺系统活动异常增高，交感神经强烈兴奋，体内儿茶酚胺分泌增多，致胃黏膜血管强烈持续收缩，是胃黏膜损害的主要因素。②颅脑创伤后副交感或抑制交感中枢自主神经调节失去平衡，导致胃酸、胃蛋白酶增加，因而在胃肠黏膜缺血的基础上，促进了胃黏膜的损害。③胃黏膜能量代谢障碍，黏液屏障破坏，H^+逆扩散。因此，黏膜黏液屏障均受损伤，导致H^+逆扩散。④颅脑创伤后应激引起垂体-肾上腺轴释放大量糖皮质激素，使胃酸分泌进一步增加，抑制蛋白质合成，又阻碍胃黏膜上皮细胞更新，进一步加重胃黏膜损害。另外，据Hwang等报道，颅脑创伤后并发应激性溃疡的发生与下丘脑损害引起垂体分泌激素紊乱有关，但相关文献较少，有待进一步明确。

应激性溃疡病理改变表现为圆形红色糜烂，直径3~5mm的黏膜下出血。严重时造成胃肠大量出血，引起出血性休克，致使机体血容量不足，颅内灌注压因而低下，加重了原发性损伤。因此，主张早期进行预防性治疗。对于已确诊患者应积极治疗原发性损伤，同时进行胃肠保护治疗，颅脑创伤患者出现应激性溃疡的危险因素包括GCS评分<8分、出现抗利尿激素分泌异常综合征（SIADH）、创伤后神经功能减退、年龄≥60岁、有溃疡史、高血压患者、中枢神经系统感染、长时间呼吸机支持（>48小时）及败血症。

大多数临床研究报道主张采用H_2受体拮抗药及质子泵抑制剂来早期预防颅脑创伤后并发应激性溃疡的发生，认为早期常规使用对患者的预后较好。如果应激性溃疡已经发生，可以考虑在治疗原发创伤的同时进行胃肠道保护治疗。但考虑有增加肺部感染的危险，不主张联合用药。可针对胃肠采用西咪替

丁等 H_2 受体拮抗药来抑制或减少促胃液素、胃酸的分泌，或可使用质子泵抑制剂，同时可考虑使用胆碱受体拮抗药，不仅有抑酸作用而且还有改善胃肠血液循环的作用，有利于组织细胞的存活。另外，应该适当给予胃黏膜保护剂。对于药物治疗无效的严重应激性溃疡并大量出血的患者，可采取胃镜下止血或外科手术止血，可达到良好的治疗效果。

（徐 元）

第六节 营养支持治疗

早期积极合理的营养支持不仅能增加颅脑创伤患者的能量和氮摄入量，促进蛋白质合成，恢复氮平衡，而且可以降低感染率，促进神经功能恢复，降低病死率和致残率，提高生存质量。颅脑创伤禁食者氮丢失导致每周体重下降15%。非双盲对照研究表明，静息能量代谢率（RME）的100%~140%为营养替代，其中15%~20%为热能，可减少氮丢失。前瞻性双盲随机研究提示，颅脑创伤后禁食1周会增加患者病死率。这些资料强烈支持必须在伤后1周内给予颅脑创伤患者营养支持。根据颅脑创伤患者氮丢失以及补充营养对氮保留的效果，目前认为颅脑创伤患者在伤后第7日内必须给予全量充足的营养支持，这样能提高手术成功率，促进患者康复，显著改善治疗效果。

一、方法选择

营养支持有经胃肠外营养（PN）、胃肠内营养（EN）和经口三种方法，PN可选用周围静脉置管或中心静脉置管，以后者为常用，包括锁骨下静脉和颈内静脉。EN包括鼻-胃管饲、鼻-十二指肠或鼻-空肠管饲、胃或空肠造瘘术及空肠导管穿刺术等，如短期使用，以鼻饲法最为常用。如需长期营养支持（4周以上），以胃或空肠造瘘为首选，最好采用输液泵24小时连续灌注恒速饲食。

早期胃肠外营养多在颅脑创伤后48小时内开始，在胃肠道功能有所恢复时应及早从PN过渡到EN。早期经空肠行营养支持在受伤后36~72小时开始进行。轻型颅脑创伤患者解除禁食后即可经口进食。选择高热量、高蛋白而不升高血糖的营养用品。

国内外有关颅脑创伤后营养支持途径的争论集中在PN与EN的应用时机上。提倡早期PN的研究认为，伤后1~2日由于儿茶酚胺诱导糖异生、肝糖原释放以及下丘脑受创伤影响，此时机体不能吸收外界营养物质，因此把营养支持安排在伤后48小时进行符合临床病理机制。由于颅脑创伤早期有颅高压存在及下丘脑自主神经功能紊乱，常有呕吐和胃排空延迟等胃肠功能抑制现象，此时若给予胃肠营养，不但营养不能吸收，反易因呕吐、反流造成误吸，诱发肺部感染，增加机体负担，因而伤后48小时给予PN是合适的。提倡早期EN的研究者认为，早期经空肠营养支持而不是传统的经鼻-胃营养支持可以避免呕吐、反流等情况，从而消除伤后因胃排空延迟引起患者对EN的耐受性降低，早期经空肠营养对能量消耗和氮排出的补充作用与PN相当，感染发生率也相同，而PN时患者的住院费用却明显高于EN。由于长期使用PN的危重患者可出现肠源性饥饿综合征，表现为肠蠕动减慢、肠黏膜细胞减少、黏膜萎缩、肠腔内分泌型IgA明显减少，而肠道营养有利于维持肠黏膜细胞结构和功能的完整性，减少肠源性感染的发生。因此，在情况允许下应及早从PN过渡到EN。

二、基本原理

颅脑创伤特别是重型颅脑创伤的患者，机体处于高分解状态，全身代谢平衡严重紊乱，表现为：①高能量代谢：能量消耗和需求均增高；②高分解代谢：蛋白质分解代谢加快，组织成分的丢失，表现为高尿素和负氮平衡；③糖耐受力降低：对糖负荷的反应性降低，易出现高血糖。颅脑创伤后数日内，尿素、肌酸、磷、钾等排出增加，呈负氮平衡状态，中等创伤时每日尿素氮排出量为10~15g，相当于50~100g蛋白质；严重创伤时每日尿素氮排出量可增至20~30g，相当于150~200g蛋白质，颅脑创伤后负氮平衡维持2~3周，尿素氮排出峰值在伤后10~14日。负氮平衡产生低蛋白血症，其潜在危险包括：①加重脑水肿；②延迟伤口愈合，阻碍脑组织结构和功能的恢复；③抗体产生受到影响，免疫功能降低，对感染的抵抗力下降，感染发生率增加；④长期蛋白质缺乏将严重影响肺功能及通气量；⑤营养不足时，除肌肉蛋白分解外，体内其他蛋白质（如血浆蛋白、各种酶类）也被消耗，以致影响全身各器官的功能及机体内环境的稳定。

因此，对于颅脑创伤患者，特别是重型颅脑创伤，营养支持治疗显得尤其重要，是一种不可缺少的治疗措施。

三、热能与氮需要量的计算

颅脑创伤患者热能需要量计算：每日热能需要总量（KJ）＝基础能量消耗（BEE）×静息代谢消耗百分比系数（%RME）；用 Harris－Benedict 公式计算基础能量消耗（BEE）：

男性 BEE ＝4.18×[5.48×身高（cm）+11.51×体重（kg）-3.74×年龄（岁）-1 891]

女性 BEE ＝4.18×[2.95×身高（cm）+8.73×体重（kg）-1.94×年龄（岁）+252]

用 Clifton 营养公式计算%RME：

GCS 评分≤7 分者，%RME ＝152-14×GCS+0.4×心率+7×伤后日数

GCS 评分≥8 分者，%RME ＝90-3×GCS+0.9×心率

颅脑创伤患者氮需要量可根据氮平衡公式计算：氮平衡（g/d）＝蛋白质摄入量（g）÷6.25-[24 小时尿氮量（g）+4（g）]；实际上即使补充大量蛋白质和能量，颅脑创伤后近 2 周内也很难达到正氮平衡，但最好使氮平衡≥-10g/d。

四、营养液的要求

PN 最佳氮源是 L－氨基酸溶液，应包括必需氨基酸和非必需氨基酸，两者比例约为 1∶2。应激状态下可选用支链氨基酸。PN 中最佳的非蛋白质能量来源应是葡萄糖和脂肪组成的双能源，两者的比例约为 4∶6 或 5∶5，必要时加入适量外源性胰岛素。一般非蛋白质热量与氮之比为（100～150）∶1。维生素、微量元素应根据病情变化的需要给予全面、足量的补充。EN 配方应根据患者代谢和营养状况、胃肠道功能及对水摄入的限制来选择。热能浓度多为 6.27kj/ml，蛋白质含量为 25～83g/L，其热量分配为 8%～22%，糖类含量为 38%～80%，根据需要可选择高脂肪（18%～68%）或低脂肪（0.2%～2%）。国外有专门配制的标准胃肠道营养液，每升含蛋白质 42g、脂肪 10.8g、糖类 185g，并富含维生素和无机盐。胃肠道功能完全的患者可用聚合物膳食，一般由牛奶、鸡蛋、豆浆等配制，还可加入食盐和水，一般医院都能自行配制。混合奶配方为：牛奶 800ml，水 150ml，葡萄糖 200g，蛋黄 100g，氯化钠 5g，氯化钾 2g，乳酸钙 1g，酵母 10g，维生素 B_1 100mg，维生素 C 500mg，鱼肝油少许。除此之外，临床上已大多采用市售胃肠内营养制品，这些产品采用科学配方，营养成分较高，热量高，使用方便，尤其适合鼻饲法补充营养。还有专门针对高血糖的营养制品。如肠的同化作用不全，则采用要素饮食。国产营养支持用要素饮食为每 100g 粉剂中含葡萄糖 71.8g，氨基酸 18.8g，脂肪 4.4g，各种维生素和微量元素。

五、药物调控

现代观点认为，随着颅脑创伤患者营养支持的不断完善，对代谢反应的某些方面应用药物进行调控，如利用生物工程技术生产的重组人生长激素、胰岛素样生长因子等，在促进氮平衡、提高血浆蛋白水平、增强免疫及其他营养成分的补充上具有积极的作用和意义。

（徐 元）

第七节 高压氧治疗

一、概念

1. 高压氧 地球表面的物质都受大气层的压力作用，这种压力称为大气压。1 个标准大气压是指在

0℃时，纬度为45°的海平面上的大气压力，等于101.33kPa（1kPa = 7.5mmHg），称为常压。在超过1个大气压的压力称为高压；在超过1个大气压的环境下吸纯氧称为高压氧。应用高压氧治疗的特殊设备称为加压舱。舱内所加压力称为附加压。附加压加上常压（101.33kPa）称为绝对压（ATA）。一般临床上以绝对压计算。

2. 氧分压和氧张力　空气是一种混合气体，氧气是空气的主要组成部分，除此还包含氮气、二氧化碳、氢气、氦、氖等。混合气体中各组成气体的压强，称为该气体的分压。各组成气体分压的总和称为混合气体的总压力。

（1）氧分压：氧正常情况下在空气中占20.71%。故常压下空气中的氧分压为101.33kPa×20.71% =20.98kPa。如果混合气中氧的百分比大于20.71%时，氧分压大于20.98kPa，称为高分压氧。若常压下吸纯氧，吸气中氧分压为101.33kPa×100%= 101.33kPa，当在高压氧治疗、压力为2.5ATA时，氧分压可达101.33kPa×2.5 =253.25kPa。

（2）氧张力：溶解于液体中的氧的分压为便于和液体外气体相区别，通常称为张力。如果液体外气体的分压高于液体内气体张力，进入液体的气体分子数高于离开液体的分子数，表现为气体不断地溶入液体。当分压等于张力，即进出液体的分子数相同，则表现动态平衡或饱和度。高压氧以提高外界氧分压，增加血液携氧而改善缺氧组织。

二、高压氧对神经系统作用原理

1. 提高血氧张力，增加血氧量　进入血液的氧，绝大部分与血红蛋白结合成氧合血红蛋白。每1g血红蛋白能结合1.34ml氧。血氧含量是血液物理溶解氧和血红蛋白结合氧的总和。血红蛋白氧饱和度取决于氧分压，所以在高压氧条件下血氧含量增加。当血氧张力达到86.66kPa时，血红蛋白结合真正达到饱和。若氧的张力继续增高，血红蛋白结合氧不再增加，而溶解氧量则继续增多，且与血氧张力成正比。在303.99kPa（3ATA）下吸纯氧，动脉氧分压能达到292kPa，此时血浆物理氧容量比常压下吸空气增加22倍。在此情况下，即使没有血红蛋白，也可暂时维持动物生命。

2. 增加脑组织的氧含量和储氧量　脑为机体代谢最旺盛的器官之一，脑耗氧量相当于机体总耗氧量的20%，其中灰质的耗氧量比白质高5倍。在常温、常压下，一般组织的储氧量为13ml/kg，而脑组织储氧量仅为7~10ml/kg。按其计算，阻断循环的安全时限为3~4分钟。但在高压氧下脑组织氧分压和储氧量明显增高，可迅速改善或防止脑缺氧的发生和发展，纠正脑缺血和缺氧性脑损害，促进脑复苏。

3. 提高组织内氧的弥散和有效弥散距离　气体的弥散总是从高分压移向低分压，不断趋向动态平衡，压差越大，弥散越广。在3ATA下吸纯氧，肺泡氧分压升高，氧向组织细胞的弥散量也相应增加22倍左右。

4. 减轻脑水肿、降低颅内压、改变血-脑屏障的通透性　实验发现，在1ATA氧下，颅内压平均降低23%；在2ATA氧下，颅内压降低31%；在3ATA氧下，颅内压降低40%~50%。高压氧主要通过脑血管收缩降低颅内压，提高血、脑、组织的氧分压，减轻脑水肿，从而阻断脑缺血、缺氧的恶性循环，促进脑功能恢复。近来有报道称，在高压氧下可改变血-脑屏障的通透性，促进药物进入脑组织，增强疗效。

5. 改善脑电活动，促进觉醒状态　高压氧下脑皮质血流减少，但由于耗氧量降低更多，脑组织氧分压仍增高。实验中发现，高压氧下颈动脉血流减少，椎动脉血流增加，其所分布区（网状激活系统和脑干）氧分压相对增加，故有利于改善觉醒状态和生命功能活动，促使脑复苏。

6. 促进脊髓功能恢复　在高压氧的情况下，该区的氧分压可明显提高，在2ATA氧下可达67kPa，因而有利于脊髓功能恢复，特别适用于防治外伤及局部循环障碍所致的脊髓损害。

7. 促进周围神经的再生　在高压氧的情况下，神经再生速度加快，轴突再生量也增多。实验证明，切断和缝合动物股神经，立即做高压氧治疗，用3ATA氧下每日2.5小时，连续2~4周，与正常情况比较有明显差异。说明高压氧对周围神经的再生及功能恢复有促进作用。

三、高压氧治疗的适应证

1. 急性脑缺氧　由于呼吸、心跳骤停，窒息，喉头水肿，挤压伤，电解质紊乱，休克，手术麻醉意外，中毒等所致血氧供应中断或减少，脑组织常首先受到损害，在治疗原发病的同时应先纠正缺氧为其重要手段之一。多年来，高压氧对一氧化碳中毒，呼吸、心跳骤停复苏后脑缺氧有其重要作用。

（1）一氧化碳中毒：高压氧可提高血氧分压和血浆中的物理溶解量，迅速减轻或消除组织缺氧；加速一氧化碳的离解和排出，使血红蛋白恢复携氧能力；防止迟发性一氧化碳中毒性脑病的发生。

（2）脑复苏：解决脑复苏关键是解决脑缺氧、脑水肿、颅内压增高等。由于时间紧，脑复苏常对疾病起决定作用，尽管以往认为心脏停搏超过 8 分钟，脑功能将发生不可逆损害，但国内外报道，在适当条件下，缺血、缺氧 20~30 分钟，脑功能仍可恢复。高压氧可提高血、脑组织、脑脊液的氧含量和储氧量；增加血氧弥散量和有效弥散距离；改善血-脑屏障，减轻脑水肿，降低颅内压；促进脑电活动和觉醒状态。

多数报道称，脑复苏对脑梗死治疗有效，对脑气栓栓塞，高压氧常为唯一治疗方法。主要作用是通过提高血氧含量，增加血氧张力，增加血氧弥散，降低颅内压，减轻脑水肿，促进脑血管侧支循环建立，恢复血-脑屏障细胞膜功能，活化缺血半暗区内的神经元。脑出血急性期，高压氧禁忌，一般在出血稳定或恢复期才进行治疗，也可用于出血手术后恢复期治疗。

2. 脑炎或中毒性脑病　高压氧疗法常作为辅助手段之一。

3. 多发性硬化症　为中枢性脱髓鞘疾病。无理想治疗方法，特点是多灶性、波动性缓解与复发呈多变性，以激素治疗为主，高压氧治疗为手段之一。

4. 脊髓病变　主要包括炎症、损伤、血管畸形、减压病、脱髓性病变等。特点包括肢体无力、瘫痪、肢体麻木、感觉异常、大小便功能障碍等。高压氧主要起减轻患区水肿，纠正缺氧和低氧，缓解症状，促进脊髓功能的恢复等作用，尤其对大小便功能障碍的恢复。

5. 颅神经和周围神经病变　对感染、中毒、营养或代谢障碍，以及循环障碍造成局部或多发性周围神经病变，适用于高压氧治疗。

6. 肌病　对多发性肌炎、进行性肌营养不良症适用高压氧。

7. 其他　对脑外伤所致脑水肿效果较好，有利于脑及脊髓后手术恢复。对老年性智力衰退、偏头痛、放射性脑病可用高压氧治疗。

四、高压氧治疗的禁忌证

（1）急性上呼吸道感染、急（慢）性鼻窦炎、中耳炎和咽鼓管不通畅。
（2）肺部感染、损伤、出血、肺气肿、肺大疱及气胸者。
（3）颅内、椎管内活动性出血者。
（4）脑脊液漏，开放性颅脑损伤、脑室引流不畅者。
（5）颅内疾病性质不明或占位病变未去除者。
（6）高血压患者血压过高，心动过缓者。
（7）原因不明的高热或急（慢）性接触性传染病者。
（8）妊娠妇女和月经期。
（9）有氧中毒史和对高压氧不能耐受者。

五、高压氧治疗的注意事项

（1）治疗前应进一步确定是否适应高压氧治疗，并确定方案。
（2）治疗前应了解供氧装置，会使用装置和会张开咽鼓管的方法。
（3）进舱前不应过多饮水或空腹，并先排大小便。
（4）防火、防爆及不安全因素：严禁携带火种（如火柴、打火机、耳机、爆竹、易燃气体等）进舱；舱内严禁吸烟；严禁穿戴和使用易产生静电的化纤服装及被褥；严禁携带腐蚀品入舱；严禁未经许可动用舱内任何装置。

(5) 高压氧设备必须保持完好状态，操作前应做检查。

(6) 舱内外应保持联系，随时处理任何情况。

六、高压氧治疗的不良反应和并发症

1. 气压伤　常由于加压中机体的某些空腔器官不均匀受压所致，易引起局部水肿、充血、疼痛及损害。常见鼓膜充血，出血破裂。少有鼻出血、牙痛及肺部损伤。

2. 减压病　常在高压情况下减压过快，使氮气大量逸出形成气泡，在血管内外形成栓塞和压迫，严格按操作程序使用则可防止减压病发生。

3. 氧中毒　压力在 0.6~1.0ATA 时易发生眼型氧中毒。在 2.5ATA 时易发生肺型氧中毒。在大于 3ATA 时易发生神经型氧中毒。控制压力时间和吸氧时限可防止氧中毒。

（徐　元）

第八节　脑出血的治疗

脑出血发病突然，病情进展十分迅速。在其一般治疗方面，如脱水剂降低颅内压，控制血压，支持治疗及用脑代谢活化剂等，在前面已做介绍。现就脑出血的止血及手术治疗方面的问题做一介绍。

一、止血疗法

因脑动脉硬化患者血管破裂并非凝血机制障碍，而且出血多在短时间内（数分钟至3小时）自动停止，故多不主张使用止血药。但是有人发现在脑出血3日内，测定优球蛋白溶解时间，结果表明纤溶系统亢进。因此，早期尤其并发消化道出血的患者用止血剂是有益的。

1. 一般止血疗法　安静卧床，稳定情绪，防止血压大幅度波动。如果血压过高，可使用降压药使血压稳定在一定水平，这样可有利于自动止血及预防再次出血。用冰帽、冰枕、冰袋等使头部降温也有助于止血，而且能降低脑代谢，提高脑细胞对缺氧的耐受力，防止脑水肿。

2. 止血药　氨基己酸每次 6~8g，加入液体中静脉滴注，每日 1~2 次。抗血纤溶芳酸 50~150mg/d，静脉滴注。此两种药都属于抗纤维蛋白溶解剂，有抑制激活因子的作用。阻止纤溶，以达到止血目的。用药时间不宜过长，一般在1周左右即停用。

二、手术治疗

脑出血手术治疗的目的在于清除血肿，降低颅内压，以利于止血。切断由于血肿压迫引起的脑水肿发生和发展的恶性循环，挽救患者生命和减轻脑组织的进一步损害。

1. 脑出血手术的适应证及手术时间　手术适应证为：①术前患者意识状态属于中度昏迷，不伴脑疝者；②年龄在70岁以下；③无全身严重并发症。这个标准已被广泛采用。手术时期，以发病6~8小时超早期手术效果最好，其死亡率为7%，神经功能恢复到能生活自理或基本自理者达87%。非超早期手术的死亡率占18%，能恢复到生活自理或基本自理的仅占52%。因此，手术越早越好，尤其出血量在30ml以上者。

2. 手术方法　①脑室穿刺引流术；②颅骨钻孔血肿引流术；③开颅清除血肿和减压术；④立体定向手术；⑤颅骨钻孔血肿破碎抽吸清除术。其中以第四种手术优点最多，对患者损伤小，清除血肿完全，几乎可运用于各种年龄段的患者。

三、脑出血并发脑梗死的治疗

脑出血与脑梗死可同时存在，治疗比较复杂。开始一般采用中性治疗，既不用止血药，也不用扩血管药及抗凝药。主要用脑细胞活化剂，脱水降颅压药。血肿吸收后进入恢复期，可按脑梗死治疗。

(徐 元)

第九节 缺血性脑血管病的治疗

缺血性脑血管病的治疗原则是尽快地改善脑血液循环，增加缺血区的血液及氧的供应，消除脑水肿，降低血液黏度，防止血栓继续扩展，减轻脑损害，积极恢复神经细胞功能，以减轻后遗症，预防复发。

一、溶栓治疗

溶栓治疗是目前缺血性脑血管病最重要的恢复血流措施，重组组织型纤溶酶原激活剂（rtPA）和尿激酶（UK）是我国目前使用的主要溶栓药，目前认为有效抢救半暗带组织的时间窗为4.5小时内或6小时内。

1. 静脉溶栓

（1）适应证：①年龄在18~80岁；②发病4.5小时以内用rtPA或6小时内用尿激酶；③脑功能损害的体征持续存在超过1小时且比较严重；④头颅CT检查已排除颅内出血的可能，且无早期大面积脑梗死影像学改变；⑤患者或家属签署知情同意书。

（2）禁忌证：①既往有颅内出血，包括可疑蛛网膜下腔出血；近3个月内有头颅外伤史；近3周内有胃肠道出血或泌尿道出血；近2周内进行过大的外科手术；近1周内有在不易压迫止血部位的动脉穿刺。②近3个月内有脑梗死或心肌梗死史，但不包括陈旧小腔隙梗死而未遗留神经功能缺损者。③严重心、肝、肾功能不全，或严重糖尿病患者。④体格检查发现有活动性出血或外伤（如骨折）的证据。⑤已口服抗凝药且INR>15；48小时内接受过肝素治疗（APTT超出正常范围）。⑥血小板计数低于$100×10^9$/L，血糖<27mmol/L。⑦血压：收缩压>180mmHg，或舒张压>100mmHg。⑧妊娠妇女。⑨不合作者。

（3）静脉溶栓的监护及处理：①尽可能将患者收入重症监护病房或卒中单元进行监护；②定期进行神经功能评估，第1小时内每30分钟1次，以后每小时1次，直至24小时；③如出现严重头痛、高血压、恶心或呕吐，应立即停用溶栓药物并行头颅CT检查；④定期监测血压，最初2小时内每15分钟1次，随后6小时内每30分钟1次，以后每小时1次，直至24小时；⑤如收缩压≥180mmHg或舒张压≥100mmHg，应增加血压监测次数，并给予降压药物；⑥鼻饲管、导尿管及动脉内测压管应延迟安置；⑦给予抗凝药、抗血小板药物前应复查头颅CT。

2. 动脉溶栓 指使溶栓药物直接到达血栓局部，理论上血管再通率应高于静脉溶栓，且出血风险降低，然而其益处可能被溶栓启动时间的延迟所抵消。

推荐意见：①对缺血性脑卒中发病3小时内（Ⅰ级推荐，A级证据）和3~4.5小时（Ⅰ级推荐，B级证据）的患者，应根据适应证严格筛选患者，尽快静脉给予rtPA溶栓治疗。使用方法：rtPA 0.9mg/kg（最大剂量为90mg）静脉滴注，其中10%在最初1分钟内静脉注射，其余持续静脉滴注1小时，用药期间及用药24小时内应如前述严密监护患者（Ⅰ级推荐，A级证据）。②发病6小时内的缺血性脑卒中患者，如不能使用rtPA，可考虑静脉给予尿激酶，应根据适应证严格选择患者。使用方法：尿激酶100万~150万IU，溶于生理盐水100~200ml中，持续静脉滴注30分钟，用药期间应严密监护患者（Ⅱ级推荐，B级证据）。③可对其他溶栓药物进行研究，不推荐在研究以外使用（Ⅰ级推荐，C级证据）。④发病6小时内由大脑中动脉闭塞导致的严重脑卒中且不适合静脉溶栓的患者，经过严格选择后可在有条件的医院进行动脉溶栓（Ⅱ级推荐，B级证据）。⑤发病24小时内由后循环动脉闭塞导致的严重脑卒中且不适合静脉溶栓的患者，经过严格选择后可在有条件的单位进行动脉溶栓（Ⅲ级推荐，C级证据）。⑥溶栓患者的抗血小板或在特殊情况下溶栓后还需抗凝治疗者，应推迟到溶栓24小时后开始（Ⅰ级推荐，B级证据）。

二、扩血管药物

使用扩血管药物的目的是改善侧支循环，增加缺血区的血液供应，扩血管药适用于发病早期脑水肿尚未出现前，以及发病2~3周脑水肿消退之后。在脑水肿期使用扩血管药反而有害。国内外先后有些报道称，使用扩血管药物可使颅内压增高，并有发生盗血综合征的可能，故在脑卒中急性期使用扩血管药物要慎重。

常用扩血管药物包括烟酸、盐酸罂粟碱、碳酸氢钠、环扁桃酯、己酮可可碱等。

三、血液稀释疗法

血液黏度是血管内血液各层之间相位多动时的内摩擦力，与血液的流动性呈负相关，血液黏度分为全血黏度、血浆黏度及血清黏度，临床上多检测全血黏度。

血液稀释疗法是通过放血+补液或单纯输液，使全身血液黏度降低的治疗方法。也可在放血后，将分离出的血浆再给患者输回，以降低血细胞比容，改善脑血液循环。一般认为，经CT、脑血管造影或腰椎穿刺证实的缺血性脑血管病患者，尤其是血液处于高黏度状态的急性期患者，最适于做血液稀释。恢复期的患者也可选用，其适应证主要有：①有局灶症状和体征，并进行性加重；②发病不超过48小时；③入院时无左心衰竭，入院前4周无心肌梗死或严重心绞痛史；④无严重高血压（250/130mmHg以上）、肾功能不全、昏迷或其他危重疾病；⑤未进行抗凝治疗。

稀释液的选择：①异体血浆、白蛋白：虽较理想，但价格昂贵，供应不足。可用患者自身血浆回输。②低分子右旋糖酐：有血液稀释及抗血栓作用，用量为每次250~500ml静脉滴注，每日1次，7~14日为1疗程。③706代血浆：能扩充血容量，降低血液黏度，尤其适用于对低分子右旋糖酐过敏的患者。用量为500ml/d，静脉滴注，7~14日为1疗程。④其他药物：20%甘露醇、甘油、林格液、生理盐水等。

四、抗血小板凝集疗法

1. 环氧化酶抑制剂　该类药通过减少体内过氧化物，从而减少TXA_2的合成，但是也影响PGI_2的生成。主要常用药物是阿司匹林。近年的研究证明：采用小剂量阿司匹林即能达到抑制TXA_2产生的目的，而对PGI_2产生的抑制作用不大。为了既要有效的抗血小板聚集，抑制TXA_2的产生，而无不良反应，并利于长期服用的原则，一般认为每日服用125~300mg阿司匹林为宜。剂量太小时，虽可抑制TXA_2的合成，但达不到有效抑制血小板聚集的目的。

对于阿司匹林与双嘧达莫联合应用的问题，意见不统一。单用或联合应用的确切疗效，尚待进一步研究。

2. TXA_2合成酶抑制剂及TXA_2受体拮抗药　咪唑、吡啶及其衍生物（如UK-38485、UK-37248、L-8027、N-0164、Oky-1531、Oky-1580、Oky-046）均选择性抑制TXA_2合成酶，使TXA_2合成减少，而不影响PGI_2合成酶，不减少PGI_2的产生。这些药物都可用于防治缺血性脑血管病。

3. PGI_2制剂　有抗TXA_2的作用，防止血小板凝集，改善脑血液循环，促进神经功能恢复。

4. 维生素E　有保护PGI_2合成酶的作用，使PGI_2增加，从而防止动脉硬化及血栓形成，改善血液循环。而且维生素E是自由基清除剂，对脑损伤有保护作用。使用剂量为0.1g口服，每日3次。

5. 其他药物　如磺吡酮、氯贝丁酯、吲哚美辛、保泰松等均有抑制血小板凝集、释放与黏附的能力，可适当选用。

五、抗凝疗法

抗凝疗法是治疗脑梗死的主要措施之一，如果能掌握好用药时机及用药剂量，其疗法肯定。但一定要反复查出凝血时间及凝血酶原时间，在有全身出血倾向，疑有颅内出血，消化性溃疡活动期，妊娠、产后初期，有伤口及肝肾功能不全，严重高血压（血压>180/110mmHg），糖尿病，年龄过大者均禁用，以免发生出血性并发症。用药后控制凝血时间在正常值的2.5~3倍（即20~30分钟）为宜。使用药物过程，如发现出血，应立即停药，并给予钙剂、维生素C、维生素K等。肝素所引起的出血可给予鱼精蛋白硫酸锌（1mg能对抗肝素100U）进行中和。

1. 肝素　作用快而短，可在病情较急，抗凝治疗前2日用药，尤其适用于进行性脑梗死患者。12 500~25 000U加入液体中静脉滴注。偶有脱发、骨质疏松和腹泻等不良反应。

2. 双香豆素　持续时间长，显效慢，48小时后产生最大效应。故前2日宜与肝素合用。使用剂量为第1日100~200mg，分2~3次口服，维持量为每日1次，每次25~75mg。不良反应有恶心、呕吐、腹泻。

3. 新双香豆素　与双香豆素作用相似，但作用快，持续时间短，毒性小。第1日可用0.3g，每日2~4mg。有人主张此药与双嘧达莫合用。

4. 去纤维蛋白酶　此酶使纤维蛋白原降解，形成极不稳定的纤维素，后者迅速溶解，从而出现消耗性低纤维蛋白血症而发挥抗凝作用。一次给药可维持3~5日。治疗缺血性脑血管病的用量为每日5~10μg/kg，或成人每次用药400μg，置于含葡萄糖盐液中静脉滴注，每3~5日用药1次，4~6次为1疗程。此药优点是疗效好、不良反应小、用药次数少，尤其对并发心肌损害、心力衰竭的患者不适于用扩张血管容量药物时，更值得选用。

六、钙通道阻滞药

Ca^{2+}是细胞内十分重要的阳离子，在调节细胞代谢、兴奋、神经递质释放及维持内环境稳定等方面起重要作用，被誉为细胞内重要的第二信使。近年来认为，Ca^{2+}与细胞的损伤及坏死有密切关系，体内任何细胞（包括脑细胞）坏死的第一个时相是细胞内钙超载，继而激活一系列酶产生细胞破坏。因此，钙通道阻滞药对脑损伤有保护作用。

1. 氟桂嗪　为哌嗪的双氟化衍生物，是细胞钙通道的选择性阻滞药，仅选择性阻滞缺血等病理状态下的钙超载，不影响正常细胞钙平衡，所以它属于超载阻滞药。

药理作用为：①改善脑血流：其作用比桂利嗪强2.8~15倍，不影响正常生理状态下的血管张力，在用于缺血性脑卒中时，有不引起盗血现象的优点。它阻止Ca^{2+}进入神经细胞，增加脑组织对缺氧的耐受性，阻止脑缺血后视神经细胞和星形胶质细胞水肿，减轻缺血后神经细胞损害，改善脑代谢功能和脑电活动，缩短复原期，减少脑缺血后症状。②前庭抑制作用：能增加耳蜗内辐射小动脉血流量，改善前庭器官的微循环。③抗癫痫作用：癫痫发作细胞去极化时，细胞内钙聚集，氟桂嗪可通过阻断钙超载而防止阵发性去极化和细胞放电，从而避免癫痫发作，保护心肌，减轻缺血性心肌损害。

剂量及给药方法：口服，每日5~80mg，一般维持为5~10mg/d（或6~12mg/d）。由于其半衰期长，故每日仅需服用1次，以睡前顿服为宜。

氟桂嗪在治疗剂量内对心、肝、肾及造血系统无损害，其不良反应发生率为28.61%，比桂利嗪的不良反应发生率（44.04%）低。主要不良反应表现为嗜睡，其次为乏力、头晕、口干。

2. 尼卡地平　是二氢吡啶衍生物，作用与硝吡啶相似，是一种强效钙通道阻滞药。它选择性的作用于脑血管及冠状动脉，增加脑血管血流量，对椎动脉的选择性扩张作用明显。尼卡地平不良反应小，少数人有倦怠、嗜睡、头痛、头晕、恶心、腹胀，一般不影响继续用药，减量后多自行消失，对肝肾功能不良和低血压者慎用，颅内出血急性期，妊娠期和哺乳期妇女禁用。

3. 环扁桃酯　是一种新型钙通道阻滞药，特别对早期痴呆有显著疗效。有人对20例有记忆障碍者进行观察，每日服药1 200~1 600mg，共6周，结果使记忆力明显改善，因此认为它是各种原因引起的记忆障碍的一种有效药物。

4. 尼莫地平　是一种易通过血-脑屏障，不引起收缩压降低，并有强烈扩张脑血管作用的药物，它能逆转由5-羟色胺、前列腺素或纤维蛋白酶等诱发的脑血管收缩，缓解蛛网膜下腔出血患者并发的脑血管痉挛。它能使脑梗死面积缩小和减少神经后遗症，降低病死率。作用机制为：①缓解缺血灶中缺血后血管痉挛；②抑制肾上腺素的血管收缩；③增加脑组织葡萄糖利用率，使血流增加；④梗死半球的血流重新分布，缺血区血流增加，充血区血流减少，对临界区脑组织有保护作用。

5. 佩尔地平　直接作用于血管平滑肌，使血管扩张，可选择性作用于脑血管和冠状动脉，增加脑血管和冠状动脉的血流量，还具有稳定的降压作用。不良反应小，可与多种药物并用。适用于治疗脑动脉硬化和脑卒中后遗症。

七、中药治疗

1. 高脂血症的中药治疗　根据动物实验，具有改善高脂血症的中药有黄连、何首乌、枸杞、山栀、苏木、柴胡、泽泻、茯苓、人参、忍冬、木通、黄芩、甘草等，我们知道β-谷固醇有降胆固醇作用，而含有这种活性物质的中药有地骨皮、地黄、白头翁、黄芪、枸杞、薏苡仁、乌梅、半夏等。

在中药复合方剂中有报道六味地黄丸、三黄泻心汤、大柴胡汤、小柴胡汤以及柴胡加龙骨牡蛎汤等对高脂血症有效。此外，用于治疗动脉硬化的方剂有钩藤散、防风通圣散、桃仁承气散、当归药桂、桂枝加龙骨牡蛎汤、柴胡桂枝汤等。

中药治疗高脂血症作用较慢，往往治疗6个月后血脂才稍有下降，可用作长期防治动脉硬化方法。

2. 中药对脑卒中的治疗　在这方面报告甚多，目前中医多在辨证论治基础上，采用活血化瘀的复方汤药来治疗，而西医多采单味或复方成药用于缺血性脑血管病，如川芎嗪注射液，它可抑制血管平滑肌收缩，增加冠状动脉和脑血流；降血压；对凝集的血小板有解集作用，并可降低血小板表面活性。每支2ml，40mg，可用80~120mg加入葡萄糖溶液或低分子右旋糖酐中，每日1次，10次为1疗程。丹参注射液，主要成分为丹参酮，是有扩张血管，增加冠状动脉及脑血流，改善心脑循环；能促进纤维蛋白原降解，降低血液黏度，加快红细胞电泳率，提高组织摄氧能力，每支2ml，相当于生药4g，每次2~4ml肌内注射，每日1~2次，也可用4ml加入50%葡萄糖溶液20ml静脉注射，每日1~2次。复方丹参注射液，由丹参、降香二味组成，每毫升相当于丹参、降香生药各19g，药理作用同丹参注射液。可用4ml加50%葡萄糖溶液20ml静脉注射，每日1~2次；也可用10~20ml加低分子右旋糖酐或葡萄糖溶液静脉滴注，每日1次，10~40次为1疗程，这是目前治疗急性脑梗死的常用方法之一。

3. 其他　对于有昏迷、高热、抽搐的患者，可选用安宫牛黄丸、醒脑静。

八、针刺疗法

1. 作用机制　①改善脑血流：研究发现应用"醒脑开窍"针法、传统针法、头针等均能对脑卒中患者血液流变等产生有益影响，如降低全血黏度，加快红细胞电泳时间，降低血细胞比容及血小板聚集率，从而有助于改善脑血流。在动物实验性脑梗死中，证明电针可使脑血管阻力降低，脑血流量增加，血氧和葡萄糖供给增加，脑组织损害程度减轻。同时还发现针刺对脑血管的这些作用是通过同侧颈交感神经实现的。②改善脑电活动：针刺能使部分（33%~84%）脑卒中后遗症或脑梗死患者的α波幅升高，指数增多，α波段持续时间延长，慢波活动频率及长度延长。说明针刺可改善皮质抑制状态，增加脑血供及代谢，提高皮质细胞的基本活动，对脑功能恢复起促进作用。③降低血脂：通过对脑梗死患者对针刺治疗前后观察，发现针刺可降低三酰甘油、低密度脂蛋白的升高。④改善微循环：针刺可改善脑卒中患者的甲皱微循环，使患者毛细血管袢顶宽扩大，袢延长，输入支及输出支均增宽，血流通过毛细血管袢时间缩短，形态学的清晰度增强颜色由暗变红，血流由缓慢、淤积变成线粒流状。这些改变尤以"醒脑开窍"针法所得结果最明显。甲皱微循环的改善有助于肢体功能恢复，它与肌力、关节功能的恢复呈正比。⑤增强肌肉收缩功能，提高肌电幅度。⑥改变体内神经递质分泌及酶系统活性，促进新陈代谢，提高机体对物质的合成和利用能力。

2. 方法与效果　针刺治疗脑卒中的取穴及手法可参考针刺治疗的有关书籍。至于效果各家报道不一，在此也不便详加叙述。

九、手术治疗

对缺血性脑血管病手术治疗的目的在于重新建立缺血部位的血液循环。目前，已开展的外科治疗方法有颅内外动脉吻合术、颅内外动脉之间架桥术、大网膜颅内移植术、椎动脉减压术、动脉内膜切除术、狭窄血管内扩张术、血管内激光治疗陈旧性血栓术。

（赵 彬）

第十节 卒中单元

一、概述

卒中单元（stroke unit，SU）是指医院中专门为卒中患者提供治疗的特殊病区，并由多专业小组负责，包括普通病床和电动监护病床，目的是为脑卒中患者提供标准的诊断、治疗、康复和专业监护。重症监护单元（ICU）一般占20%，装备必要的生命体征监测及抢救设备。Meta分析发现，在目前脑血管病的治疗中最有效的方法是卒中单元，这可能是近年来在卒中治疗方面的最重要的进展。

1. 历史上卒中单元曾经出现七种模式 ①卒中病房：地理上限定为收治脑卒中患者的区域；②卒中小组：即卒中移动单元，指一组能为卒中患者提供所有服务的医疗队伍，这个队伍把卒中服务送到患者所在的病房；③专门卒中单元：只管理卒中患者的疾病特异性单元；④评价/康复混合单元：即一般的伤残康复病房，专门致力于包括卒中在内的致残性疾病的康复；⑤急性卒中单元：收治急性脑卒中患者，为患者提供数日的服务（一般是1周内）；⑥急性/康复联合卒中单元：收治急性期患者，为患者提供数周的服务；⑦康复卒中单元：收治发病1周之后的患者，为患者提供数周的康复治疗。

2. 卒中单元与重症监护单元比较 两者都可对脑卒中患者进行一定的监测，但卒中单元不包括ICU的所有特征，大部分脑卒中患者不需要进入典型ICU治疗，主要区别是卒中单元具有处理脑卒中患者的训练和专长。

3. 卒中单元与普通病房的比较 见表6-1。

表6-1 卒中单元与普通病房的比较

特点	卒中单元	普通病房
康复的参与		
多专业小组医疗	全部	有时
护士与卒中多专业小组结合	全部	有时
与卒中多专业小组结合的医疗	全部	有时
看护者常规参与康复	大多	有时
看护者常规参加卒中多专业小组会议	有时	有时
工作人员包括		
进行卒中治疗的临床医师	大多	有时
致力于康复的医师	大多	有时
进行卒中治疗的护士	大多	有时
致力于康复的护士	大多	有时
教育及训练		
为看护者提供常规知识	大多	有时
定期工作人员培训	大多	有时
全面实施康复		
提高患者接受理疗/职业治疗的比例	大多	无
早期进行理疗/职业治疗	大多	无
临床检查和治疗指南	有时	无
实施康复的强度		
更多使用理疗/职业治疗	有时	有时
增加护士/患者比例	有时	有时

二、卒中单元的组成及类型

(1) 卒中小组的多专业成员包括医师、护士、护工、理疗师、物理治疗师、语言治疗师、神经心理医师、住院医师及主管护师等。

(2) 卒中单元有效性的特色在于由专门培训的工作人员、医疗小组及患者亲属的共同参与，在卒中单元中，早期系统性康复治疗及康复方案的个体化是卒中康复的基础。

(3) 卒中单元干预类型

1) 专门卒中单元：卒中小组专门治疗卒中患者，提供单一疾病的特别服务。这种服务基于地理上的专门病房或包括一个移动小组，这一组包括以下三种：①急性卒中单元：收治急性期患者，但通常在7日以内早期出院；②康复卒中单元：收治发病7日后或时间更长的患者，主要是康复治疗；③综合卒中单元：如急性卒中单元与康复卒中单元联合，收治急性期患者并在必要时可提供至少数周的康复。

2) 混和评定/康复单元：致力于伤残疾病的评定及康复的一个病房或移动小组，提供普通的伤残服务，但不包括治疗。

3) 普通医疗病房：着重治疗急性期疾病，无随后的康复，在大多数临床试验中是作为对照组。

(4) 卒中单元的规模各不相同，规模大小受地区、卒中发病患者数、纳入标准、住院时间、病死率及床位利用率等多种因素的影响。有研究表明，卒中单元规模主要取决于社区人群的多少及卒中发病率。通常每25万人的社区应拥有15张床位的卒中单元，社区人群中约18%为60岁以上的老年人。卒中单元规模的大小需由深入的流行病学调查进一步确定。

卒中单元干预特征是与专业培训康复相结合，研究组全体成员对卒中或康复有兴趣专长，并在康复中给看护者提供常规知识。专业组成员如医疗、护理及治疗人员（通常包括物理治疗师、职业治疗师、语言治疗师、社会工作者等）均经过培训，专业组成员每周至少开一次联席会议，全面讨论卒中患者治疗中的问题。

三、卒中单元的治疗

不同的国家，甚至同一国家的不同地区卒中单元的治疗模式可能也不尽相同。大多数欧洲国家卒中单元为混和性卒中病房，对患者的处理从入院急救至一直康复结束；美国的一些卒中单元仅处理超急性期（卒中发生后数日）或亚急性期（病后2~4周）患者。

1. **卒中单元的一般情况** ①病房面积：通常为6~15张病床，某些混和康复单元最多为30张病床；②患者选择标准：所有的卒中患者（但对TIA患者研究较少）；③住院时间：受床位数、周转率的影响，各院有所不同。

2. **治疗措施** 如下所述。

(1) 治疗小组：至少每周开会一次，每次1~3小时，由高年资主治医师主持。患者或看护者不常规参加。会议内容是把患者情况介绍给治疗小组，讨论病情，根据每个患者的主要问题制订长短期康复目标。有些卒中单元还留一些时间讲课，拓展治疗小组成员的知识水平。

(2) 卒中单元治疗专业组成员应当在患者住院1周内主动与患者、家属及看护者接触，看护者应参与治疗，接受技能培训，协助观察病情变化等。

(3) 治疗途径

1) 医师询问病史，进行体格检查，确定神经系统的损害，并进行常规检查，如血常规、血生化及头颅CT检查，并根据患者的具体情况进行颈动脉超声、ECG、MRI检查等，护士进行一般护理、测血压、观察吞咽情况，其他治疗成员评估患者的损伤和残疾情况。

2) 治疗：可静脉输液，严重偏瘫者可给予肝素、阿司匹林及退热剂等，怀疑感染者需早期使用抗生素。总之，按公认有效的治疗原则进行。注意一般护理，保持正确的体位，规律观察气道、吞咽、营养状态、大小便及皮肤状况等。护士在治疗小组与患者之间的联系上有重要作用。患者入院24小时（或第2个工作日）常规进行物理治疗，30~60min/d，专业治疗20~40min/d。

3) 预防并发症：深静脉血栓者常规使用肝素，尽可能避免导尿预防感染，经常翻身，早期活动。怀疑感染时应早期积极治疗。出院后，由一名社区工作者和一名治疗小组成员进行家庭随访。

（4）教育培训：是卒中单元的重要特点，包括病例讨论，每周进行的非正式培训活动，每年进行1~6日的正式培训等。

（5）评价指标：通常包括 BI、Frenchay 活动指数、斯堪的纳维亚卒中评分（SSS）。

3. 卒中单元的特色 如下所述。

（1）卒中单元的早期康复，包括肢体康复、语音康复，能够使患者最大限度的恢复功能，回归家庭和社会。在每周的卒中小组会上，对患者的意识水平、吞咽情况、营养水平、压疮危险度、康复情况、语言障碍、心理障碍、认知缺损等进行评价。每个患者在出院前都进行系统评价。

（2）卒中单元有完备的健康教育体系，定期通过多媒体资料、录像带、健康教育手册、病房宣传栏等方式对患者及家属进行有针对性的定期培训。

（3）为了及时了解国内外脑卒中治疗及研究进展，提高卒中单元多专业小组成员的学术水平，每年请相关专家进行为期1周的业务培训。

四、卒中单元的效果

不论从个人研究还是 Meta 分析都支持卒中单元治疗急性卒中的有效性。

1. 卒中单元近期疗效（随访≤1年） Nikolaus 等进行 Meta 分析，报告了随机和半随机卒中单元患者治疗与现行的一般治疗对照试验结果。对临床3 864例患者试验显示，卒中单元比对照组病死率减少（OR 0.83，95% CI 0.71~0.97），死亡或专业机构护理率降低（OR 0.76，95% CI 0.65~0.90），同样死亡或生活依赖降低（OR 0.75，95% CI 0.65~0.87）。结论是卒中单元治疗使卒中患者受益，增加生存机会、生活自理能力及在家生活的可能性。

2. 卒中单元远期疗效 Morten 等在挪威进行的802例患者（卒中单元364例，传统卒中病房438例）的半随机对照试验，得出的结论是卒中单元比传统卒中病房生存率增加。这种作用在卒中早期出现，至少持续18个月。Collins 等在爱尔兰应用卒中单元对初次急性卒中入院的193例患者进行了前瞻性试验并随访了3年。结果卒中单元患者预后改善，病死率呈降低趋势，但无明显住院时间改变。Stig 等研究了丹麦的哥本哈根两个相邻地区的1 241例卒中患者，进行了卒中单元与传统卒中病房比较，发现卒中单元病死率降低不是暂时的，卒中单元治疗5年内死亡危险减少400%。Indredavik 等进行了随机对照试验。调查10年后患者在家或在专门机构护理的比例、病死率、BI 功能评分等，结论是卒中单元在卒中10年后可改善生存率和功能状态，增加回归家庭的人数，卒中单元有远期疗效。

3. 卒中单元与卒中小组的比较 Diez-Tejedor 等对卒中单元与卒中小组进行了比较，证实卒中单元住院时间减少，出院时功能状态改善，并发症及急性期治疗费用减少，患者进入康复单元增加，从而减少了去专门机构护理的比例。Evans 等研究了267例轻度缺血性卒中患者（164例为大面积脑梗死，103例为腔隙性脑梗死）。随机分配入卒中单元或有卒中小组专家指导的普通病房组。评价卒中后3个月和12个月的病死率、护理机构住院率、神经功能及生活质量评分等，结论是卒中单元改善了大面积脑梗死患者的预后，但对腔隙性脑梗死患者无差异。

五、卒中单元的疗效及产生机制

卒中单元的基本特色在于专业医疗小组、护工、患者及家属的宣教、早期康复等，这些策略能提高神经功能恢复、减少住院时间。卒中单元的有效机制包括：

1. 标准诊断和治疗 卒中单元具有更好的医疗设施和服务，标准化评估及早期处置方案使诊断更加准确，检查更为精确，更符合患者的个体化治疗原则。

2. 减少并发症 卒中后1~3周是最易发生并发症的时期，许多并发症（如肺部感染、泌尿系统感染、深静脉血栓和肺栓塞等）是可以早期发现、早期治疗的。Brott 等认为，接受溶栓的患者应在卒中单元治疗，在发病的最初24~36小时内进行动态监测及检查。卒中单元中医护人员接受过特殊训练，治疗程序进行迅速,能更好地密切监测患者,增加溶栓安全性。一旦出现并发症,卒中单元的专业组成员可能采取更积极的干预措施。对深静脉血栓采取预防措施,高度重视预防卒中复发及并发症。治疗卒中后抑郁也很重要,因10%~30%的卒中幸存者可发生抑郁。缺血性卒中的癫痫发生率为5%或更多,需及时采用抗癫痫药物治疗。这些积极措施有助于减少卒中并发症,从而降低卒中单元的病死率。

3. 康复治疗　1/2~2/3的卒中后存活患者生活可以自理,80%以上的患者可以行走。多专业小组系统回顾了超过1 900篇临床研究论文,表明卒中后康复训练促进恢复。早期积极的活动和锻炼也减少了肺栓塞或心血管事件的发生率。卒中单元减少残疾(依赖性)的原因是除了常规药物治疗外,更重视康复,包括患者、看护者的更多合作,让看护者更好地参与康复计划与实施。研究表明,卒中单元的患者比传统卒中病房的患者花费更多时间锻炼,活动更恰当,目的性更强,可使患者恢复到最佳的状态。

六、卒中单元的发展前景

随机试验研究及大宗分析表明,与普通卒中病房相比,综合性卒中单元治疗的患者短期、长期病死率降低,住院时间缩短,患者回归家庭的比例提高。因此,严重卒中患者选择具有良好卒中单元的医院治疗对改善预后有重要意义。

我国是脑卒中的高发国家,卒中给患者、家庭及社会造成了巨大的负担。卒中单元是改善住院卒中患者医疗管理模式、提高疗效的系统,为卒中患者提供药物治疗、肢体康复、语言训练、心理康复和健康教育等。患者在入院后可以得到全面的评价和关注,在临床治疗方面,医师遵循标准卒中治疗指南,对每个患者进行标准化治疗。

卒中单元的发展使卒中的治疗更加科学化和系统化,今后随着对卒中发病机制探索的不断深入,卒中单元的治疗将会更加完善。

(赵　彬)

第七章

介入治疗的基础技术

第一节 Seldinger 血管穿刺技术

Seldinger 穿刺术是腔内血管最为常用的介入技术。该技术是瑞典斯德哥尔摩放射学家 Seldinger 教授于 1953 年率先著文介绍的经皮穿刺血管插管的方法。因其不需要解剖、切开和修补血管，简便易行、安全、损伤小，而成为介入医学的重要组成部分。Seldinger 术最初仅用于血管造影，但随着介入放射学技术的发展，已被广泛应用于各种腔道的置管引流术。

一、基本器械

1. 基本物品 如下所述。

(1) Seldinger 穿刺术手术包：各种大小的手术单、治疗巾，弯盘，小药杯，持物钳，不锈钢盆，不锈钢碗，刀片，纱布若干。

(2) 药品准备：利多卡因或普鲁卡因，肝素，生理盐水。

(3) 器材准备：薄壁穿刺针、J 型导引钢丝、扩张管、鞘管、注射器、注射针头。

2. 基本器材 如下所述。

(1) 穿刺针：穿刺针是经皮穿刺血管的基本器具，是由硬不锈钢丝制成的针尖斜面上有两个锐利切缘的套管针。为便于持针和缓慢回撤针头，有的穿刺针尾部还有一个金属或塑料的手柄。根据其构成部件分为单构件、双构件或三构件穿刺针（图 7-1）。单构件穿刺针因其操作易掌握、穿透血管后壁率低，而被临床上广泛应用。

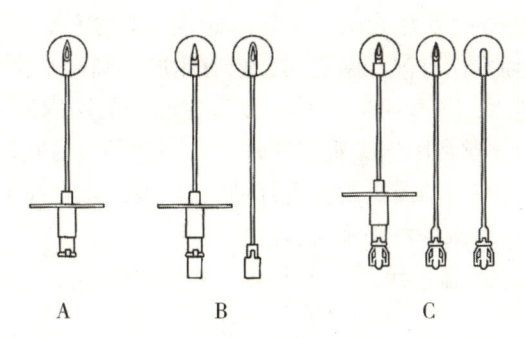

图 7-1 经皮血管穿刺针
A. 单构件针；B. 双构件针：带斜面的内芯针和外套管；C. 带斜面的内芯针、外套管和圆填充器

国内穿刺针的大小用"号"表示，号数代表穿刺针的外径。号越大，管径越粗。国外是以"G（gauge）"表示穿刺针的管径，"G"越大，管径越细。通常"G"与"号"的换算关系：14G 相当于 20 号，16G 相当于 16 号。穿刺针型号的选择是根据患者的体型及穿刺血管的粗细而定的，一般大多数成年人穿刺选择 16~19G 穿刺针，儿童穿刺选择 18~19G 穿刺针。

· 107 ·

（2）血管鞘：血管鞘是从皮肤到血管建立的一条通道，通过鞘管可以送入或更换各种导管，是经皮介入治疗中的必要器械。血管鞘由鞘管和扩张管两部分组成（图7-2），鞘管是导管进入体内的通道，鞘管上的侧臂可以用来冲洗、采血和测量压力；另一部分为逐渐变细的扩张管。血管鞘号数是表示鞘管内径大小，临床常用的鞘管为5~9F，可以容许相同大小或略小的导管通过。鞘管的长度一般为10~11cm，但是对于有髂动脉扭曲者可选用25cm或更长的鞘管。

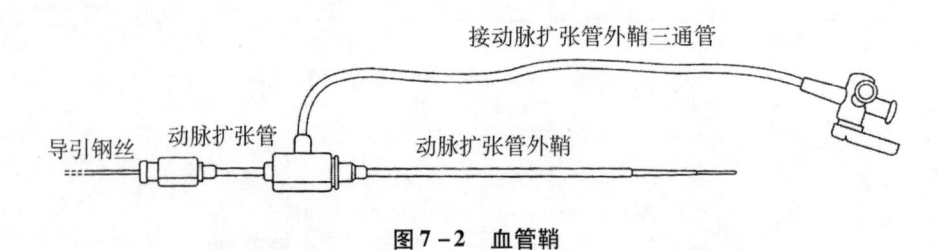

图7-2 血管鞘

（3）导引钢丝：简称导丝，对导管插入血管起到引导和支持作用，在选择性和超选择性插管时能帮助导管定位。一般为特殊不锈钢材质，由芯轴和外套组成（图7-3）。外套为细不锈钢丝绕成的弹簧状套管，套于芯轴外面。根据内芯钢丝是否固定分：固定内芯钢丝（内芯钢丝逐渐变细，固定终止于距管尖3cm处）和活动内芯钢丝。活动内芯钢丝可以通过操作者调整硬质内芯位置而改变头端柔软段的长度。导引钢丝还内衬安全钢丝，焊接在导引钢丝两端，可以防止操作中导引钢丝断裂分离，并可以保证弹簧缠绕外套呈线状。

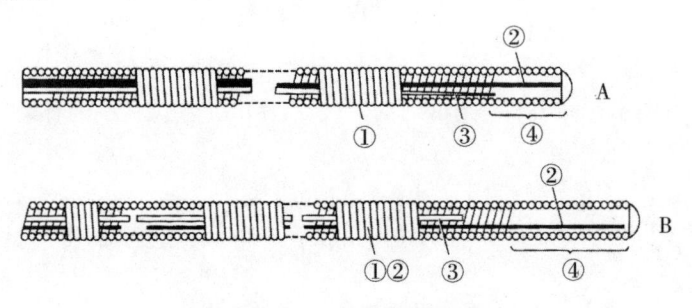

图7-3 导引钢丝的构造
①弹簧状外套；②安全钢丝；③内芯钢丝；④头端柔软段
A. 固定内芯钢丝；B. 活动内芯钢丝

导引钢丝的长度为50~300cm，外径为0.15~1.6mm，前端约3cm的部分为柔软段。为使导丝表面光滑，减少血液黏附，导丝表面常涂有聚四氟乙烯，也有用肝素和亲水化合物处理的。根据导丝柔软段的形状分为直型（标准型）、弯型（J型或半弧型）和可变型（活动内芯型）3种。弯型导丝对血管内膜损伤小，宜首选。45cm长的导丝常用作穿刺动脉时引入动脉鞘。冠状动脉介入手术常用145cm长的弯型导丝来传送或交换心导管。在高龄或周围血管迂曲/有病变的患者在穿刺成功后应立即放入长导丝，交换导管时保留导丝在血管内，以减少对周围血管的损伤。

（4）导管：导管种类繁多，形态各异，用途不同。操作中根据介入治疗方法和病变部位选择所需导管。

（5）其他：①扩张器，多由质地较硬的聚四氟乙烯制成，前段光滑细小呈锥形，可用于扩张皮肤切口、皮下组织（筋膜）和血管穿刺孔，以便于导管进入，减少导管端损害及对血管壁的损伤。使用方法：导丝经穿刺针进入血管后，拔出穿刺针，沿导丝送入扩张器，反复进出血管数次，使穿刺形成的创道略微扩大，再拔出扩张器送导管。②保护性袖套接头，多用于肺动脉导管和起搏导管的操作，尤其是在插管后42h。如在插管时套上无菌性袖套接头并连接在鞘管尾端，可以保持导管约20cm的无菌区，前送导管不致引起污染（图7-4）。

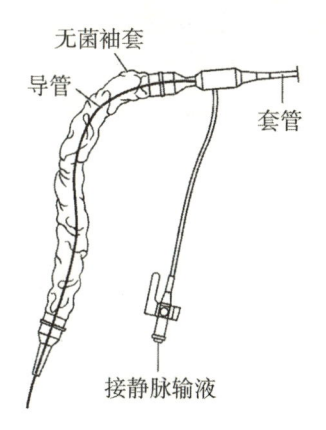

图 7-4 保护性袖套接头

二、基本操作

Seldinger 穿刺术的基本操作方法是以带针芯的穿刺针经皮肤、皮下组织穿刺血管，见图 7-5A；退出针芯，缓慢向后退针，退至有血液从穿刺针尾端喷出（静脉血缓慢溢出）时，立即插入导丝，见图 7-5B；退出穿刺针，见图 7-5C；沿导丝插入导管鞘，见图 7-5D；将导管插至靶血管，见图 7-5E；进行造影或介入治疗。

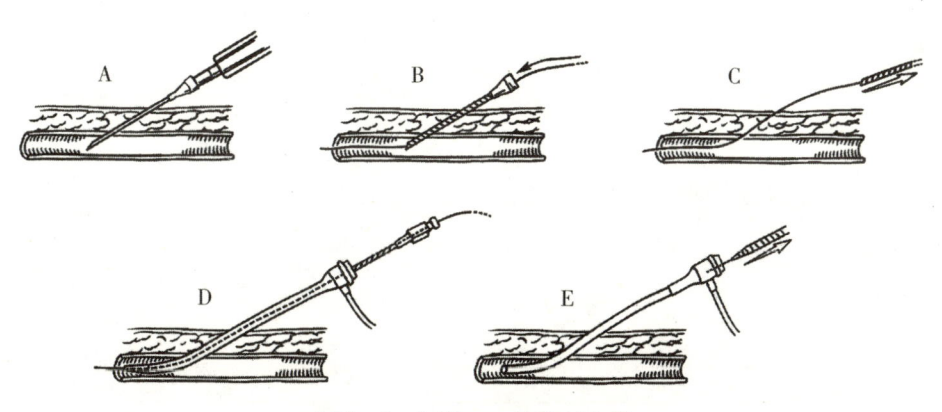

图 7-5 Seldinger 法穿刺血管

三、手术步骤及护理配合流程

Seldinger 血管穿刺术流程见图 7-6。

四、注意事项

（1）穿刺最好"一针见血"，即准确地将针插入血管腔内，避免穿透血管壁，导致插入导引钢丝造成的血管夹层分离，或者血液外渗形成血肿。

（2）插送导引钢丝应流畅无阻力：在插送导引钢丝过程中，如果遇到阻力，应退出导引钢丝，观察导引钢丝是否损伤或者变形、穿刺针尾部是否有血液流出，或用注射器抽吸证实针头是否在血管内，或注射少许对比剂在透视下观察血管显影情况，判断导引钢丝的行走路线。

（3）冲洗导管以防止血栓形成，应常规手工冲洗导管。对静脉内导管，可在抽吸后即行冲洗；对动脉内导管，抽吸后应先弃去抽吸物，然后再次用新配置的无菌肝素盐水冲管。冲洗导管时动作应轻柔，冲洗时不应有阻力。

（4）拔管时，压迫点应准确定位在穿刺针进入血管的皮表上方，一般动脉压迫 10min，静脉压迫 5min。压迫点过低，易导致血肿形成；压迫点过高，则需要更长压迫时间才能止血。此外，在压迫止血过程中，有的患者会因压迫过重、时间过长、反应敏感等因素，出现血管迷走神经反射的表现，如血压下降、心动过缓、出冷汗、恶心或呕吐等。应密切观察患者表现，并做好积极的抢救护理配合。一旦出现上述症状，应减轻压迫力度，静脉注射0.5～1mg阿托品，必要时使用血管活性药物提升血压。

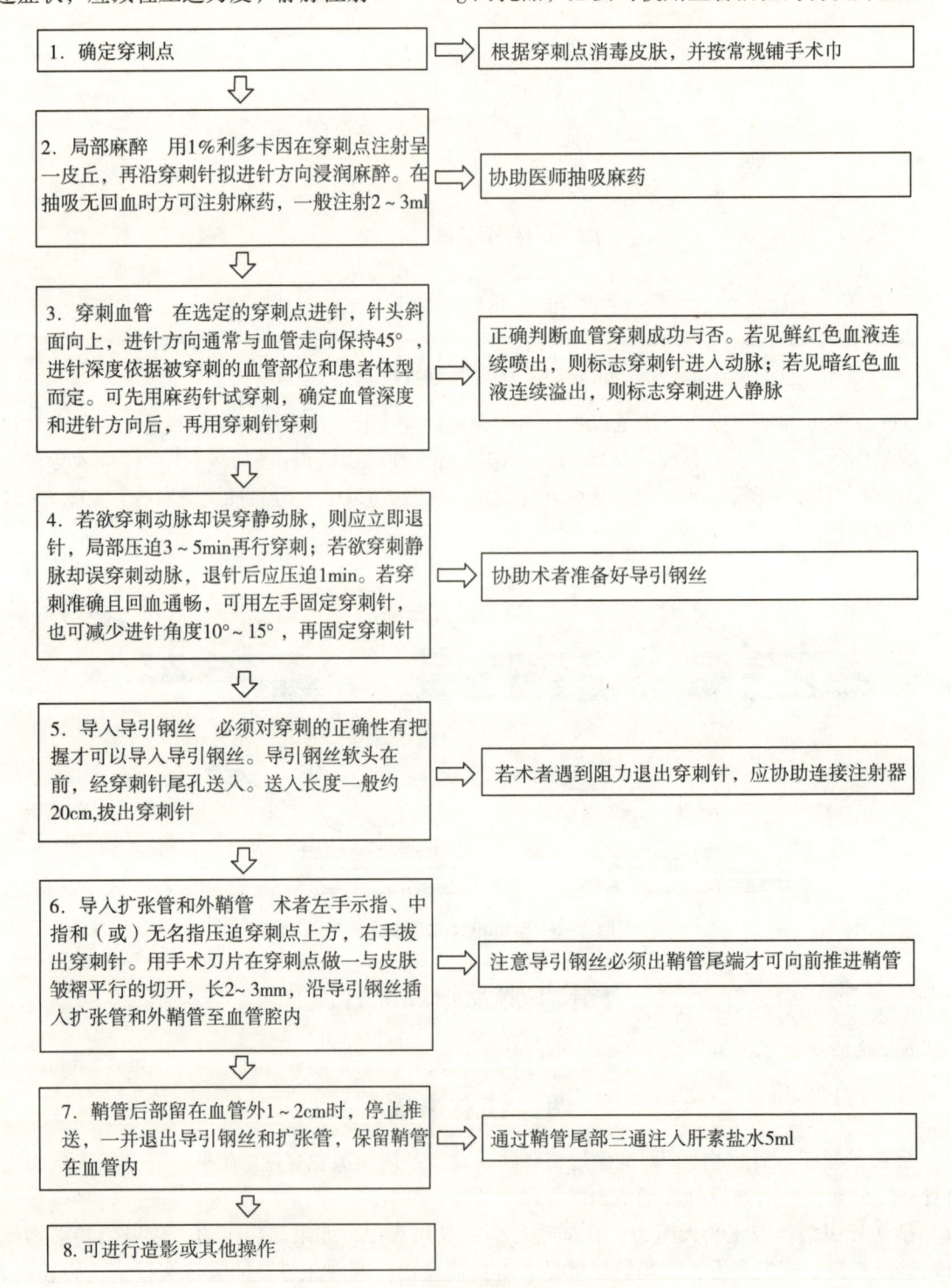

流程步骤	配合要点
1. 确定穿刺点	根据穿刺点消毒皮肤，并按常规铺手术巾
2. 局部麻醉 用1%利多卡因在穿刺点注射呈一皮丘，再沿穿刺针拟进针方向浸润麻醉。在抽吸无回血时方可注射麻药，一般注射2～3ml	协助医师抽吸麻药
3. 穿刺血管 在选定的穿刺点进针，针头斜面向上，进针方向通常与血管走向保持45°，进针深度依据被穿刺的血管部位和患者体型而定。可先用麻药针试穿刺，确定血管深度和进针方向后，再用穿刺针穿刺	正确判断血管穿刺成功与否。若见鲜红色血液连续喷出，则标志穿刺针进入动脉；若见暗红色血液连续溢出，则标志穿刺进入静脉
4. 若欲穿刺动脉却误穿静脉，则应立即退针，局部压迫3～5min再行穿刺；若欲穿刺静脉却误穿动脉，退针后应压迫1min。若穿刺准确且回血通畅，可用左手固定穿刺针，也可减少进针角度10°～15°，再固定穿刺针	协助术者准备好导引钢丝
5. 导入导引钢丝 必须对穿刺的正确性有把握才可以导入导引钢丝。导引钢丝软头在前，经穿刺针尾孔送入。送入长度一般约20cm，拔出穿刺针	若术者遇到阻力退出穿刺针，应协助连接注射器
6. 导入扩张管和外鞘管 术者左手示指、中指和（或）无名指压迫穿刺点上方，右手拔出穿刺针。用手术刀片在穿刺点做一与皮肤皱褶平行的切开，长2～3mm，沿导引钢丝插入扩张管和外鞘管至血管腔内	注意导引钢丝必须出鞘管尾端才可向前推进鞘管
7. 鞘管后部留在血管外1～2cm时，停止推送，一并退出导引钢丝和扩张管，保留鞘管在血管内	通过鞘管尾部三通注入肝素盐水5ml
8. 可进行造影或其他操作	

图7-6 Seldinger血管穿刺术流程图

（5）根据插入动脉鞘管的大小判定患者拔管后绝对卧床休息时间。一般情况下，6F鞘管制动时间6h，8F鞘管制动时间8h。此后，患者可在床上略微活动肢体，24h后下床活动。过早活动会引发再出血，形成血肿、假性动脉瘤等。

（赵 彬）

第二节　血管切开插管技术

尽管经皮穿刺技术提供了便捷迅速的介入血管插管方法，但是，在低血容量所致的静脉塌陷和小儿静脉较细的情况下，血管切开插管仍是必不可少的。

一、基本器械

血管切开操作的基本器材和物品：手术单、治疗巾，无菌肝素盐水弯盘，小药杯，纱布若干块，手术刀片，虹膜剪、蚊式弯钳、直血管钳，利多卡因，注射器、针头若干。

二、基本操作

血管切开插管术的基本操作方法：做皮肤横切口，纵行分离皮下组织，见图7-7A；用血管钳挑起显露的血管，见图7-7B；在其近远端分别带线，用尖刀片在动脉壁，见图7-7C；静脉壁，见图7-7D；上切一小口，用扩张器帮助扩张血管切口，见图7-7E；送入动脉或静脉导管，见图7-7F。

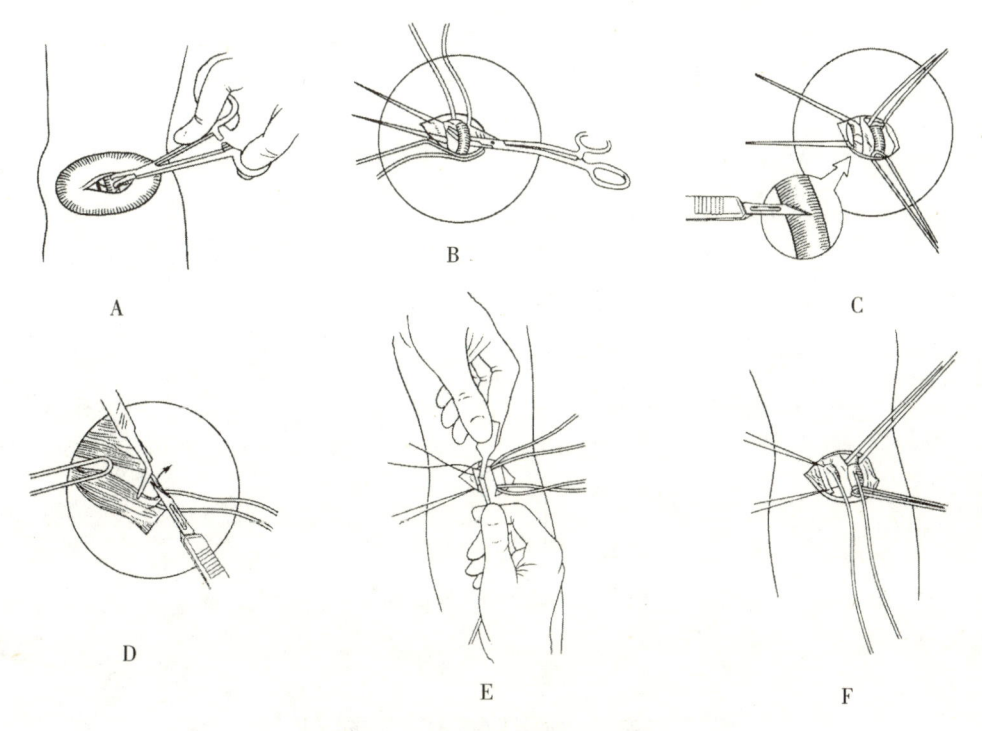

图7-7　动脉、静脉切开操作

三、手术步骤及护理配合流程

血管切开插管术流程见图7-8。

四、注意事项

无论是动脉还是静脉痉挛都会影响导管插入，回撤导管20~30cm后做短暂来回推送可缓解血管痉挛；或者通过导管注入少量利多卡因；还可以撤出导管，在导管表面浸润利多卡因后再次插入；还可以皮下或血管内直接注射硝酸甘油300~400mg或血管内注射罂粟碱30~40mg，时间1~2min。如果仍旧无效，可拔出导管，换较细导管重新插入。

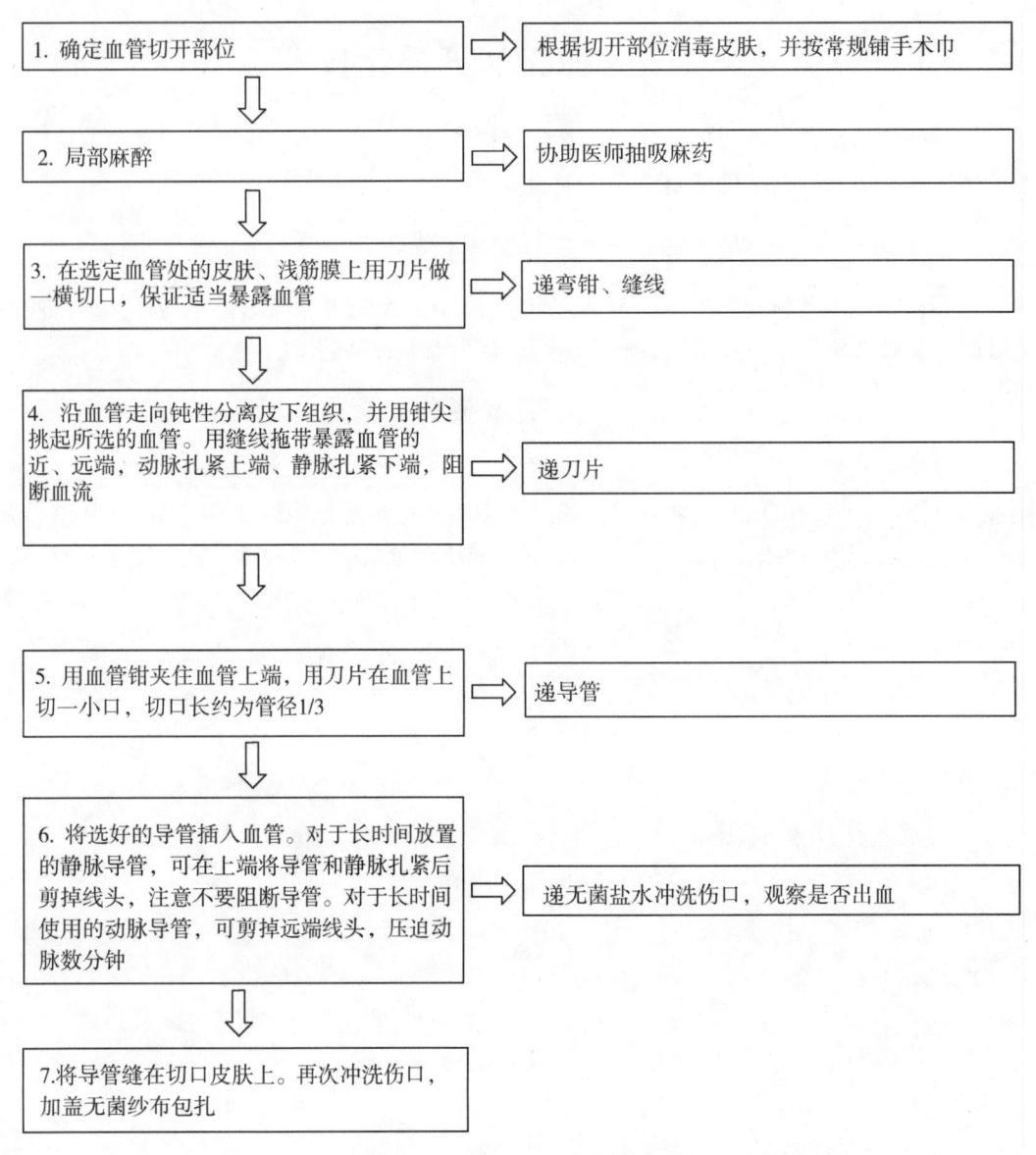

```
┌─────────────────────────────────┐         ┌─────────────────────────────────┐
│ 1. 确定血管切开部位              │  ⇨     │ 根据切开部位消毒皮肤，并按常规铺手术巾 │
└─────────────────────────────────┘         └─────────────────────────────────┘
              ⇓
┌─────────────────────────────────┐         ┌─────────────────────────────────┐
│ 2. 局部麻醉                      │  ⇨     │ 协助医师抽吸麻药                  │
└─────────────────────────────────┘         └─────────────────────────────────┘
              ⇓
┌─────────────────────────────────┐         ┌─────────────────────────────────┐
│ 3. 在选定血管处的皮肤、浅筋膜上用刀片做│  ⇨     │ 递弯钳、缝线                     │
│    一横切口，保证适当暴露血管     │         │                                 │
└─────────────────────────────────┘         └─────────────────────────────────┘
              ⇓
┌─────────────────────────────────┐
│ 4. 沿血管走向钝性分离皮下组织，并用钳尖 │
│    挑起所选的血管。用缝线拖带暴露血管的 │  ⇨     ┌─────────┐
│    近、远端，动脉扎紧上端、静脉扎紧下端，阻│         │ 递刀片   │
│    断血流                        │         └─────────┘
└─────────────────────────────────┘
              ⇓
┌─────────────────────────────────┐         ┌─────────┐
│ 5. 用血管钳夹住血管上端，用刀片在血管上 │  ⇨     │ 递导管   │
│    切一小口，切口长约为管径1/3    │         └─────────┘
└─────────────────────────────────┘
              ⇓
┌─────────────────────────────────┐
│ 6. 将选好的导管插入血管。对于长时间放置│
│    的静脉导管，可在上端将导管和静脉扎紧后│         ┌─────────────────────────────┐
│    剪掉线头，注意不要阻断导管。对于长时间│  ⇨     │ 递无菌盐水冲洗伤口，观察是否出血│
│    使用的动脉导管，可剪掉远端线头，压迫动│         └─────────────────────────────┘
│    脉数分钟                      │
└─────────────────────────────────┘
              ⇓
┌─────────────────────────────────┐
│ 7.将导管缝在切口皮肤上。再次冲洗伤口，│
│   加盖无菌纱布包扎               │
└─────────────────────────────────┘
```

图7-8 血管切开插管术流程

（赵 彬）

第三节 常见静脉穿刺部位

一、颈内静脉穿刺

1. 颈内静脉解剖 颈内静脉起源于颅底，下行与颈动脉、迷走神经一起进入颈鞘。颈内静脉的上部分位于颈动脉的后外侧，不利于定位和穿刺，其下部分位于锁骨与胸锁乳突肌锁骨端形成的三角内，在颈动脉外侧稍前方。该三角区是颈内静脉的最佳穿刺部位（图7-9），而且多选择右颈内静脉穿刺。

2. 穿刺方法 消毒上半侧胸部至颈部区域，按常规铺手术巾及腹单。嘱患者取仰卧位，头转向操作者的对侧，并在患者肩下垫以圆垫或者取伸颈头低位，充分显露胸锁乳突肌。先找出锁骨与胸锁乳突肌锁骨端、胸骨头围成的颈部三角区，穿刺点就在该三角区的顶部或略偏下方处。将接有注射器的穿刺针针尖斜面向上，与颈部皮肤呈30°，沿侧乳头方向向下、向后，向右颈动脉的外侧进针，深度因胸壁厚薄而异，一般2～5cm，边进针边回抽，溢出静脉血并畅通无阻时，即可固定针头，移去注射器，并导入导引钢丝。

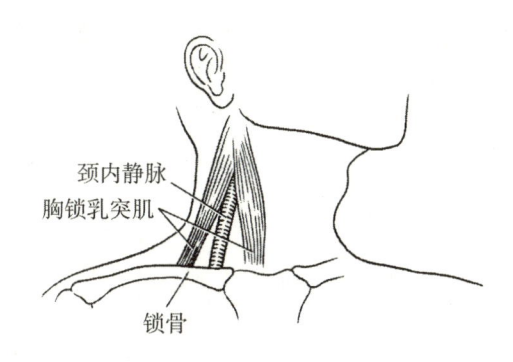

图 7-9 颈内静脉的穿刺部位

3. 注意事项 如下所述。

(1) 穿刺时，勿将穿刺针指向正中线或与矢状面交叉成交，否则容易进入颈动脉。穿刺不能太偏外侧容易误穿肺部，造成气胸。患者做屏气动作可扩张静脉，有利于穿刺成功。

(2) 右侧肺尖较低，颈内静脉管径粗大，不会遇到大的胸导管，且上腔静脉与进针点不宜太低、太靠外侧，同时注意穿刺的角度不能太大、太深，否则可能会穿刺肺部，造成气胸或误入锁骨下动脉。肺气肿或机械通气者易发生气胸。

(3) 误穿颈内动脉的处理：如果仅是穿刺针误入动脉，拔出穿刺针，局部压迫止血 10min 后，可继续穿刺。因颈内动脉后方有颈椎，可有效压迫止血，故可小心拔出动脉鞘，但应准确压迫止血，避免血肿。必要时请血管外科医师修补。

二、锁骨下静脉穿刺

1. 锁骨下静脉解剖 锁骨下静脉起始于第 1 肋外侧缘，终止于前斜角肌内侧缘，在胸锁关节后与颈内静脉会合成无名静脉。锁骨下静脉与锁骨下动脉由厚 1~1.5cm 的前斜角肌分开。锁骨下静脉越过第 1 肋骨后走行于锁骨下动脉的前下方。肺尖位于颈内静脉和锁骨下静脉交会处后约 5cm。

2. 穿刺方法 消毒上半侧胸部至颈部区域，常规铺手术巾及腹单。嘱患者取仰卧位，头转向操作者的对侧，可在患者后背两肩胛之间垫一圆垫，充分显露胸锁乳突肌，以利于穿刺。穿刺方法有两种，经锁骨上静脉穿刺和经锁骨下静脉穿刺，其中经锁骨下静脉穿刺较常用。

(1) 锁骨上穿刺法：找到胸锁乳突肌锁骨端外侧缘与锁骨上缘的夹角处，对该角作角平分线，选平分线上距角尖 0.5cm 左右处作为穿刺点。将穿刺针套在肝素盐水注射器上，针尖指向胸锁关节，进针呈 30°~40°，保持注射器负压状态下缓慢进针，一般进针 2.5~4cm 可达锁骨下静脉。

(2) 锁骨下穿刺法：取锁骨中点内侧 1~2cm 或锁骨中 1/3 与内 1/3 交点处的锁骨下缘 1~2cm 处作为穿刺点。非穿刺手的拇指按在锁骨远端，示指按在锁骨上窝 2cm 处。将穿刺针套在肝素盐水注射器上，针尖指向非穿刺手的示指处，与身体纵轴约呈 45°，与胸壁平面呈 15°~30°，保持注射器负压状态下缓慢进针，一般进针 3~5cm 可达锁骨下静脉。

3. 注意事项 如下所述。

(1) 穿刺时，进针点不宜太低、太靠外侧，同时注意穿刺的角度不能太大、太深，否则可导致误穿肺部，造成气胸或误入锁骨下动脉。

(2) 插入导引钢丝时，应注意防止空气栓塞，最好在静脉血从穿刺针尾部溢出时将导引钢丝插入。或在穿刺成功拿去注射器后，先迅速用手指堵住针的尾部，然后让患者稍稍屏气或低声哼唱，使静脉压增高，血液从针尾部溢出后插入导引钢丝。

(3) 在血管鞘插入前，必须经透视观察导引钢丝在血管内的走向。在确定导引钢丝已在下腔静脉或右心房后，再将血管鞘插入。避免误穿锁骨下动脉而未察觉，盲目使用血管扩张器，造成止血困难。

三、股静脉穿刺

1. 股静脉解剖 股静脉位于腹股沟三角区内，在股动脉的内侧与之平行走行。腹股沟区结构。

2. 穿刺方法　消毒双侧腹股沟及外阴区域，按常规铺手术巾及腹单。用术者3个手指在腹股沟三角区内触诊，确定股动脉及其走向。穿刺点选在腹股沟韧带下方2~4cm股动脉搏动内侧0.5~1cm处。将穿刺针套在肝素盐水注射器上，术者一手触诊股动脉的搏动，另一手以与股动脉走向平行方向，以与皮肤呈30°~60°对股静脉进行穿刺，并保持注射器负压状态下将穿刺针向前推送。

3. 注意事项　如下所述。

（1）穿刺点不宜过低或者过于靠近内侧，以免穿入大隐静脉，造成插管困难。

（2）穿刺不宜距动脉过近，以免损伤股动脉或误入股动脉。

（赵　彬）

第四节　常见动脉穿刺部位

一、股动脉穿刺

1. 股动脉解剖　股动脉起源于髂外动脉，位于腹股沟三角区内，它的外侧为股神经，内侧为股静脉。自耻骨联合到髂前上棘连线的中点向腹股沟韧带作一垂线，股动脉正好与该垂线重叠。腹股沟区结构。

2. 穿刺方法　消毒双侧腹股沟及外阴区域，按常规铺手术巾及腹单。用术者的3个手指在腹股沟三角区内触诊，确定股动脉及其走向。沿股动脉走行方向，选腹股沟韧带下方1.5~2cm处作为穿刺点。

3. 注意事项　穿刺点不宜过低或过高。过高易进入髂外动脉，会增加止血困难，发生腹膜后血肿；过低易进入浅表股动脉，造成导丝或导管不易或不能顺利进入主动脉，引起细小动脉阻塞，增加发生假性动脉瘤发生的风险。

二、桡动脉穿刺

1. 桡动脉解剖　桡动脉是肱动脉的延续，起源于肘窝，沿前臂桡骨侧向下走行至腕部，其搏动在腕部桡骨侧前缘和曲腕腱侧之间很容易触摸到。桡动脉四周没有重要的神经和血管。手掌为双重供血，桡动脉和尺动脉通过掌部的掌浅弓和掌深弓相互吻合，形成侧支循环。但是，约10%的患者这种侧支循环不完全，一旦发生桡动脉的闭塞，有可能导致手部缺血，该患者不适合经桡动脉行心导管造影。

2. Allen试验　桡动脉穿刺术前应进行Allen试验，或采用超声多普勒、指脉仪等方法评价手掌尺、桡动脉间侧支循环情况。Allen试验，手掌变红时间<15s者，方可进行桡动脉穿刺术。

Allen试验方法：①将患者手臂抬高至心脏水平以上。②抬高的手臂握拳，用手指同时压迫该手腕处的桡动脉和尺动脉约5min。③在持续加压下放低手臂并令患者放开握拳，此时手掌应变苍白。④放松尺动脉的压迫，观察并记录手掌、拇指和其余4指变红的时间。若整个手掌<10s不变红，且再放松桡动脉压迫，不见手掌进一步变红，为Allen试验阳性，不能进行桡动脉穿刺。若手掌由苍白变红时间<10s，为Allen试验阴性，可行桡动脉穿刺；变红时间在10~15s，为Allen试验可疑阴性，还需要进一步判断尺、桡动脉间侧支循环情况。

3. 穿刺方法　常规消毒手掌至肘关节的手臂，按常规铺手术巾及腹单。如果两侧桡动脉均可选用时，一般多选择右侧桡动脉穿刺。选择桡骨茎突近端桡动脉搏动最明显处为穿刺点。

4. 注意事项　如下所述。

（1）穿刺前应再次对桡动脉穿刺的可行性进行评价。如果脉搏细弱，且收缩压<90mmHg（1mmHg=0.133kPa），应在补液或使用血管活性药后再次评价，严格掌握指征。老年女性，体格弱小，脉搏细弱，建议改用股动脉穿刺路径。

（2）因桡动脉的远端更易痉挛，经桡动脉介入治疗时最好选用23cm长的鞘管，可减少因桡动脉痉挛导致的插管困难。

（3）桡动脉止血装置很多，如 Radstat、Stepby-P、Adapty、Hemoband、Radistop 等，止血方便、可靠，止血同时不影响静脉回流，患者更舒适，但是价格较昂贵。传统的包扎方法仍在临床应用。包扎时注意只压迫动脉，避免压迫静脉造成回流障碍，引起患者手部的肿胀和疼痛。通常是将两块纱布折叠成面积约 $2cm^2$，厚 1~2cm 的纱布垫，置于穿刺点上，用绷带或宽胶带用力将其缠绕数周，然后再用绷带条包扎数圈。术后 1h 松解外层绷带条，术后 1d 松解内层绷带，可以减少出血或血肿的发生。

三、腋动脉穿刺

1. 腋动脉解剖　腋动脉位于腋窝内，与壁丛神经和腋静脉形成神经血管束，位于腋鞘内。腋动脉被胸小肌分割成 3 部分，第 1 部分从第 1 肋外缘到胸小肌上缘；第 2 部分紧贴胸小肌后面走行至距喙突 1 指处；第 3 部分最长，在腋后肌起始处穿过，延续到胸大肌下缘。

2. 穿刺方法　患者仰卧，手臂充分外展放置在臂托上或枕于头部下。常规消毒手掌至肘关节的手臂。按常规铺手术巾及腹单。定位腋动脉搏动，选胸大肌或三角肌胸大肌肌间沟近端 3~4cm 处为穿刺点。

3. 注意事项　如下所述。

（1）腋动脉四周有臂丛神经，局麻时应避免对神经造成损伤。

（2）通常选择左侧腋动脉穿刺，一方面减少进入右颈动脉危险，减少脑栓塞的发生；另一方面对于大部分右利手患者，可以减少运动限制。

（郑　波）

第八章

介入手术常用药物

第一节 药品的管理

一、药品管理制度

（1）介入手术室应设立药品柜，防腐剂、外用药、消毒剂等药品与内服药、注射剂分区储存。

（2）抗肿瘤药应专柜专用，统一贴上标签，并指定专人管理药品。

（3）毒麻药、抗肿瘤药和贵重药必须上锁，建立严格的领取和交接班制度，由护士长和管药护士共同管理。每天清点毒麻药处方和药品基数，发现不符及时查明原因。

（4）生物制品、血液制品及需要低温储存的药品应放在冰箱内保存，每周定期清理1次，保持冰箱内整洁。

（5）根据用量设定药品基数，不宜过多，以免过期。

（6）药品名称、外观或外包装看似、听似、一品多规等易混淆药品应相对分开存放，不可相邻摆放，并有明显的警示标志，避免药品混淆。

（7）高危险药品存放应标识醒目，提醒使用人员注意。

（8）定期检查药品柜、急救车、冰箱内的药品，发现过期、变色、浑浊或标签模糊不清的药品应丢弃，不得使用。

二、药品使用制度

（1）严格三查七对制度，"三查"即摆药时查、给药，注射前查、给药，注射后查。"七对"即对床号、姓名、药名、剂量、浓度、用法、时间。

（2）术中用药多为口头医嘱，护士在执行前应复述一遍，无误后方可执行。

（3）术中用药要求快速、及时、准确，抢救患者时更是分秒必争，护士应熟悉各种药物的药名、剂量、使用方法、作用机制、不良反应、配伍禁忌及存放位置，以利于抢救配合。

（4）静滴硝普钠等降压药时要注意避光，可用避光注射器或黑色避光袋；药物静滴时，防止渗漏到血管外，引起组织坏死。

（5）护士应掌握常用药品的配伍禁忌，正确使用药物溶媒，如去甲肾上腺素、奥沙利铂静滴时不能用生理盐水配制等。

（6）使用高危药品应选择合适的输注途径进行输注，严密观察用药效果，尽量避免不良反应的发生；一旦发生不良反应，立即通知医生、护士长，给予相应的正确处理措施。

（7）手术室外用消毒剂较多，护士必须熟悉每种消毒剂的用法、有效浓度、达到消毒的时间以及对人体和物品有无损害等特点，同时指导其他人正确使用。

（8）药品使用中发生差错、事故等应及时上报。

三、急救药品的管理制度

（1）急救车备一份急救药品的目录清单，包括急救药品的药品名称、规格、基数。

（2）药品的取用实行"左进右出"，即每次取用从该药的最右边开始，每次的补充根据药品的有效期决定。若补充的药品有效期较已有的药品有效期远，则补充的药品摆放在最左边；若补充的药品有效期较已有的药品有效期更近，则补充的药品摆放在最右边；以保证每次所取用的药品均为效期最近的药品。

（3）急救车内药品按基数与医院统一规定的排列顺序保持一致，做到四定：定位置、定专人管理、定数量、定品种。

（4）专人管理每天检查，及时补充。

（郑 波）

第二节 对比剂

对比剂又称造影剂，是介入放射学操作中最常使用的药物之一。自伦琴第一次发现 X 线后，含碘的对比剂即得到应用。随着临床诊断的需要，人们不断地在研究和发展着对比剂。迄今为止，DSA 检查中所使用的经肾脏排泄的对比剂主要分为两大类：离子型和非离子型对比剂，它们均为含碘的水溶性对比剂。

一、离子型对比剂

离子型对比剂是三碘苯甲酸盐，主要是钠和葡甲胺盐，其在水溶液中都可离解成带有正负电荷的离子，并以原形排出体外，故称之为离子型对比剂。离子型对比剂的渗透压可高达 1 400～2 000mOsm/（kg·H$_2$O），比血液渗透压［300mOsm/（kg·H$_2$O）］高数倍，故又称为高渗对比剂（high osmolar contrast media，HOCM）。高渗透压是导致其不良反应的主要原因之一。国内常见的离子型对比剂是复方泛影葡胺（urografin），其是 3，5-二乙酰胺基-2，4，6-三碘苯甲酸钠盐与葡胺盐的混合物，分为 60% 和 76% 两种浓度，是一种无色透明或微黄色的水溶液，有一定的毒性，在使用中可产生一定的副作用：如心血管造影时，可使呼吸、血压和心电图发生一定的变化，冠状动脉造影时可引起心室纤颤、心肌收缩无力和心肌损害。但其有价格低廉、用途广泛等优点，在低剂量、低浓度使用时较为安全。注意在使用前应做碘过敏试验。

二、非离子型对比剂

非离子型对比剂是三碘苯甲酸酰胺类结构的衍生物，具有低渗透压、低黏度及低毒性的优点。非离子型对比剂不被电离，在溶液中是分子状态，无导电性，渗透压低；渗透压低和非离子化，使之对红细胞、血液流变学、血-脑屏障的影响大为减轻；对血浆渗透压无影响，使其对神经、心血管系统的影响较小，全身耐受性优于离子型对比剂，并且含碘量高，对比效果好，因而在国内得到广泛应用。

非离子型对比剂则以每毫升溶液中含有多少毫克碘代表其浓度，如 350 表示每毫升该溶液含碘 350mg。常见的非离子型对比剂有碘必乐（iopamiro；化学名为碘异酞醇）、优维显（ultravist；化学名为碘普罗胺）、欧乃派克（omnipaque；化学名为碘苯六醇）、典迈伦（iomeron；化学名为碘美普尔）、碘维索尔（ioversol；化学名为碘佛醇）、威视派克（visipaque；化学名为碘克沙醇）等几种，浓度有 270～400mgI/ml 多种规格以适应需要。

1. 碘必乐（iopamiro） 是新一代非离子型水溶性碘对比剂，具有含碘量高、低渗透压、低黏度及低毒性的特点，适用于全身与脊髓腔的对比。用于 CT 增强扫描、血管对比等。制剂规格：碘必乐 150，每瓶 50ml 与 100ml；碘必乐 200，每瓶 10ml；碘必乐 300，每瓶 10ml 与 50ml；碘必乐 370，每瓶 10ml、50ml 与 200ml。

2. 优维显（ultravist） 是一种低渗透压的非离子型对比剂，在高碘浓度时仍保持低黏度，同时它极少与血浆蛋白结合，具有良好的生物兼容性等。用于CT增强扫描、DSA等。制剂规格：优维显300有20ml、50ml、75ml、100ml、200ml及500ml瓶装；优维显370有30ml、50ml、75ml、100ml及200ml瓶装。

3. 欧乃派克（omnipaque） 是一种含有三个碘分子的非离子型水溶性对比剂，特别对中枢神经系统有很好的耐受性，与血浆蛋白结合率极低。用于CT增强扫描、DSA等。制剂规格：140mgI/ml 10小瓶装，每瓶50ml；180mgI/ml 10小瓶装，每瓶10ml、15ml及50ml；240mgI/ml 10小瓶装，每瓶10ml及50ml；240mgI/ml 10小瓶装，每瓶10ml及50ml；300mgI/ml 10小瓶装，每瓶10ml、50ml、75ml及100ml；350mgI/ml 10小瓶装，每瓶50ml及100ml。

4. 典迈伦（iomeron） 是一种含有三个碘分子的非离子型水溶性对比剂，具有含碘量高，低渗透压、低黏度等特点，适用于CT冠状动脉造影、DSA等。制剂规格：400mgI/ml，每瓶100ml。

5. 碘维索尔（ioversol） 是一种新型的含三碘低渗非离子型造影剂，具有含碘量高的特点。主要用于CT增强扫描、DSA等。制剂规格：碘佛醇320有20ml、50ml瓶装。

6. 威视派克（visipaque） 是一非离子型、双体、六碘、水溶性的X线造影剂。与全血和其他相应规格的非离子型单体造影剂相比，通过加入电解质，本品和正常的体液等渗。主要用于CT增强扫描、DSA等。制剂规格：碘克沙醇270有50ml瓶装；碘克沙醇320有100ml瓶装。

三、碘过敏试验

（一）离子型对比剂

1. 口服法 手术前3日口服10%碘化钠溶液，每日3次，每次10ml。出现恶心、呕吐、皮疹、皮肤潮红、流涕、手脚麻木、呼吸困难为阳性。

2. 眼结膜试验 检查患者两侧结膜无充血时，向一侧眼内滴入对比剂2~3滴。5分钟后观察结膜情况。判断的标准是：轻度充血为Ⅰ度反应；中度充血同时流泪为Ⅱ度反应；显著充血、结膜血管扩张及曲张为Ⅲ度反应。

3. 口含试验 口含3%碘化钠5ml，5分钟后出现舌下充血、流涎、心悸、眼睑水肿及荨麻疹等，为阳性反应。

4. 皮内试验 取泛影葡胺0.1ml注入前臂皮内，10~15分钟后观察结果。如局部出现红斑或伪足者为阳性。

5. 静脉注射试验 取泛影葡胺1ml缓慢注射后观察15分钟，如出现恶心、呕吐、胸闷、咳嗽、气急、荨麻疹甚至休克症状，为阳性反应。

（二）非离子型对比剂

鉴于碘过敏试验对由非离子造影剂引起的过敏反应预测的准确性极低，以及碘过敏试验本身也可能导致严重过敏反应，因此不建议采用碘过敏试验来预测碘过敏反应。

四、对比剂的不良反应及处理

对比剂的不良反应与对比剂的种类有很大关系，离子型对比剂的不良反应明显大于非离子型对比剂。

（一）轻度反应

出现发热、恶心、呕吐、面色苍白、头痛及荨麻疹等。

处理：如一般情况较好，可观察，不做特殊处理，暂停用药即可。必要时可肌内注射异丙嗪25mg或地塞米松5~10mg，反应消失后可继续对比。

（二）中度反应

出现频繁恶心、呕吐、荨麻疹、血压偏低、呼吸困难、头痛、胸腹部不适等。

处理：除一般对症处理外，给抗过敏药，肌内注射异丙嗪 25mg。输液并加用地塞米松 5～10mg 或用氨茶碱静脉注射，以对抗支气管痉挛所致的呼吸困难或给止吐剂等。

（三）重度反应

（1）神经系统可表现为抽搐及癫痫。
（2）循环系统可出现血压急剧下降，面色苍白、晕厥、意识障碍、心律失常、心跳、呼吸骤停等。
（3）呼吸系统可出现呼吸困难、急性肺水肿、呼吸骤停等。
（4）血管神经性水肿，表现为面部、口腔及皮肤大片皮疹，皮下及黏膜下出血。

处理：

1. 神经系统反应　可静注地西泮（安定）10mg，可用糖皮质激素及补充血容量。
2. 循环系统衰竭　可静注甲氧胺 5mg，必要时 3 分钟注射一次，可用糖皮质激素。
3. 呼吸系统衰竭　静脉注射洛贝林并给氧；血管性水肿可肌内注射异丙嗪。
4. 心脏骤停和呼吸停止　要紧急进行抢救，此时可记住 C、A、B、D 等方面的处理。A 为 airway（气道），应保持通畅；B 为 breathing（呼吸），可人工呼吸、给氧；C 为 circulation（循环），心跳骤停时，应行体外心脏按压；D 为 drugs（药物），根据情况给予药物治疗。

（四）迟发性不良反应

即在使用对比剂几小时或数日后出现轻重不等的过敏症状（特异性反应），其发生率高达 20%。由于是迟发，容易忽视与对比剂的联系，对此应特别小心。

五、造影诊断辅助用药

在介入性血管造影中使用血管活性药物的目的在于提高诊断正确性和治疗疾病。

1. 妥拉唑林（tolazoline）　又名苄唑啉，为 α 受体阻断药，对外周血管有直接扩张作用，使动脉扩张，血流量增加。其对 α 受体阻断作用与酚妥拉明相似，但较弱。但拟胆碱作用较强，能兴奋胃肠道平滑肌，促进肠液及胃液分泌。常用于改善肢体动脉造影质量和加强门脉造影的显影密度。

使用大剂量时可发生直立性低血压，此时不可用肾上腺素，因会加重低血压。禁用于胃肠道平滑肌兴奋所致的腹痛、胃酸分泌过多、胃溃疡、心率加速、冠状动脉硬化等。常用量一次为 10～25mg。

2. 罂粟碱（papaverine）　为阿片中异喹啉类生物碱之一，亦可人工合成。对血管、支气管、胃肠道、胆道等平滑肌均有松弛作用，是一种经典的非特异性平滑肌松弛剂，能解除内源性及外源性物质引起的平滑肌痉挛。通过松弛血管平滑肌，使冠状血管、脑血管和外周血管松弛，降低血管阻力。而增加血流量。其松弛平滑肌的作用与其抑制多种组织中的磷酸二酯酶有关。其作用开始缓慢，但持续时间长。注意：静脉注射过量或速度过快可引起房室传导阻滞、心室颤动，甚至死亡，应充分稀释后缓慢注射。

用于非闭塞性小肠缺血灌注，用量为 1mg/min；用于缓解下肢动脉痉挛，用量为 0.01mg/min，一日量不大于 300mg。

3. 肾上腺素（adrenaline）　又名副肾素，是最常使用的血管收缩剂。该药同时激动 α 和 β 受体，使心肌收缩力增强、心率加快，心排血量增加。因其提高心肌兴奋性，故大剂量或快速静脉注射时可致心律失常，还可使皮肤、黏膜血管强烈收缩，内脏血管、尤其肾血管也明显收缩。但可扩张冠状血管和骨骼肌血管，松弛支气管平滑肌，并能抑制组胺等过敏物质释放，使支气管黏膜血管收缩，有利于消除支气管黏膜水肿。常用于肾动脉造影、肾上腺动脉造影和肾静脉造影。常用量 0.25～1mg 缓慢静脉注射。

（郑　波）

第三节 围手术期用药

一、术前用药

1. 地西泮（diazepam） 又名安定，具有镇静、催眠、抗焦虑、中枢性肌肉松弛和抗惊厥作用。一般在麻醉前可口服或肌内注射10mg，如作为催眠可在睡前服用5mg。青光眼与重症肌无力患者禁用，对老年人、肝肾功能减退者慎用。

2. 苯巴比妥（phenobarloital） 又名鲁为那（luminal），注射剂钠盐称苯巴比妥钠（phenobarbital sodium）或鲁米那钠（luminal sodium）。具有镇静、催眠、抗惊厥及抗癫痫的作用，常用于麻醉前给药。术前30~60分钟肌内注射100~200mg，如作为催眠可在睡前服用30~90mg，肝肾功能不良者慎用。

3. 阿托品（atropine） 为非选择性M胆碱受体阻断药，具有抑制腺体分泌、解除平滑肌痉挛、解除迷走神经对心脏的抑制等外周作用，有利于手术进行，因此常用于手术前给药。术前用药常在手术前30~60分钟肌内注射0.5mg；如作为解痉止痛，可用片剂，每次0.3~0.6mg，3次/日，或皮下、肌内注射0.5~1mg。介入手术中如发生迷走神经反射致心率减慢明显时，应立即停止操作，并立即静脉注射阿托品0.5~1mg，观察1~2分钟心率无明显变化者，可再加0.5~1mg。前列腺肥大、青光眼、幽门梗阻等患者禁用。

二、局部麻醉用药

局部麻醉药通过暂时性阻滞神经冲动的产生和传导功能，能在患者意识清醒的状态下，使局部痛觉暂时消失。

1. 普鲁卡因（procaine） 为酯类局麻药，主要用于浸润麻醉、传导麻醉、蛛网膜下腔（腰麻）和硬膜外麻醉。用于浸润麻醉，溶液浓度多为0.25%~0.5%，每次用量0.05~0.25g，每小时不可超过1.5g。过量使用易致中毒：烦躁不安、肌肉震颤、血压升高等。部分患者可有过敏反应，使用前应做过敏试验。

2. 利多卡因（lidocaine） 为酰胺类局麻药，具有通透性及弥散性强、起效快、作用强而持久的特点，麻醉效能2倍于普鲁卡因，而毒性则与普鲁卡因相当。浸润局麻或静注区域阻滞，常用0.25%~0.5%溶液，每次50~200mg。一般维持1.5小时左右，安全范围较大，可用于各种局麻方式，有全能局麻药之称，近年在局麻中已逐步代替普鲁卡因。

三、H_1受体阻断药（拮抗药）

（一）抗H_1受体作用

H_1受体阻断药可完全对抗组胺引起的支气管、胃肠道平滑肌的收缩作用。

（二）中枢抑制作用

多数H_1受体阻断药可通过血脑屏障，有不同程度的中枢抑制作用，表现有镇静、嗜睡。苯海拉明和异丙嗪抑制作用最强，氯苯那敏作用最弱。

（三）其他作用

多数H_1受体阻断药具有抗胆碱作用，可产生较弱的阿托品样作用；还有较弱的局麻作用等。主要治疗以组胺释放为主而引起的皮肤、黏膜变态反应性疾病。

1. 氯苯那敏（chlorphenarnine） 又名扑尔敏，抗组胺作用较强，用于各种过敏性疾病，常与解热镇痛药配伍以缓解流泪、打喷嚏等感冒症状。一般口服每次4mg，3次/日；肌内注射：每次5~20mg。不良反应：可诱发癫痫，可致头晕、嗜睡，故癫痫患者禁用，驾驶员、高空作业者慎用。

2. 盐酸异丙嗪（promethazine Hydrochloride） 又名非那根（phenergan），为组胺 H_1 受体阻断剂，其抗组胺作用持续时间较长，有明显中枢镇静作用，可增强麻醉药、催眠药、镇痛药和局麻药的作用。适用于各种过敏性疾病。一般肌注每次 25～50mg；口服每次 12.5～25mg，1～3 次/日。不良反应：偶有粒细胞减少、黄疸、神经系统症状。

四、肾上腺皮质激素

具有抗炎、抗过敏和免疫抑制作用，用于治疗各种急性严重细菌感染、严重过敏性疾病、风湿性疾病、血液病及皮肤病等。副作用为长期大量应用可引起库欣综合征，可诱发或加重感染及溃疡等。禁用于：精神病、癫痫、消化性溃疡、手术后、创伤和骨折后、骨质疏松、严重高血压、糖尿病、孕妇、药物不易控制的感染、角膜溃疡、青光眼、白内障等。在众多制剂中，以氢化可的松、泼尼松和地塞米松最为多用。

1. 氢化可的松（hydrocortisone） 临床应用为人工合成品，起效迅速，主要用于抢救危重中毒性感染和速发过敏反应等。一般用量 100～200mg/次，用等渗盐水或葡萄糖溶液 500ml 稀释后静脉滴注。氢化可的松琥珀酸钠不含酒精适用于有肝损害者，其 135mg 相当于氢化可的松 100mg；醋酸氢化可的松可用于腔内注射、鞘内注射，局部用药量为 25～50mg/次。

2. 泼尼松（prednisone） 抗炎、抗过敏作用强，其活性是氢化可的松的 4 倍，对水盐代谢影响小。用量视病情需要而定，一般为 0.5～1mg/(kg·d)。因本品需经肝脏代谢活化后才有效，故严重肝功能不良者不宜使用。

3. 地塞米松（dexamethasone） 为长效糖皮质激素，其抗炎、抗过敏作用更强，0.75mg 抗炎活性相当于 5mg 泼尼松。而水盐代谢作用极微，在抢救患者时本品针剂可代替氢化可的松，尤其适用于有中枢性抑制或肝功能不全的患者。口服用量和用法可参照泼尼松；静滴 5～7.5mg/次，加入等渗盐水或葡萄糖溶液中滴注，1～2 次/日。

（郑 波）

第四节 镇痛药

在临床工作中，疼痛已成为继体温、脉搏、呼吸、血压四大生命体征之后的第五生命体征，日益受到重视。肿瘤的介入治疗可以导致疼痛，其发生率高、程度严重，与栓塞剂、化疗药物刺激血管引起痉挛、多脏器同时治疗及基础慢性癌痛等密切相关，多属于急性重度疼痛。

一、给药原则

我们根据世界卫生组织推荐的三阶梯复合给药原则指导用药：
重度疼痛：第三阶梯，强阿片类药物：吗啡、哌替啶、芬太尼等。
中度疼痛：第二阶梯，弱阿片类药物：曲马多、氨酚羟考酮片等。
轻度疼痛：第一阶梯，非甾体抗炎镇痛药：双氯芬酸钠等。

二、常用药物

1. 吗啡（morphine） 吗啡是阿片类镇痛药，镇痛作用强大，主要作用于中枢神经系统及平滑肌。临床用于缓解或消除严重创伤、烧伤、手术等引起的剧痛和晚期癌症疼痛。成人镇痛时常用量皮下注射 5～10mg/次，3～4 次/日。不良反应：可引起眩晕、恶心、呕吐、便秘、呼吸抑制、尿少、排尿困难（老年多见）、直立性低血压（低血容量者易发生）等。久用易产生耐受性和依赖性。

2. 哌替啶（pethidine） 又名杜冷丁（dolantin），主要为 μ 型阿片受体激动药，作用和作用机制与吗啡相似，镇痛强度为吗啡的 1/10～1/8。临床主要用于创伤、手术后及晚期癌症等各种原因引起的剧痛。镇痛时一般用肌内注射 25～100mg/次，两次用药间隔时间不宜小于 4 小时。因有成瘾性，应控制使用。不良反应：较吗啡轻，可出现眩晕、恶心、呕吐、心悸和直立性低血压等。剂量过大可明显抑制呼吸。反复应用可致耐受、成瘾。禁忌证同吗啡。

3. 芬太尼（fentanyl） 为 μ 受体激动剂，属短效镇痛药。作用与吗啡相似，镇痛效力为吗啡的 80～100 倍。起效快，静脉注射后 1～2 分钟达高峰，维持约 10 分钟；肌内注射 15 分钟起效，维持 1～2 小时。血浆蛋白结合率为 84%。主要用于一般镇痛及麻醉辅助用药等。不良反应：眩晕、恶心、呕吐及胆道括约肌痉挛。大剂量产生明显肌肉僵直，与抑制纹状体多巴胺能神经功能有关，可用纳洛酮拮抗。静脉注射过速可致呼吸抑制。反复用药能产生依赖性。不宜与单胺氧化酶抑制药合用。禁用于支气管哮喘、重症肌无力、颅脑肿瘤或颅脑外伤引起昏迷的患者以及两岁以下小儿。

4. 芬太尼透皮贴剂（商品名：多瑞吉） 是含有芬太尼的强效透皮镇痛治疗系统，其有效成分为枸橼酸芬太尼，通过控制释放膜从 72 小时的药物存储器中弥散至皮肤，再经皮肤被吸收进入微循环，其止痛作用为相同剂量吗啡的 50～100 倍，而只产生很少的组胺样副作用。使用方法：粘贴部位为躯干或上臂的无毛平坦区域，若有毛发则剪掉（勿用剃须刀）。先用清水洗贴的部位，待皮肤干燥后，再拆封立即使用，并用手掌按压 2 分钟，使贴剂与皮肤完全紧密接触，贴膜部位勿与热水袋、电热毯或暖气等热源直接接触，更换贴剂时应换粘贴部位。

5. 曲马多（tramadol） 曲马多对 μ、κ、δ 型阿片受体有较弱的激动作用，作用比吗啡弱，但无吗啡样的不良反应。适用于中重度、急慢性疼痛，如手术、创伤及晚期癌症疼痛等。静注、肌注、皮下注射、口服及肛门给药。50～100mg/次，2～3 次/日。1 日剂量最多不超过 400mg，严重疼痛初次可给药 100mg。不良反应：多汗、头晕、恶心、呕吐、口干、疲劳等，长期应用也可成瘾。

6. 双氯芬酸钠（diclofenac sodium） 又称双氯灭痛，抑制环氧酶，减少前列腺素的生物合成。同时也能减少白细胞内游离花生四烯酸的浓度。临床用于治疗急性的轻、中度疼痛如：手术后、创伤后、劳损后、痛经、牙痛、头痛等。口服常用 25～50mg/次，2～3 次/日。不良反应：胃肠道反应及头痛，可逆性血浆转氨酶升高等。

（郑 波）

第五节 急救用药

一、抗休克药

（一）加强心肌收缩性的药物

1. 多巴胺（doparnine） 主要激动 β_1 受体，多巴胺受体（D_1 受体）和 α 受体，小剂量可激动肾、肠系膜血管的 D_1 受体，引起血管舒张，增加肾血流量和肾小球滤过率。大剂量可激动 α_1 受体，收缩血管，使肾血流量和尿量减少。临床主要用于心源性、感染性休克所致的血流动力学紊乱。成人静脉注射，开始时 1～5μg/（kg·min），10 分钟内以 1～4μg/（kg·min）速度递增，以达到最大疗效。根据血压调整滴速和浓度。本品常与间羟胺以 2∶1 比例使用。不良反应：过量可引起恶心、呕吐、心动过速、心绞痛、头痛、高血压等。

2. 异丙肾上腺素（isoprenaline） 非选择性激动 β 受体，可增强心肌收缩力，加快心率，降低舒张压，舒张支气管平滑肌。临床主要用于支气管哮喘、房室传导阻滞和心搏骤停。三度房室传导阻滞，心率<40 次/分，可用本品 0.5～1mg 加在 5% 葡萄糖注射液 200～300ml 内缓慢静滴。不良反应：心悸、头晕、心动过速、头痛、面色潮红。

（二）收缩血管的药物

1. 间羟胺（metaraminol） 又名阿拉明（aramine），为 α 受体激动药，有加强心肌收缩力、收缩血管的作用。可增加外周阻力，升高血压，反射性引起心率减慢。临床用于出血、外科手术、脑外伤等引起的休克，也用于阵发性心动过速。常用 10～100mg 加入 5% 葡萄糖液或氯化钠注射液 500ml 中滴注，调节滴速以维持合适的血压。

2. 去甲肾上腺素（noradrenaline） 可非选择性激动 α_1、α_2 受体，使小动脉和小静脉收缩，引起血压升高。临床主要用于败血症、药物反应引起的急性低血压状况。稀释后口服可用于上消化道出血的治疗。用5%葡萄糖注射液或葡萄糖氯化钠注射液稀释后静滴。成人常用量：开始以每分钟 8～12μg 速度滴注，调整滴速以达到血压升到理想水平；维持量为每分钟 2～4μg。不良反应：高血压、血管外渗和尿量减少。禁用于高血压、动脉硬化、器质性心脏病患者。

3. 肾上腺素（adrenaline） 肾上腺素能显著激动 α、β 受体，使心肌收缩力加强，收缩血管，舒张支气管平滑肌，临床主要用于支气管哮喘、过敏反应、心搏骤停的抢救。与局麻药合用，可延长局麻药作用时间，减少其吸收中毒的可能性。用于抗过敏时，首先皮下注射 0.3～0.5mg，必要时可每隔 10～15 分钟重复给药 1 次，用量可逐渐增加至 1 次 1mg。用于心跳骤停，稀释后静脉注射，1 次 1mg，必要时可每隔 5 分钟重复一次。不良反应：一般有心悸、不安、面色苍白、恐慌、焦虑、搏动性头痛、震颤等。禁用于器质性心脏病、高血压、糖尿病、甲状腺功能亢进等患者。

二、强心药

毛花苷丙（lanatoside C），又名西地兰（cedilanid），为速效强心苷，广泛用于抢救，急性左心衰、肺水肿、室上性心动过速、房扑、房颤等，静脉注射后 10 分钟起效，0.5～2 小时作用达峰值。0.4mg 加入 10%～50% 的葡萄糖溶液 20～40ml 中缓慢静脉注射，推注时间不少于 5 分钟，必要时 4～6 小时后再给 0.2～0.4mg。在肺心病、心肌缺氧明显时，宜减少剂量应用。

三、呼吸中枢兴奋药

1. 尼可刹米（nikethamide） 又名可拉明（coramine），能直接兴奋延髓呼吸中枢，临床用于各种原因引起的呼吸抑制，对肺心病引起的呼吸衰竭和吗啡引起的呼吸抑制效果较好。抢救呼吸衰竭时以静注间歇给药效果较好，0.25～0.5g/次，1～2 小时可重复 1 次。临床上也常与洛贝林交替使用，或将两药同时并用。

2. 山梗菜碱（lobeline） 又名洛贝林，可兴奋颈动脉体和主动脉体的化学感受器，反射性地兴奋延髓呼吸中枢，其作用迅速而短暂。一般用 3mg/次静注，必要时每隔 30 分钟重复使用。

四、降压药

1. 硝普钠（sodium nitroprusside） 为一强效、速效血管扩张药，作用于血管内皮细胞产生一氧化氮（NO），对小动脉和静脉血管均有直接松弛作用，给药后即刻起效，停药后 5 分钟内作用消失，且很少产生耐受性。临床用于高血压急症的治疗和手术麻醉时的控制性低血压。用前将 50mg 溶解于 5ml 5%葡萄糖溶液中，再稀释于 250～1 000ml 5%葡萄糖液中，在避光输液瓶中静脉滴注。成人常用量：静脉滴注，开始按 0.5μg/（kg·min）速度，再根据治疗反应以 0.5μg/（kg·min）递增，逐渐调整剂量，常用剂量为每分钟按体重 3μg/kg。输注过程中应注意避光。不良反应：恶心、呕吐、精神不安、肌肉痉挛、头痛、皮疹、出汗、发热等。孕妇禁用。

2. 乌拉地尔（urapidil） 为新型选择性 α 受体阻断药，用于治疗各种类型的高血压及充血性心力衰竭。每次 10～50mg 缓慢静脉注射，降压效果应在 5min 内显示。若效果不够满意，可重复用药。可将 100mg 稀释到 50ml 后使用输液泵维持。静脉输液的最大药物浓度为 4mg/ml。推荐初始速度为 2mg/min，维持速度为 9mg/min。疗程一般不超过 7 天；或缓释片：成人 30～60mg/次，2 次/日。不良反应有头痛、头晕、恶心、呕吐、疲劳、出汗、烦躁、乏力、心悸、心律不齐、上胸部压迫感或呼吸困难等。过敏反应少见。

（何景良）

第六节 抗感染用药

临床上对各种感染的治疗，应结合不同系统感染的病原菌流行病学资料，首先经验性地选用抗菌药物治疗，同时作病原学检查。待明确病原菌后，则按药物敏感试验结果选用针对性的抗菌药物进一步治疗。

一般来说对轻症感染，常选用口服抗菌药：有杀菌剂中的β-内酰胺类（如青霉素 V 钾、头孢羟氨苄、头孢拉啶、头孢克罗等）、氟喹诺酮（左氧氟沙星、莫西沙星等）；有抑菌剂中的大环内酯类（罗红霉素、克拉霉素及阿奇霉素等）。对中度以上的感染，则需静脉给药，常以β-内酰胺类抗生素为主，必要时可联合氨基糖苷类（丁胺卡那霉素、奈替米星、依替米星）。

针对革兰阳性（G⁺）球菌感染，主要选用青霉素及一代头孢菌素（头孢唑林、头孢拉啶）；对于高度耐药的阳性球菌［如耐甲氧西林金黄色葡萄球菌（MRSA）、耐甲氧西林凝固酶阴性葡萄球菌（MRCNS）等］，则需选用万古霉素、替考拉宁或利奈唑胺等；而对于革兰阴性（G⁻）杆菌感染，则可选半合成青霉素（羟氨苄青霉素、哌拉西林等）或三代头孢菌素（头孢哌酮、头孢曲松、头孢他啶）或β-内酰胺类与酶抑制剂的复合剂，亦可选用氟喹诺酮类药物（环丙沙星、左氧氟沙星或莫西沙星等）。对于铜绿假单胞菌感染，则需头孢他啶、头孢哌酮/舒巴坦、哌拉西林/他唑巴坦及碳青霉烯类药物联合氨基糖苷类或氟喹诺酮之一治疗。而对于多重耐药的鲍曼不动杆菌，则需以含舒巴坦制剂药物为基础，联合米诺环素、替加环素、氨基糖苷类、氟喹诺酮类或碳青霉烯类药物治疗为宜。

如果常规抗菌治疗效果欠佳者，还需注意鉴别有无病毒、真菌及其他病原感染的可能。

一、β-内酰胺类

此类抗生素结构中均含β-内酰胺环，因能干扰细胞壁的合成而起到杀菌作用，在细胞繁殖期作用强。

（一）青霉素类

青霉素类是一类重要的β-内酰胺类抗生素，历史最久、应用最广、品种最多。

1. 青霉素 G（penicillin G） 青霉素 G 对 G⁺球菌中的溶血性链球菌、肺炎球菌、敏感的葡萄球菌及 G⁻球菌中脑膜炎球菌、淋球菌有效，对部分厌氧菌及螺旋体亦有效。因其毒性反应小，对肝肾无影响，且在炎症时可通过血脑屏障，因此临床应用极为广泛。一般用量：肌内注射 80 万 U/次，2~4 次/日；大剂量静滴：400 万~1 000 万 U/日，稀释于等渗盐水或葡萄糖液中，分 2~4 次给药。本品主要不良反应是过敏反应，用药前应询问有无过敏史，并进行皮试（停用 3 天以上者应再行皮试）。一旦发生过敏休克反应，应立即停止输注、随即皮下注射肾上腺素等，并开放静脉通路，以利进一步抢救。

2. 氨苄青霉素钠（ampicillin sodium） 本品对球菌和 G⁺杆菌的作用不亚于青霉素 G、同时加强了对 G⁻杆菌的疗效，但对绿脓杆菌无效。一般用量 4~8g/d，分 2~4 次注射。本品皮疹发生率高。常为红斑、斑丘疹、荨麻，个别可有药热及消化道症状等全身反应。使用前应做青霉素皮试。

3. 哌拉西林（piperacillin sodium） 本品又名氧哌嗪青霉素钠，抗绿脓杆菌作用强，对大肠杆菌、克雷伯杆菌、肠杆菌等均有效，对金葡菌亦敏感。成人在一般感染时用 4~8g/d、严重感染可用至 12~16g/d，分 2~4 次静滴。用药前应做皮试，严重肾功能不全者应减量。本品与β-内酰胺酶抑制剂他唑巴坦的合剂则抗菌作用更强，尤其对于耐药的 G⁻杆菌。

（二）头孢菌素类

1. 头孢唑啉钠（cefazolin sodium） 本品对 G⁺菌作用强、对部分 G⁻杆菌亦有效，但对沙雷菌和绿脓菌无效。临床常用于呼吸系统、泌尿系统感染，对胆囊炎、肝脓肿等也有效。中度以上感染用量 4~6g/d，用等渗盐水或葡萄糖溶液稀释后静滴，分 2~4 次使用。用药前需做皮试，对肾功能不全者应减量使用。

2. 头孢拉啶（cephradine） 其抗菌作用较头孢唑啉稍弱，除肠球菌对 G^- 杆菌、球菌也有较强的杀菌作用。成人一般口服 0.25~0.5g/次，3~4 次/日；严重感染时 4~6 次/日，用等渗盐水或葡萄糖溶液稀释后静注、分 2~4 次使用。

3. 头孢呋辛（cefuroxime） 本品属第二代头孢菌素，可对抗大部分 β-内酰胺酶，对许多 G^+ 和 G^- 菌有很强的抗菌作用。适用于呼吸道、泌尿道、软组织、骨关节和妇科等感染。其口服制剂头孢呋辛酯（cefuroxime axetil）黏膜穿透力强，能快捷地直达感染部位，为一种使用方便的口服头孢菌素。一般口服 0.25~0.5g/次，一日 2 次。严重感染时成人用药 3~6g/d，分 2~3 次口服。

4. 头孢哌酮钠（cefoperazone sodium） 本品属广谱第三代头孢菌素，对 G^- 杆菌作用强大，特别是本品与 β-内酰胺酶抑制剂舒巴坦的合剂对 G^+ 球菌、G^- 杆菌及厌氧菌均有良好作用，尤其对于多重耐药鲍曼不动杆菌。其特点是对肾脏损害较小，临床应用范围广。成人一般用量 2~4g/d，分为等量每 12 小时注射 1 次，严重感染时可增至 6~8g/d。严重肝、肾功能损害者不超过 2g/d。

5. 头孢他啶（ceftazidime） 本品属广谱高效的第三代头孢菌素，对 G^- 菌、部分 G^+ 菌及厌氧菌，尤其对铜绿假单胞菌的杀菌作用胜过其他第三代头孢菌素。成人常用量 2~4g/d，分 2 次给药，严重感染时可增至 6~8g/d。

6. 亚胺培南（imipenem） 本品为碳青霉烯类抗生素，抗菌谱极广、活性甚强，对 G^- 菌、G^+ 菌、需氧菌和厌氧菌均有良好抗菌活性。成人常用静脉滴注 0.5g/次，3 次/日，严重感染时可增至 3~4g/d。

二、氨基糖苷类

氨基糖苷类为有杀菌作用的抗生素，与 30S 核糖体结合，起到抑制细菌的蛋白合成作用。对需氧 G^- 杆菌有强大抗菌活性，对部分 G^+ 球菌如葡萄球菌、肺炎球菌等亦有良好作用，部分品种还对结核分枝杆菌有良好作用，而对链球菌、肠球菌及厌氧菌作用差。

1. 硫酸丁胺卡那霉素（amikacin sulfate） 本品比卡那霉素作用强，对绿脓杆菌有效，在败血症、尿路感染、肺炎、骨关节感染、腹膜炎等常可选用。成人用量 0.4~0.6g/d，稀释后静滴。本品不良反应与卡那霉素相似，对肾功能减退、脱水、老年患者慎用。

2. 硫酸奈替米星（netromycln sulfate） 本品为高效、安全的氨基糖苷类抗生素，具有广谱抗菌作用，对 G^- 杆菌及耐药金黄色葡萄球菌有高度抗菌活性，且对听神经和肾脏毒性低，肾功能者减退者亦可使用。成人静滴时可将 200mg 用等渗盐水 250~500ml 稀释后在 1 小时内滴注。肾功能不全患者应根据血清肌酐浓度调整减量。

3. 硫酸依替米星（etimicin sulfate） 本品系国产半合成氨基糖苷类抗生素，抗菌谱广，对多数 G^- 杆菌及 G^+ 球菌都有较好的抗菌作用，抗菌作用优于丁胺卡那霉素，与奈替米星相似，耳肾毒性低、与奈替米星相仿。成人 200~300mg/d，静脉滴注，1 次/日。

三、大环内酯类

此类抗生素属抑菌剂，抗菌谱与青霉素 G 相似，但本品对支原体、衣原体及军团菌有效，多为口服制剂。作用机制为抑制蛋白质合成。

1. 红霉素（erythrornycin） 本品对 G^+ 菌有较强的抑制作用，主要用于治疗耐青霉素的金葡萄感染，临床上与氯霉素、链霉素使用可避免产生耐药性。另外可用于治疗支原体、衣原体及军团菌所致感染。成人用量：口服 0.2~0.4g/次，4 次/d；静滴 0.9~1.2g/d，稀释时每 0.3g 先加注射用水 6ml 溶解，再加入葡萄糖溶液 300~500ml 中滴注。本品不良反应主要为胃肠道反应，有时可能有药热、皮疹，对肝功能不全者慎用。

2. 阿奇霉素（azithromycin） 本品的抗菌谱与红霉素相近，作用较强，加强了对流感嗜血杆菌的作用。半衰期长，组织药浓度高。消化道不良反应较轻。口服 0.5g/次，每日 1 次、连服 3 天、停 4 天，或 0.5g 加入 500ml 液体稀释后静滴 1 次/日。

四、克林霉素（clindamycin）

属抑菌剂，是林可霉素的半合成衍生物，作用抗菌谱与红霉素相似，抗菌作用较林可霉素强，主要对 G^+ 菌有效，对厌氧菌作用尤强，临床上多用于对青霉素无效或过敏的 G^+ 球菌感染。成人口服 0.5g/次、3~4 次/日；肌内注射 0.6g/次、1~2 次/日；静滴 1.2~1.8g/d，稀释于葡萄糖溶液 500~1 000ml 中。主要不良反应为胃肠道反应，长期使用应注意肝功能和血常规检查，孕妇和新生儿一般不用。

五、喹诺酮类

此类为纯化学合成的抗菌药物，近年已代替磺胺类的呋喃类抗菌药。特别是一些抗菌谱广、杀伤力强的新喹诺酮药物，可与第三代头孢菌素匹敌，临床应用越来越广。其作用机制为抑制细菌的 DNA 螺旋酶，阻断 DNA 合成。不良反应主要为消化道反应、头痛、失眠、Q-T 间期延长及皮疹等，喹诺酮过敏者禁用，18 岁以下儿童不用。

1. 环丙沙星（ciprofloxacin） 本品属氟喹诺酮广谱抗菌药，对 G^+ 及 G^- 性菌，包括对青霉素、头孢菌素、氨基糖苷类的耐药菌株，如铜绿假单胞菌、金葡菌等均有效。对厌氧菌无明显作用。一般感染口服 0.5g/次，2~3 次/日；严重感染可用 5~10mg/（kg·d），分 2 次静脉缓慢滴注。不良反应主要为消化道反应、头痛、皮疹等，喹诺酮过敏者禁用，18 岁以下儿童不用，肾功能损害者慎用。

2. 左氧氟沙星（levofloxacin） 本品为广谱喹诺酮，对 G^+ 及 G^- 性菌有效，对铜绿假单胞菌及沙眼衣原体也有抗菌作用，尚有抗结核分枝杆菌的作用。一般感染口服 0.4~0.6g/次，1 次/日；严重感染可用 0.4~0.6g/次，静脉缓慢滴注，1 次/日。

3. 莫西沙星（moxifloxacin） 本品为广谱喹诺酮，对 G^+、G^- 菌及非典型病原体均有效，亦有较好的抗结核分枝杆菌的作用。餐后口服或缓慢静滴 0.4g/次、1 次/日。

（何景良）

第七节　抗凝药、溶栓药

血栓形成和栓塞是介入治疗的严重并发症，因此必须应用抗凝剂和抗血小板药物预防血栓的形成。对于已形成的血栓，可用溶栓药进行溶栓治疗。

一、抗凝血药

（一）肝素（heparin）

抗凝血作用强大、快速，在体内体外均有强大的抗凝作用（iv），尚有抗血小板聚集作用。静脉注射后，抗凝作用立即发生。其抗凝机制主要是增强抗凝血酶Ⅲ（ATⅢ）的作用。即肝素与血浆中抗凝血酶Ⅲ（ATⅢ）结合而形成肝素-ATⅢ复合物，进而灭活凝血因子。肝素使此灭活过程加速 1 000 倍，而增强 ATⅢ 对凝血因子的灭活。主要不良反应为出血、血小板减少症，因此在使用过程中，应经常监测 APTT、血常规。在介入手术中，为了防止血栓的形成，应采取以下措施：

（1）在导管、导丝、扩张器等器械进入血管前应用肝素盐水冲洗。
（2）导管内腔应保持肝素盐水。
（3）球囊扩张前，应经导管注入 3 000~5 000U 肝素。

（二）低分子量肝素（low-molecular-weight heparin，LMWH）

LMWH 是指相对分子质量小于 7 000 的肝素，从普通肝素分离或由普通肝素降解后再分离而得。与普通肝素相比具有抗血栓作用较强、生物利用度高、不易引起血小板减少等优点。临床常用的有低分子肝素钠、低分子肝素钙等，皮下注射后吸收迅速、完全，用于预防和治疗血栓形成。

（三）新型抗凝药

目前多种新型抗凝药陆续在国内上市，主要包括直接 Xa 因子抑制剂（利伐沙班、阿哌沙班、依度沙班等）和直接凝血酶抑制剂（达比加群和阿加曲班），其治疗 VTE 的疗效不劣于标准的肝素/华法林方案，且大出血等不良事件发生率更少。但这些新型口服抗凝药不能用于孕妇及严重肾功能损害患者。

（四）阿司匹林（aspirin）

阿司匹林是花生四烯酸代谢中环氧酶抑制药，抑制环氧酶，使血小板中环氧酶活性中心丝氨酸残基乙酰化而灭活，不可逆地抑制血栓素 A_2（TXA_2）的生成，从而防止血小板黏附、聚集。用于预防和治疗血栓形成，一般血管成形术前三天至术后 3~6 个月小剂量服用。

二、溶栓药

（一）链激酶（streptokinase，SK）

本品为外源性纤溶酶原激活药，与纤溶酶原形成 SK - 纤溶酶原复合物，使其中的纤溶酶原构象发生变化，转为 SK - 纤溶酶复合物，后者激活结合于或游离于纤维蛋白表面的纤溶酶原为纤溶酶，使血栓溶解。主要用于血栓栓塞性疾病，如急性心肌梗死、静脉血栓形成、肺栓塞、动脉血栓栓塞等。不良反应：出血，具有抗原性，可引起过敏反应。

（二）尿激酶（urokinase，UK）

本品是由人尿或肾细胞组织培养液提取的第一代天然溶栓药，可直接激活纤溶酶原转化为纤溶酶，使血栓溶解。大剂量使用才能发挥溶栓作用。主要用于心肌梗死和其他栓塞性疾病。不良反应：出血，但较链激酶轻；过敏反应少见。

（三）阿替普酶（rt - PA）

本品为重组组织型纤维蛋白溶酶原激活剂，可以直接激活纤溶酶原转化为纤溶酶，适用于急性心肌梗死、急性大面积肺栓塞以及急性缺血性脑卒中发生后静脉溶栓。本品已被证实可降低急性心肌梗死患者 30 天死亡率。禁用于对本品的活性成分和任何其他组成成分过敏者。本品不可用于有高危出血倾向者。

（何景良）

第八节　肿瘤治疗用药

近年来随着肿瘤基础研究的进展，肿瘤临床的应用型研究也有了崭新的内容。靶向药物（targeted medicine）是目前最新的用于治疗癌症的药物，它通过与癌症发生、肿瘤生长所必需的特定分子靶点的作用来阻止癌细胞的生长。

化疗药物治疗恶性肿瘤是介入放射治疗常用方法之一，与其他治疗药物相比，抗肿瘤药物的治疗指数小而毒副作用强。所以，全面了解这些药物的分类、作用、作用机制及不良反应，对于安全有效地使用这些药物非常必要。

一、分子靶向治疗

目前研制出的分子靶向药物主要有两大类：

1. 大分子物质　主要是一些单克隆抗体，如曲妥珠单抗（抗 HER2 的单克隆抗体）、西妥昔单抗（针对 EGF 受体的 IgG1 单克隆抗体）和贝伐单抗（重组人源化抗 VEGF 的单克隆抗体）等。这些药物大多通过静脉给药。单克隆抗体类药物的优势为靶向性强、半衰期长等。

2. 小分子抑制物　目前主要多为小分子酪氨酸激酶抑制，如吉非替尼、厄洛替尼、埃克替尼、索拉非尼、伊马替尼、舒尼替尼等治疗肺癌、肝癌、慢性粒细胞性白血病、胃肠间质瘤及肾癌等。与单克隆抗体等大分子药物相比，小分子抑制物的优点在于分子量小、可口服给药、易于化学合成；缺点为半衰期较短，因此要每天服用。

二、细胞增殖动力学

根据肿瘤细胞生长繁殖的特点，可将肿瘤细胞分为：增殖期细胞；静止期细胞（G_2 期）；无增殖力细胞。肿瘤细胞从一次分裂结束开始生长，到下一次分裂终了所经历的过程，所需时间称为细胞增殖周期。

1. 处于增殖周期的细胞　细胞增殖周期可分为四个期：M 期（有丝分裂期）；G_1 期（DNA 合成前期）；S 期（DNA 合成期）；G_2 期（DNA 合成后期或有丝分裂准备期）。

2. 静止期细胞（G_0 期）　G_0 期细胞代谢十分缓慢，相对静止，对抗肿瘤药极不敏感，是肿瘤复发的根源。

3. 无增殖力细胞　它们不再返回增殖周期，在肿瘤中，这部分细胞很少。

抗肿瘤药物通过影响细胞周期的生化事件或调控机制而发挥抗肿瘤作用。在肿瘤细胞增殖周期中，关键之一是 DNA 的复制和细胞分裂，凡能影响 DNA 合成（抑制 S 期）的药物可产生细胞周期特异性的抗肿瘤作用，抑制有丝分裂（抑制 M 期）的药物也产生细胞周期特异性的抗肿瘤作用。但细胞周期特异性药物的杀伤肿瘤作用往往表现较弱，达到一定作用后，再增加剂量其作用也不增加。凡破坏 DNA 结构、影响其复制或转录功能的药物（包括烷化剂、抗肿瘤抗生素和铂类化合物）可抑制或杀灭增殖周期各时相的细胞，甚至 G_0 期细胞，因而产生细胞周期非特异性的抗肿瘤作用。此类药物杀灭肿瘤的作用强且呈剂量依赖性，在机体能耐受药物毒性的限度内，随剂量增加，杀灭肿瘤作用成倍增加。

在临床上，现多采用多种抗肿瘤药联合化疗，以加强疗效，使患者易于耐受。

三、抗肿瘤药物的分类、作用及作用机制

依据抗肿瘤药对肿瘤细胞周期作用的关系分为两类：

1. 周期非特异性药物　对增殖细胞群中各期细胞有杀灭作用，没有选择性。此类药物作用较强，能迅速杀死肿瘤细胞。

2. 周期特异性药物　有选择性，仅对增殖细胞群增殖周期的某一期有较强的作用。此类药物作用较弱，要一定时间才能发挥杀伤作用，达到一定剂量后效应不再增加。

根药物化学结构和来源分类如下：

(1) 烷化剂（氮芥类，乙撑亚胺类等）。
(2) 抗代谢物（嘌呤、嘧啶、叶酸类似物）。
(3) 抗肿瘤抗生素（丝裂霉素、放线菌素等）。
(4) 抗肿瘤植物药（长春碱、喜树碱、紫杉醇等）。

从抗肿瘤的生化机制来看，抗肿瘤药物可以从以下几方面发挥作用：

(1) 干扰核酸（RNA 和 DNA）合成（抗代谢药）。
(2) 直接破坏 DNA 结构和功能。
(3) 干扰转录过程，阻止 RNA 合成。
(4) 影响蛋白质合成。
(5) 影响体内激素平衡，抑制肿瘤。

四、常用的介入化疗药物

（一）烷化剂（alkylating agents）

烷化剂是一类化学性质非常活泼的化合物，能与多种组织成分中的功能基团发生烃化反应，其最重要的药理作用是干扰 DNA 合成和细胞分裂。按其化学结构可分为：氮芥类、亚硝脲类、乙撑亚胺类、甲烷磺酸酯类及环氧化物类。临床上常用药物如下：

1. 环磷酰胺（cyclophosphamide，CTX）　本品为细胞周期非特异性药，其特点是体外无效，必须

在体内活化后才起烷化作用。其抗瘤谱广，常用于治疗血液系统肿瘤、霍奇金病及肺癌。制剂规格：100mg，200mg/支。其水溶液不稳定，配制后应及时使用，存放不得超过3小时。不良反应：抑制骨髓，白细胞下降较明显。化学性膀胱炎是其特殊不良反应，与剂量有关；用药期间多饮水或给予美司钠（mesna，巯乙磺酸钠）可减轻、预防不良反应。

2. 噻替哌（thiotepa） 本品为细胞周期非特异性广谱抗瘤药，主要用于治疗卵巢癌、乳腺癌和膀胱癌等。局部刺激性较大，常用作静脉或动脉内注射以及腔内注射。制剂规格：5mg，10mg/支。不良反应：对骨髓抑制作用较强，可引起白细胞、血小板减少等。

（二）抗代谢药（antimetabolites）

干扰核酸生物合成的药物。由于抗代谢药的化学结构与机体内存在的代谢物相似，所以在体内能与代谢物发生特异性拮抗，从而影响药物的作用。

目前，临床常用的抗代谢药有：叶酸拮抗药、嘧啶拮抗药、嘌呤拮抗药等。

1. 叶酸拮抗药 如下所述。

（1）甲氨蝶呤（methotrexate，MTX）：本品为叶酸拮抗剂，主要作用于S期，干扰核酸（DNA、RNA）的合成，使肿瘤细胞不能分裂繁殖。临床常用于儿童白血病、肺癌、口腔癌及乳腺癌的治疗，鞘内注射对中枢神经肿瘤也有一定疗效。制剂规格：粉针剂：5mg，10mg，20mg，50mg/支。不良反应：常见口腔及消化道黏膜损伤及肝硬化；其对骨髓毒性较大，表现为白细胞及血小板减少，甚至全血抑制；亦可引起间质性肺炎。

（2）雷替曲塞（raltitrexed）：本品是水溶性的胸苷酸合酶抑制剂，不影响RNA合成等其他细胞内生命活动，因而不良反应较小。主要用于结直肠癌、胃癌，对头颈部恶性肿瘤、前列腺癌、肺癌、软组织肉瘤、白血病等亦有较理想的疗效。成人推荐给药剂量为每次3mg/m^2，用50~250ml 0.9%生理盐水或5%葡萄糖稀释后静脉滴注15分钟以上，每3周重复给药1次。避免与其他药物混合输注。

2. 嘧啶拮抗药 如下所述。

（1）氟尿嘧啶（5-fluorouracil，5-FU）：本品为嘧啶拮抗剂，对增殖细胞有明显杀灭作用。对消化道肿瘤、特别是大肠癌作用较好，对乳腺癌、卵巢癌、头颈部肿瘤及膀胱癌亦有一定疗效。常参与组成几种联合治疗方案，是重要的抗癌药物之一。制剂规格：125mg/5ml，250mg/10ml。不良反应：胃肠道反应常见，口腔溃疡、呕吐、腹泻、甚至血便，危及生命；并可致心率加快、心电图异常等；少数人停药后可出现小脑症状、共济失调、发音困难等。经导管动脉内灌注，一次剂量1 000~1 500mg。

（2）替加氟（tegafur）：为氟尿嘧啶的衍生物，在体内逐渐变为氟尿嘧啶而起作用。其作用与氟尿嘧啶相同，在体内能干扰、拮抗DNA、RNA及蛋白质的合成。单药成人一日剂量800~1 000mg或按体重一次15~20mg/kg，溶于5%葡萄糖注射液或0.9%氯化钠注射液500ml中，一日1次静滴，总量20~40g为一疗程。也可与其他抗肿瘤药物联合应用。不良反应较氟尿嘧啶轻微。外周水肿和呼吸困难较常见。肝功能监测升高常见，有致命的暴发性肝炎的报道。

（三）抗肿瘤抗生素

是由微生物产生的具有抗肿瘤活性的化学物质。

1. 多柔比星（doxorubicin） 又名阿霉素（adriamycin，ADM），属蒽环类，主要通过干扰转录过程、阻止RNA合成而发挥抗肿瘤作用，为细胞周期非特异性广谱抗肿瘤药。多柔比星对S期细胞有较强的杀灭作用，并延缓G_1期及G_2/M期进程。主要用于急、慢性白血病、恶性淋巴瘤，对胃癌、肺癌、膀胱癌、肝癌等多系统肿瘤均有效。制剂规格：10mg，20mg，50mg/支。不良反应：主要为心脏毒性，早期给予维生素B_6及辅酶Q_{10}可降低毒性而不影响其抗肿瘤作用；还可引起骨髓抑制、消化道反应、脱发、口腔炎、皮疹及药物热等。经导管动脉内灌注，一次剂量40~60mg。可与超液态碘油混合乳化后灌注。

2. 表阿霉素（epirubicin，EPI） 又名表柔比星，作用、适应证及不良反应与ADM相似。制剂规格：10mg，50mg/支。

3. 丝裂霉素 C（mitomycin C, MMC） 又名自力霉素，系从放线菌 Streptomyces caespitosis 培养液中提取、分离出的结晶粉，属细胞周期非特异性广谱抗肿瘤药。对各期细胞均有杀伤作用，G_1 晚期及 S 早期细胞最敏感。主要用于治疗胃癌、胰腺癌、结肠癌、肝癌、肺癌、乳腺癌和宫颈癌等。制剂规格：2mg/支、4mg/支。不良反应：主要有白细胞及血小板明显降低等骨髓抑制反应；可见心、肾毒性及间质性肺炎等。经导管动脉内注射剂量为 10~20mg，总量不宜超过 60mg。可与超液态碘油混合乳化后灌注。

（四）植物来源抗肿瘤药

本类药物为数很多，如长春新碱、长春地辛、长春瑞滨、羟基喜树碱及紫杉醇等。

1. 长春新碱（vincristine, VCR） 是从长春花植物中提取纯化的生物碱，属细胞周期特异性抗肿瘤药，能抑制肿瘤细胞的有丝分裂，使细胞分裂停止于早中期。主要杀伤 M 期细胞，大剂量也影响 S 期细胞。主要用于血液肿瘤，对乳腺癌、头颈部肿瘤、肺癌及肾母细胞瘤亦有效。制剂规格：0.5mg/支，1mg/支。不良反应：主要引起神经毒性，表现为手指及足趾麻木、感觉异常、腱反射迟钝或消失、外周神经炎、四肢酸软、麻痹性肠梗阻、复视、眼睑下垂及声带麻痹等；也可引起骨髓抑制、胃肠道反应、脱发等；药物从血管外漏可引起局部组织坏死。经导管动脉内灌注，一次剂量 2~4mg。

2. 羟基喜树碱（hydroxycamptothecin, OH-CPT） 是从我国特有珙桐科乔木喜树的根、皮及果实中提取的生物碱，属细胞周期特异性抗肿瘤药，主要杀伤 S 期细胞。临床应用于治疗胃癌、结肠癌、膀胱癌、肝癌及头颈部肿瘤等。制剂规格：2mg/支。不良反应：主要有胃肠道反应、骨髓抑制，较严重的是膀胱毒性，表现为尿频、尿痛、血尿等。经导管动脉内灌注，一次剂量 10~20mg。

3. 鬼臼乙叉苷（etoposide, V-16） 又名依托泊苷，是鬼臼毒的半合成衍生物之一，属细胞周期特异性抗肿瘤药，主要作用于 S 期，也作用于 G_1 期，延迟两期进程而显现出杀灭肿瘤细胞作用。常用于治疗小细胞肺癌、胃癌、食管癌、膀胱癌等。制剂规格：100mg/支。使用时应避光。不良反应：常见食欲减退、恶心、呕吐及腹泻等胃肠道反应，可有白细胞减少、贫血等骨髓抑制反应。经导管动脉内灌注，一次剂量 100~200mg。

4. 紫杉醇（taxol, TAX） 是从植物紫杉和红豆杉树皮中提取的紫杉烷二萜成分，属细胞周期特异性抗肿瘤药，能选择性地促进微管蛋白聚合，同时又抑制其解聚，从而影响纺锤体的形成，抑制肿瘤细胞的有丝分裂，使细胞停止于 G_2/M 期。常用于治疗生殖系肿瘤、非小细胞肺癌，对食管癌、头颈部肿瘤亦有效。制剂规格：30mg/支（5ml）。不良反应：骨髓抑制、周围神经性病变、肌肉痛、心脏毒性等。经导管动脉内灌注，一次剂量 100~300mg。

（五）铂类化合物（platinum coordination complex）

本类药物包括顺铂和卡铂等，它们主要破坏 DNA 结构与功能而发挥抗肿瘤作用，属细胞周期非特异性药。

1. 顺铂（cisplatin, DDP） 又名顺氯氨铂，抗瘤谱较广，常用于治疗睾丸癌、卵巢癌、头颈部肿瘤、膀胱癌、肺癌等，为联合化疗较常用的药物。制剂规格：10mg，20mg/支。不良反应：主要有肾脏毒性、胃肠道反应，也可引起骨髓抑制和听力减退，与应用剂量有关。为了防止肾毒性的发生，在治疗前后应注意水化并应用强效利尿药呋塞米，24 小时内排尿量在 2 000ml 以上。在配制和注射药物时不能用铝制针头或含铝的输注设备，因铝可与顺铂反应并使之失活。经导管动脉内灌注，每次 40~80mg。

2. 卡铂（carboplatin, CBP） 本品为第二代铂类抗肿瘤药，其抗癌作用与顺铂相似。常用于治疗小细胞肺癌、卵巢癌、睾丸癌及头颈部肿瘤等。制剂规格：100mg/支。不良反应：胃肠道、肾及耳毒性比顺铂低，主要毒性反应是骨髓抑制，但 4~6 周可恢复。

3. 草酸铂（oxaliplatin） 又名奥沙利铂，为第三代铂类抗肿瘤药。与其他铂类配合物不同，奥沙利铂有广泛的抗瘤活性，对结直肠癌、胃癌有较好疗效，对卵巢癌、非小细胞肺癌、乳腺癌和头颈部肿瘤也有效。制剂规格：50mg/支；100mg/支。不良反应：主要是外周神经病变，常由寒冷引起急性发作，表现为四肢、口腔和咽喉的感觉异常或迟钝，因此经导管动脉内灌注时应注意为患者保暖。配制药物时，必须用葡萄糖注射液作为溶解剂，也不能用铝制针头或含铝的输注设备。

4. 洛铂（lobaplatin） 为第三代铂类抗肿瘤药，抗癌作用与顺铂、卡铂相似或更强，但对肾、耳及消化道等毒性较顺铂明显要低，而血液系统毒性发生较多，其中血小板减少发生率较高。主要用于治疗乳腺癌、小细胞肺癌及慢性粒细胞白血病。使用前用5ml注射用水溶解，此溶液应4小时内应用（存放温度2~8℃）。静脉注射按体表面积一次50mg/m^2，洛铂不能用氯化钠溶液溶解，这样可增加洛铂的降解。

（何景良）

第九章

脑血管造影术

第一节 概述

在 CT 出现之前，脑血管造影常常用来检查颅内肿块及由不同占位性病变引起的占位效应。近二十年来，随着 CT、MRI 等精细的非创伤性影像学检查手段的出现，脑血管造影现已较少作为中枢神经系统的首选检查方法，主要用于评价颈动脉系统和椎－基底动脉系统病变程度和颅内外血管侧支代偿状况。近年来，随着 CT、MRI、TCD、CTA 及 MRA 等技术的不断进步，很多情况下，CTA 及 MRA 已基本能够获得完整的颈动脉和脑血管的图像。经皮插管脑血管造影由于有一定的创伤性，其检查的应用范围已经明显缩小。但在某些情况下，非常需要精确了解脑血管病变的部位和程度，以更好地指导对脑血管病患者的临床诊治，是否需要采取外科治疗或血管内介入治疗如血管成形术、动脉瘤或动静脉畸形的血管内栓塞治疗等，这时经皮插管脑血管造影术仍然是其他检查手段所无法替代的重要方法。

（何景良）

第二节 脑血管造影前的准备

造影前准备包括：了解病情、完善相关实验室检查、签署手术同意书、术前术中药物准备、造影剂准备、建立静脉通路、术中监测以及其他改善操作效率的措施。

一、了解病情及完善相关实验室检查

在造影前一天对患者进行查体并了解相关情况以便于在术中、术后的神经系统变化的对比，对于高龄、肥胖、怀疑有下肢动脉血管病变者，了解股动脉、足背动脉搏动情况，必要时行相应部位超声检查。判断患者是否有脑血管造影的禁忌，评定这种昂贵的有创检查是否能为患者解决重要问题。了解患者临床情况和既往史，特别是有无药物及造影剂过敏史，这一点非常重要，虽然目前我们造影过程中所使用的非离子型造影剂比较安全，并不强调一定要行过敏试验，但在临床的使用中仍有一定比率的过敏反应发生。目前脑血管造影中发生的一些特殊并发症是否和造影剂过敏有关仍不甚清楚。了解患者的肾功能（血尿素氮及肌酐水平）、血小板计数、凝血指标。一般认为血肌酐≤250μmol/L 的患者脑血管造影是安全的，但应注意控制造影剂用量；血小板计数≤$80×10^{12}$/L 的患者，即使凝血指标正常，一般不建议行脑血管造影检查。长期服用华法林抗凝治疗的患者（包括房颤或瓣膜置换术后患者），脑血管造影术前数天应停用华法林，改用肝素抗凝。因华法林治疗的患者术中一旦出现出血需要用新鲜血浆来中和华法林，而肝素抗凝的患者可及时使用鱼精蛋白中和。此外还需要了解患者的泌尿系统情况，必要时术前需行导尿处理。心功能Ⅱ～Ⅲ级的患者需注意术中造影剂用量、灌洗速度以及灌洗量，并尽量缩短造影时间。

二、签署知情同意书

首先介入医生需让患者及家属了解行脑血管造影的必要性及可能带来的并发症或危害。能否和患者

及家属进行客观的交流必须建立在对患者病情全面了解的基础上,很难相信一个医生在不完全了解患者情况下还能对患者是否需要接受此类操作做出一个客观的评价。有学者在积累了数千例血管介入的经验后认为脑血管造影是非常安全的有创检查,但仍然可能给患者及其家庭带来灾难性的危害,所以单独过分强调脑血管造影的安全性或危害性都是不合适的。在取得了患者和家属的同意后签署书面文件非常必要。

三、术前及术中药物准备

虽然接受造影的患者术前已对脑血管造影有了一定程度的了解,但仍然不可避免地存在着对造影的恐惧感,故常规在手术前或手术中给予患者适当的镇静处理,在术前半小时可予0.1~0.2g苯巴比妥钠肌注,或术中给予地西泮或咪达唑仑静推,其他术中用到或可能用到的药物包括:①肝素钠:用于全身肝素化,预防各种导管进入血管后的血栓形成,和配制术中冲洗导管及灌注所用的肝素生理盐水。②血管解痉药物:包括术中持续静滴的尼莫地平以及备用的罂粟碱或硝酸甘油,罂粟碱或硝酸甘油主要为造影术中可能发生的血管痉挛而准备。③尿激酶20万~50万单位:对于术中因血栓形成而造成的栓塞可能有用。

四、造影剂准备

DSA常用的造影剂可分为两大类,包括离子型水溶性和非离子型水溶性。因为非离子型造影剂过敏反应发生率已非常低,渗透压与血浆渗透压更为接近,目前脑血管造影多选择这类造影剂。造影质量和造影剂浓度有关,但并非选用造影剂浓度越高越好,有学者在大量的造影过程中发现,碘浓度200mg/ml即可获得比较满意的造影效果。有关造影剂是否需要稀释,目前没有统一的观点。国际上多数观点认为造影剂以不稀释为好。一些学者认为,具体应用时可根据患者的情况和所使用的造影剂类型由造影医生决定。有关造影剂的详细介绍可参考本书相关章节。

五、建立有效的静脉通道

为了及时处理患者术中可能出现的各种不良反应和并发症,必须在操作开始前建立静脉输液通道。当出现紧急情况如造影剂过敏、血管痉挛、低血压、心动过缓等情况时,应及时处理。

六、术中生命体征监测

虽然操作者会在术中关注患者的生命体征包括血压或心率的变化,但在操作过程中,术者会将其注意力更多放在导管的操作及X线显示屏上,有时可能忽略监护仪的观察,所以建议术中安排专门的医生或技术人员对患者的生命体征进行监测。对于出现生命体征变化或者患者出现不适时,停止操作,可以通过与患者语言交流、指令动作的完成程度与术前病情变化对比。

七、其他准备

包括消毒导管包及各种导管和导丝等器材的准备,特别是需要准备好平时不常用的导管和导丝。消毒导管包内应包括:①手术铺单和洞巾;②2~3个容量100ml左右的量杯;③大方盘1个,用来浸泡导管及导丝;④容量为1 000ml左右小盘2个,盛放体外和体内导管冲洗用的肝素生理盐水;⑤小弯盘2个,盛放消毒纱布及穿刺物品;⑥尖头刀片及刀柄;⑦蚊式止血钳一把。

(曹 驰)

第三节 脑血管造影的影响因素

传统外科手术在许多方面取得了骄人的成就。然而就精确性而言,传统手术存在一定程度的盲目性。凭借对解剖结构了解,在缺乏影像支持的情况下也能完成穿刺引流等操作。但随着成像技术的发展,将现代血管成像技术与各种手术相结合,可以增加操作的精确性,提高手术的成功率,改善治疗效果。由此确立了血管影像技术在手术中的重要性和指导作用,促进了血管内相关技术的产生和发展。评价血管成像质量的好坏是非常困难的,必须经过大量的实践和体会。熟悉掌握常见影响血管内造影图像质量的因素,才有可能设置最适合目的血管的模式,得到客观、满意的图像。

一、一般影响因素

造影设备最好是多功能的通用机器,以免不必要地延长操作时间。操作者应最大限度地发挥影像设备所具备的功能。造影时应尽可能确保获得足够的影像资料,以便指导治疗方案的制订。监视器显示的图像和存储的图像可能会有所不同。许多介入医生习惯于根据存储图像上动脉的走行图制订治疗方案。实际上,数字减影术为我们提供了高质量的监视器图像,也可以根据监视图像做出决断(图9-1A、B)。

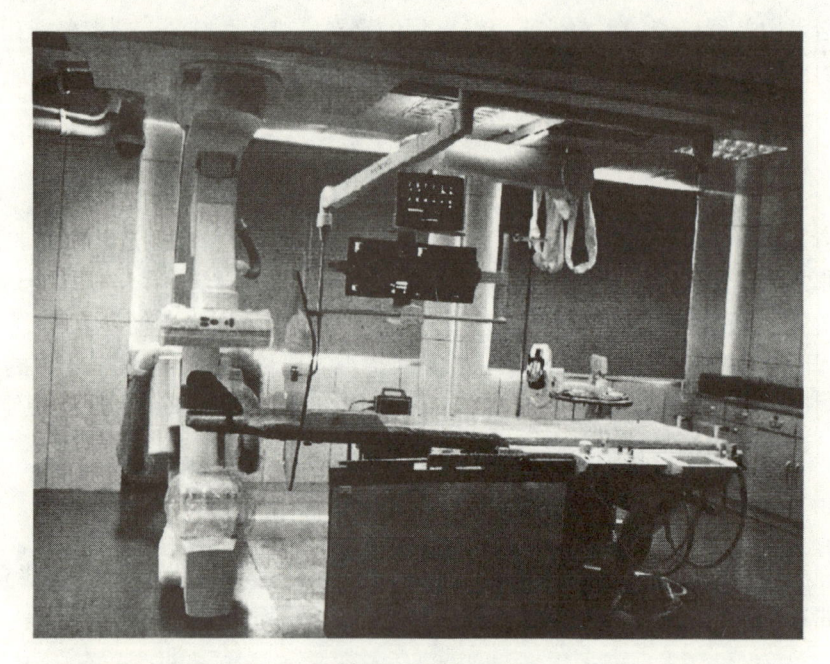

图9-1A DSA设备

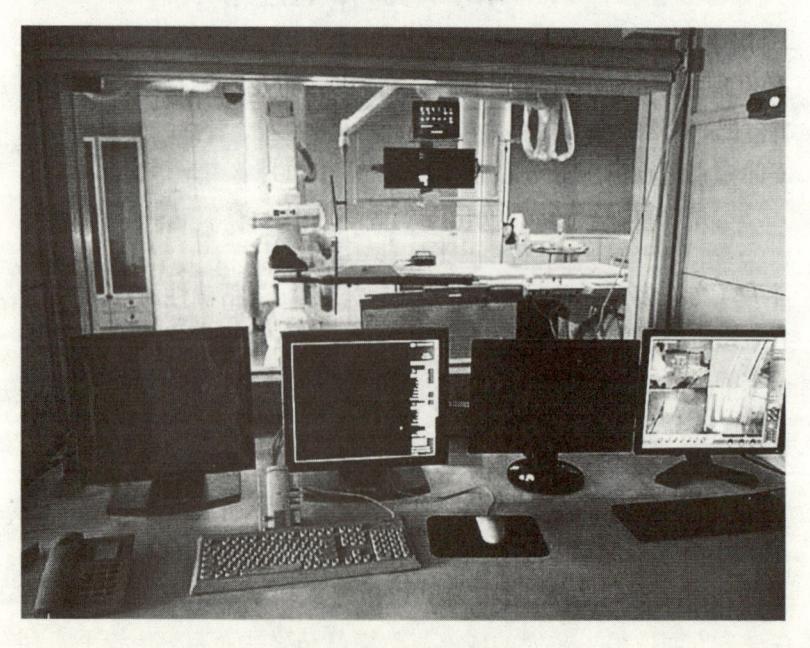

图9-1B DSA操控室

表9-1列出了实际工作中决定图像质量的常见因素。显像方式取决于所使用的影像设备,包括数字减影动脉造影或快速换片动脉造影。虽然快速换片动脉造影可以获得清晰的动脉造影图像,但它无法满足血管内介入治疗所要求的即时显像,目前基本已被淘汰。DSA 的出现满足了血管内介入治疗对即时显像的要求。DSA 成像的像素越高,分辨率就越高;热容量越高,造影时图像衰退越慢,也不容易模糊。噪声使图像不清晰,对比度增加时更明显。噪声包括 X 线噪声、视频系统噪声、量化噪声、射线引起的噪声、存储噪声等,噪声增加或者信噪比降低,将使数字减影影像的空间分辨率、血管分辨力、对比分辨力等参数受到影响。上述影响成像效果的因素在用户购买机器时即已确定。此外,图像质量与监视器图像和硬拷贝图像两种不同的显像方式也有关。

表9-1 影响图像质量常见因素

图像显示方式	监视器图像	成像技术	见下文
	胶片	造影剂注射	注射时间
图像采集模式	数字减影		注射速率
	快速换片		注射压力
造影设备的技术参数	像素		注射造影剂的浓度
	信噪比		注射造影剂的剂量
	后处理	导管头端位置	导管头端距目的血管距离
	其他参数		导管头端方向
理想的 X 线设置	电压	患者因素	体型
	电流强度		成像血管的解剖特点
	聚焦		造影时是否移动
	滤线光栅		

二、成像方式

X 线球管发出特定能量的 X 线,X 线透过患者的身体(图9-2)。电压值(通常为 60~80kV)决定 X 线的穿透力。理论上焦点(0.15~1.2mm)越小越好,因为焦点越小分辨率越高。但必须保证一定的帧速使球管发出的射线穿透患者身体。球管发出的 X 线一部分被组织吸收,一部分被散射,剩余的 X 射线轰击影像增强器。不同的组织对 X 线的吸收度不同,密度高的物质(如骨骼、造影剂、外科夹等)吸收度高。通过比较组织对 X 线吸收度的不同形成图像。图像传输至电视系统形成动态影像。造影检查时,应避免造影检查区的活动,因为检查区的运动可导致 X 射线吸收和分布改变,导致图像模糊。

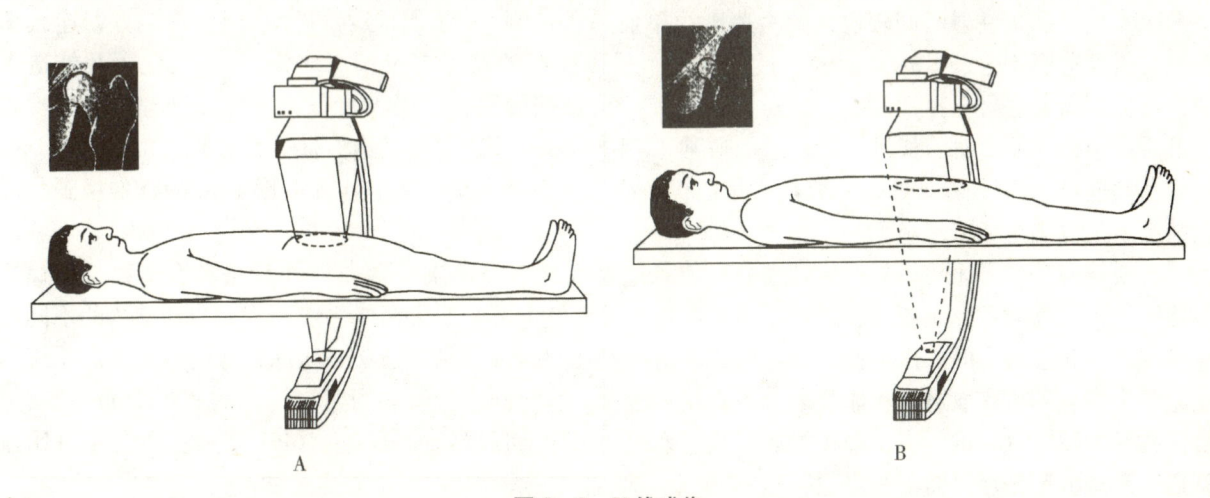

图9-2 X 线成像

A. X 线球管发射 X 线束穿透人体,部分 X 线被吸收,剩余部分被影像增强器接收并转换成 X 线影像;B. 影像增强器离检查部位越近,X 线散射越少,视野也越大,影像越清晰

三、数字减影血管造影与快速换片血管造影

表9-2简要比较了数字减影动脉造影与快速换片动脉造影的优缺点。就分辨率而言，DSA与快速换片动脉造影相当，但DSA费用低廉、快速且便于操作。数字系统的持续发展，以及分辨率的进一步改善，必将使DSA的图像分辨率超越快速换片造影。目前，多数血管造影中心DSA和快速换片造影两种图像采集的模式互补并存。但由于DSA技术的迅速发展，越来越多的血管造影中心向单一的数字系统转型。

表9-2 数字减影血管造影与快速换片动脉造影的比较

	数字减影（DSA）	快速换片（Cut film）
优点	快速	分辨率较高
	费用低	无阻挡的
	图像可进行后处理	准确判断血管成形术所需球囊规格
	持续的技术改进	
	图像易于存储	
缺点	分辨率相对较低，但在不断提高	术前需对造影剂注射时间进行推测
	需多次注射造影剂	需等待造影片
	管腔内及运动伪影较多	胶片阅读及存储较复杂
		造影剂用量较大

先将血管造影前后在影像增强器上的图像用高分辨率摄像管进行序列扫描，把所得连续视频信号转变成一定数量独立像素；再经模-数转换器转成数字，分别储存在计算机的两个储存器中，造影前的影像称蒙片图像（mask image），造影后的影像称显影图像。然后指令计算机，将显影图像数据减去蒙片图像数据，剩下的只有注射造影剂后血管影像数据。此数据经模-数转换器处理后，再以512×512或1 024×1 024的矩阵显示于监视器上，此影像即为减影图像。每个像素越小，则每幅图像的所含像素数越多，图像分辨率越高。DSA图像是以X线电影照相格式记录的动态影像，图像采集速度可根据检查血管的解剖部位通过操纵台进行调整。动态影像可通过监视屏显示；或经过选择用多幅激光照相机拷贝成照片；亦可通过磁盘，磁带或高分辨率光盘储存。这种减影方法是通过不同时间获得的两个影像相减而成，故称时间减影。时间减影的缺点是易因器官运动而使摄像不能完全重合，致血管影像模糊。DSA的最大优势是不必等待洗片即时获得图像，并可立即决定治疗措施。

DSA的造影剂注射时间较快速换片造影简单而易于控制，影像增强器置于目标血管上方，连续图像采集贯穿造影剂通过目标血管的全过程。DSA采用稀释的碘化造影剂（50%）、二氧化碳及钆造影剂，可根据需要进行选择性的血管造影，从而减少造影剂的用量。DSA可进行图像后处理，造影检查结束后可根据需要，对图像进行后处理。通常2~4帧/秒的帧速即满足绝大部分血管检查的需要，DSA的最高帧速可达30帧/s。DSA视野的大小由设备决定，但通常小于快速换片造影14in的标准视野，但在精度上足以满足临床需求。

与快速换片造影比较，如果想观察目标血管造影剂的全程径流，除非DSA设备具有造影剂跟踪这一功能，否则需对目标血管全程进行分段多次造影。就绝大部分数字减影系统而言，对动脉树的不同水平成像需要相应独立的一次定位、蒙片采集和造影剂注射。新的具备造影剂跟踪技术的数字减影系统则仅需单个序列即可完成对目标血管的全程观察。过去，数字减影系统的视野（通常为9~11in）较快速换片造影的视野（14in）小；现在，数字减影系统的影像增强器的视野可达16in，便携式的数字减影血管造影系统的影像增强器的视野也可达12in。

快速换片造影的胶片需要冲洗显影，一经曝光即无法更改。快速换片造影依赖于交换台和快速换片器，造影剂流经目标血管的时间必须预先估算。当造影剂流经待测血管时，进行曝光并获得图像。因此获得理想血管影像的前提是准确估计造影剂流经目标血管的时间。快速换片动脉造影具有极高的分辨

率，但是操作比较麻烦，费用较为昂贵。胶片曝光至冲洗显影需要等待较长时间，大多数获得的造影片对比度不足，需要进行分选。而这些并不理想的造影片虽然缺乏研究价值，但仍需保存。胶片既大又沉重，生产和储存需要高昂成本。综上所述，将来的动脉造影必将依赖于分辨率不断改进、功能不断完善的数字减影系统。

四、造影技术

操作者的显像技术是影响造影图像质量的重要可控制因素，下面列出了提高图像分辨率的特殊操作技巧。

（1）同一检查视野内应包括尽可能多的目标区域：例如，如果考虑颈总动脉与颈内动脉同时存在病变，检查视野应同时覆盖颈总动脉与颈内动脉。

（2）用较小检查视野对特殊部位进行放大观察。

（3）曝光前调整好患者与影像增强器之间的位置。

（4）降低电压以增高对比度。

（5）缩小影像增强器与检查部位的距离，降低散射。

（6）采用最小焦点。

（7）采用较高帧速以提高动态分辨率。

（8）避免检查部位的运动：训练患者屏气、限制肢体运动（必要时制动）。

（9）通过X线束滤过以减少散射。

（10）调节造影剂浓度（血流速度较慢时，稀释的造影剂仍可形成造影剂柱，获得良好图像）。

（11）对于意识清楚的患者必须使用耐受性较好的造影剂，尤其是缺血部位的血管造影（低渗）。

（12）在保证安全的前提下，造影剂注射应尽可能接近病变部位。根据检查部位血流速度和方向，调整导管头，以保证造影剂以柱形通过病变区。

（13）用DSA预测快速换片造影时造影剂流经病变血管的时间。

（14）尽可能避开骨骼分界线。

（15）使用头端带有不透X线标志的造影导管和动脉鞘。

（16）选择目标血管最佳的投影角度摄片。

（17）根据所需获得的图像资料选择最佳摄片。

影像增强器离患者越近，X线散射越少，图像越清晰；但同时图像的放大率下降。最大限度减少造影局部的运动可防止图像模糊。绝大部分数字减影系统提供多种不同尺寸的视野选择（如：4、9、11in），较小的视野可突出感兴趣的区域，并提高分辨率。操作者必须在视野大小与相应的分辨率高低之间做出利弊权衡。选择理想的造影剂、合适的浓度、剂量及适当的注射方式可提高图像质量。患者对选择的造影剂耐受性好，可减少造影过程中患者因不适而导致的运动，避免由此引起的图像模糊。外界物品必须从造影视野中清除，操作者手的X线显像同样也是影响图像质量不可忽视的因素。检查时应始终将感兴趣的区域置于曝光中心，必要时需采用斜位或调整患者体位。降低电压可提高分辨率，但增加辐射。缩小焦点可提高图像分辨率，但同时降低帧速及减少成像能量。提高帧速可以提高分辨率，但增加辐射，某些高流速病变，如动静脉瘘，只有使用高帧速（高达30帧/秒）成像才能很好地观察到。改善动态图像的连续性，提供造影剂径流的实时动态观察，有利于对病变部位的分析和判断。操作者的造影技术也与图像质量密切相关。造影剂的剂量、浓度及注射方式（自动或手动注射）必须根据具体情况决定。患者的体型会显著影响影像增强器与目标血管间的距离，从而影响图像质量。

五、路图

路图（road map）是数字减影系统的重要特色，为造影导管及导丝提供实时向导。路图工作原理是从透视视野中减去最初没有注射造影剂的蒙片信息，从而消除骨骼等组织的影像。注射造影剂使透视视野中的目标血管变得不透X线。经过减去蒙片中的其他组织图像，得到清晰的血管图像，并显示在监视屏上。操作方法：调整理想检查体位，选中 road map 模式，在透视下，手推造影剂后即完成路图的操作。注意以后的操作皆不能移动检查部位，不然失去路图作用。通过监视屏任何运动物体通过该部位时，如导丝或造影导管，在原先的路图框架中均可以观察到（图9-3）。

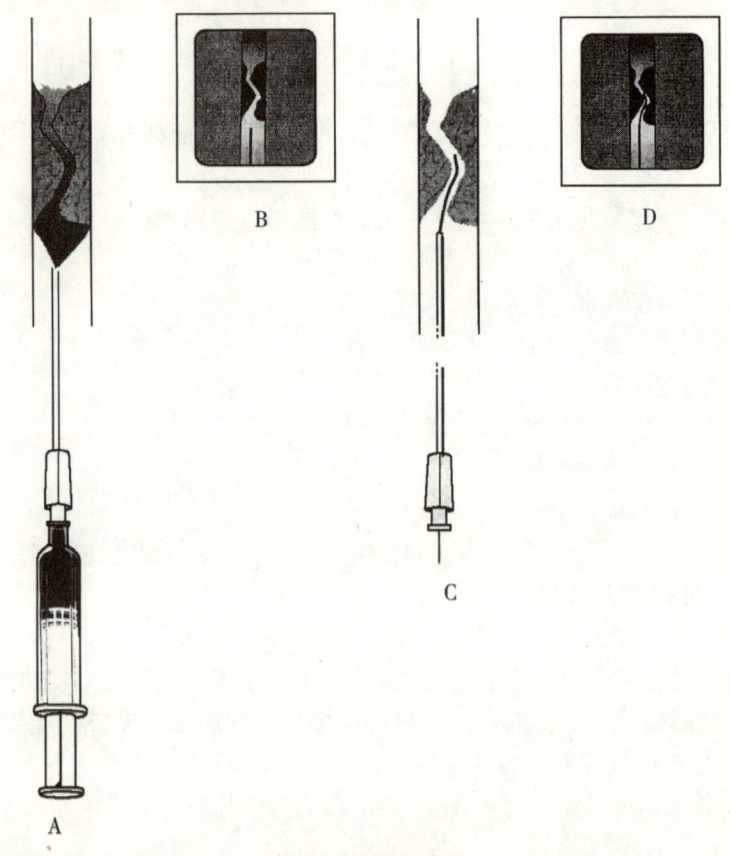

图9-3 路图应用

路图的主要作用包括：指引导丝导管通过狭窄血管和指引选择性插管
A. 动脉造影导管置于病变部位的近端，推注造影剂，通过计算机减影获得病变部位血管的静态影像；B. 路图叠加在实时动态的荧光透视图像上；C. 在路图的指引下导丝通过狭窄部位；D. 叠加路图的监视器上可以实时动态观察导丝通过狭窄部位的情况

许多关于 DSA 的文献对路图均有详细描述。但实际工作中并不是每次血管造影均要使用路图。操作者的技术越熟练，路图的使用就愈少。路图主要适用于下述几种情况。

（1）选择性导管插入时，发现并标记血管的起源。
（2）指导造影导管或导丝通过严重狭窄部位。
（3）指导通过闭塞部位（动脉溶栓）。
（4）引导无脉动脉的穿刺。
（5）指导血栓摘除术和栓子切除术。
（6）介入器材在血管内的定位参考。
（7）复杂血管重建时，若无需行动脉造影，路图可指导连续的血管重建操作。

就本质而言，路图是额外的步骤，需要额外的操作时间，只有特殊需要时使用。似乎无论何种型号的数字减影设备，路图失败是常事。路图的图像分辨率非常差，常常呈颗粒状，因此通常无法显示小血管。随检查部位的运动及时间的延长，路图的蒙片逐渐模糊，因此在路图使用过程中图像质量逐渐下降。操作过程中，一旦需要调整透视体位或动脉造影，路图即丢失。

六、自动高压注射器

采用 65～100cm 长、4F 或 5F 造影导管进行主动脉造影时，注射造影剂的压力需可高达 1 050psi（1 050 磅/平方英寸）以产生理想的造影剂团注。造影剂必须克服动脉压力在短时间内注射完毕，而且要求瞬间达到规定的注射压。电动注射器可提供高达 2 000psi 的注射压力。每一种造影导管均标有制造商推荐的可以使用的最高注射压。自动高压注射器与摄片有效集成可以控制最佳的造影剂注射时机，而且自动高压注射器可以提供恒定的造影剂注射速度和压力。如果没有自动高压注射器，细的造影导管行经皮动脉血管造影将无法完成（图9-4）。最常使用的造影剂注射程序是（4～10）ml/s×（2～10）ml/s，根据所需造影检查的血管决定具体参数。自动高压注射器是与动脉造影系统连接的附件——高压下可能泄漏的连接越多，所需的准备时间就越长，成像摄片失败的可能性越大。当造影剂喷射可能导致血管损伤时，如造影导管头端在动脉瘤内、紧贴动脉管壁或在血管病变部位，应避免使用自动高压注射器进行造影剂自动注射（图9-5）。

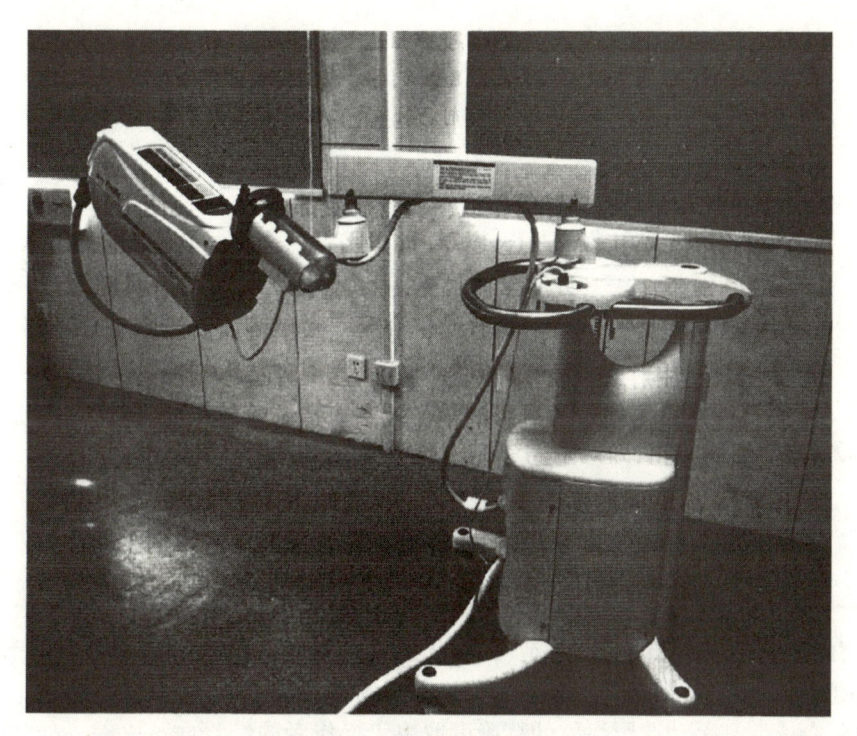

图 9-4 电动高压注射器

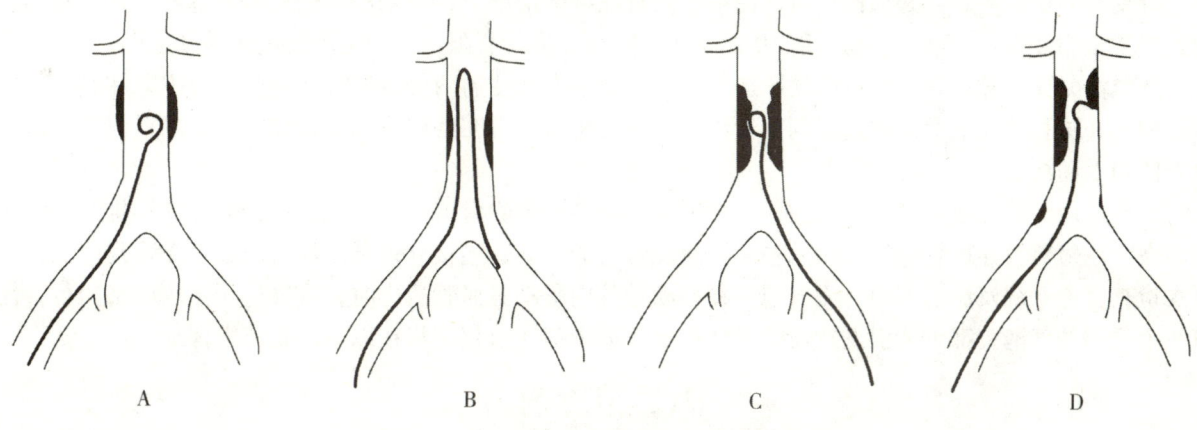

图 9-5 高压注射有可能造成血管损伤的情况

A. 高压注射的造影剂可能导致动脉瘤内致密的血栓破裂、脱落,造成远端血管栓塞; B. 高压注射的后坐力可能造成造影导管搅打病变部位造成斑块脱落; C. 造影导管头端位于狭窄部位,造影剂注射时的高压可使导管头端变形,导致病变部位的斑块脱落; D. 造影导管头端可能紧贴动脉壁,而非游离状态,造影剂注射时的高压可损伤血管壁

七、自动注射与手动注射的比较

造影剂可采用自动注射或手动注射(表9-3)。这两种造影剂注射方法互补,在动脉造影过程中常常联合使用。当使用的造影剂黏度较高或造影管较小时,造影剂的注射常常有一定困难。

表9-3 造影剂注射方法:自动注射与手动注射比较

造影导管端口位置	自动注射	手动注射	两者皆可
主动脉弓	✓		
无名动脉	✓		
锁骨下动脉	✓		
腋动脉			✓
颈动脉			✓
胸主动脉	✓		
腹主动脉	✓		
内脏动脉			✓
肾动脉			✓
肾下主动脉	✓		
髂动脉	✓		
股动脉			✓
腘动脉			✓
胫动脉		✓	
移植血管		✓	

手动注射具有简单、省时的优势。当造影剂的注射量不超过20ml、造影导管管径较粗(不小于7F)以及检查部位血流速度较慢时,这时应首先考虑采用造影剂手动注射。所使用的注射器越小,手动注射所获得的压力越高。手动造影注射的精确度取决于操作者的经验。

主动脉血管造影所需的造影剂量及注射速度通常是手动注射无法完成的,因此采用4F或5F造影导管进行主动脉血管造影,必须使用自动注射。只有在特殊情况下,可采用管径较粗的造影导管,并将导管头端置于病变附近,通过手动注射10~20ml造影剂,进行有限范围的主动脉或髂动脉造影。

选择性分支动脉造影以及下肢动脉造影时,手动或自动注射两种方法均可使用。与主动脉和髂动脉造影相比,这种情况下所需的造影剂量和注射速度要小得多。在某些情况下,如腘动脉以下的造影,应优先使用手动注射。

无论采用手动还是自动造影剂注射,注射前必须彻底排除管道中的气泡。首先造影导管排气;继而自动高压注射器及连接管排气;然后将高压灌洗管与造影导管连接并锁紧;最后回吸直至看到回血,并再次检查管道系统及注射器内有无气泡。在脑动脉及内脏动脉血管造影时,排气过程更应严格执行;任何一个很小的气泡,都可能引发致命的气体栓塞。造影剂注射程序将在以后的章节中详细论述。

八、造影剂

合适的造影剂的选择需考虑多种因素,包括渗透压、离子电荷、费用及并发症。标准的含碘造影剂具有很高的X线吸收度,是目前常规X线血管造影和数字减影(DSA)最常用的造影剂。CT增强扫描

第九章 脑血管造影术

和绝大多数介入治疗操作也都需要使用含碘造影剂。通常造影剂渗透压（320～1 700mOsm）比血液渗透压（约300mOsm）高。在肾功能正常的情况下，造影剂的最大剂量为5～7mg/kg。目前认为许多造影剂的并发症，如造影剂注射时的疼痛、心脏超负荷以及肾毒性，均与其高渗透压有关。造影剂渗透压越低，机体的耐受性越好，价格也越昂贵。新型非离子造影剂常见的全身并发症发生率很低，但价格不菲。危及生命的并发症，如过敏反应，离子型造影剂和非离子型造影剂的发生率相当。非离子型造影剂的并发症较少主要因为其渗透压大约是廉价的传统离子型造影剂渗透压的一半。

造影剂所使用的浓度与采取哪种血管造影方法有关。快速换片造影所使用的造影剂碘浓度需300μg/ml；而DSA使用的造影剂碘浓度仅需150μg/ml（50%）。所需的造影剂总量与是否进行血管内治疗，抑或单纯造影检查有关。如果患者心功能和肾功能均正常，通常可耐受数百毫升的造影剂而不致出现并发症。因此一般认为，含碘造影剂的安全系数较高，特别是在新型非离子型造影剂在临床应用以后，有关碘剂毒副反应的报道已经大大减少。尽管如此，使用含碘造影剂仍然存在一定风险，特别是当患者存在肾功能不全的情况下，使用含碘造影剂做心血管造影后诱发急性肾衰竭的发生率则大大增高。因此，新型非碘型造影剂的开发是当前放射学领域的一个新课题。

使用造影剂的注意事项如下。

（1）造影检查过程中保持所用造影剂量的进行性累计。每瓶50或100ml。

（2）对所需进行的动脉造影做出详尽的计划，检查前首先明确需要获得的图像信息及所需显示血管结构。

（3）通过临床表现及多普勒检查的结果，初步明确哪些部位的血管需重点检查。

（4）部位明确的血管病变处理时，如股动脉或髂动脉分叉，可直接采用斜位。

（5）DSA检查时使用稀释的造影剂。

（6）采用一次推注1～3ml造影剂的方法初步了解血管病变的部位、导管头端与目标血管的位置，造影仅用于获得病变部位的更详细的影像资料。

（7）造影时对造影导管头端进行精确定位：譬如肾段主动脉造影时，应将导管头端置于肾动脉水平，造影剂的高压注射可使造影剂逆流显示近心端的主动脉；如果导管头端的位置过高，大量的造影剂则随血流消失于内脏动脉。

含钆造影剂曾广泛用于普通MRI增强检查和磁共振血管造影（MRA），由于其原子序数较碘高、钆螯合物的毒副反应较碘剂低、具有与碘剂相似的药代动力学及吸收X线的特点，而且与碘剂无交叉过敏，因而一些学者将其作为含碘造影剂的替代品用于X线血管造影，特别是用于肾功能不全患者的血管造影。

离子型钆容易蓄积在肝、脾及骨髓等部位，且有一定毒性，因此临床应用的含钆造影剂是钆与其他物质（如二乙烯五胺乙酸）的螯合物。钆-二乙烯五胺乙酸（Gadolinium diethylenetriamine pentacetic acid，GD-DTPA）是第一个应用于临床的含钆造影剂，其分子量约500道尔顿。钆的螯合物是亲水性，注入血管内后迅速向血管外间隙弥散，分布于组织间隙，不进入细胞内、不与血清蛋白结合，不透过正常血脑屏障，无特殊靶器官作用，在体液内结构稳定，在组织内的分布量取决于组织的血液供应、微血管的通透性以及细胞外间隙的容量。含钆造影剂几乎完全经过肾小球滤过排除，极少部分可经消化道、乳汁、皮肤等排除。在肾功能正常者，钆螯合物在机体内的半衰期约70分钟；肾功能不全患者［血清肌酸酐≥1.5mg/dl（133μmol/L）］，钆仍然主要从肾脏清除，只不过半衰期明显延长（最长达5.8小时）。含钆造影剂的缺点是水溶性不如含碘造影剂，影像质量较含碘造影剂低，且价格十分昂贵。

二氧化碳作为含碘造影剂替代品曾被用于除中枢神经系统、心脏、冠状动脉以外的外周血管造影，特别适合于对碘剂过敏、存在肾功能障碍和使用碘剂高危的患者。其优点包括价格低廉，制作容易，对肾功能无影响；但缺点也很明显。相对于含碘造影剂，其缺点包括以下几点。

（1）缺乏商品化的二氧化碳高压注射器，需要手推注射，注射速度不易掌握。

（2）二氧化碳在血管内成像不是与血液混合，而是漂浮在上，因此存在低估血管狭窄的可能。

（3）轻微运动、肠道内的气体可严重影响二氧化碳血管造影的质量。

(4)仰卧位时、静脉内注入大量二氧化碳后,可因气体积聚于肺动脉的流出道、阻挡流出道血流,造成心脏低排现象。

(5)二氧化碳过量可积聚在肠系膜血管内、造成腹痛,导致肠梗阻、横纹肌溶解、蜂窝状胃炎等。

(6)心内分流和肺动静脉瘘是使用二氧化碳的禁忌证。

(7)上肢动脉造影时,少量二氧化碳反流至颈-椎动脉系统后可导致气体栓塞。

(8)二氧化碳遇到闭塞血管时,易打碎形成气泡,无法获得理想图像。

(曹 驰)

第四节 主动脉弓造影技术

在经导管脑血管造影的开展初期,包括目前在很多的科室,主动脉弓造影一度被认为不是很必要。但在目前的脑血管造影患者中,缺血性脑血管病患者所占比重逐渐增加,这些患者往往存在不同程度的主动脉弓粥样硬化和弓上大血管开口或近端动脉粥样硬化或狭窄,一旦忽略主动脉弓造影则有可能在随后的操作中造成硬化斑块的脱落而导致灾难性的后果。此外这些患者或多或少存在主动脉弓和弓上血管的迂曲,主动脉弓和弓上血管的迂曲给选择性脑血管造影带来困难,主动脉弓造影后可以根据主动脉弓的参考图,我们可以初步了解弓上血管的走行、开口位置、与气管、锁骨头端体表标志的相对位置。有助于帮助寻找动脉血管开口和选择合适的导管;另外可通过主动脉弓造影初步评价颅内血供情况。主动脉弓造影通常采取后前位(AP)和(或)左前斜位(LAO,30°~45°),如后前位造影能清楚显示弓上各血管(包括双侧椎动脉)开口情况及相互之间的关系,则不再行 LAO 造影。如果必须限制造影剂的总量,建议 LAO 造影,省却 AP 和右前斜位(RAO)造影。确立主动脉弓分支和选择性造影的影像标志时选用 LAO 造影,评价颅内血供时应采取后前位造影。主动脉弓造影时所用造影剂总量为 30~40ml,注射速率为 15~20ml/s,高压注射器的最高压力设定为 600 磅(磅/平方英寸)。而如果要观察颅内血供造影剂总量及注射速率可适当增加。行主动脉弓造影一般选用带侧孔的猪尾巴导管。主动脉弓造影如图示(图 9-6)。

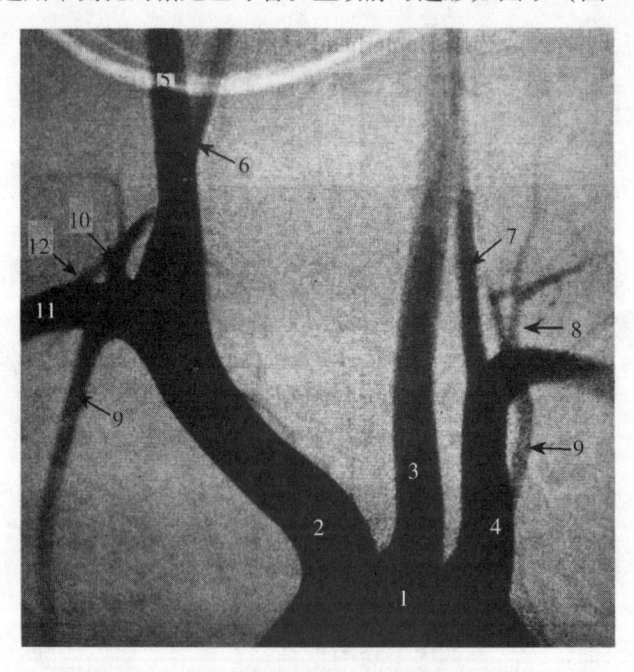

图 9-6 主动脉弓造影
1. 主动脉弓;2. 头臂干;3. 左颈总动脉;4. 左锁骨下动脉;5. 右颈总动脉;
6、7. 左右椎动脉;8、10. 两侧甲状颈干;9. 内乳动脉;11. 右锁骨下动脉;
12. 右颈肋干

(曹 驰)

第五节 导管和导丝的选择及准备

目前造影导管种类繁多，几乎所有导管头端都有不同形状的弯曲，只有一种 Son 导管（又称多功能导管）例外，头端为直的，在使用时借助主动脉瓣成形来做冠状动脉的造影，但并不适合于做脑血管造影。按头端弯曲可分为单一弯曲导管、复合弯曲导管，我们常规选用的 Vertebral 导管（椎动脉造影导管）、MPA 导管（多功能造影导管）属于单一弯曲导管，Hunterhead 导管（猎人头导管）属于复合弯曲导管。造影中使用频率次于上述几种导管的 Simmons 导管（俗称西蒙管）及 Cobra 导管（又称眼镜蛇导管）属于复合弯曲导管。而导丝的种类相对来说要简单得多，我们常用的造影导丝一般都为直径 0.035in 的亲水导丝（俗称泥鳅导丝或超滑导丝）。按导丝的硬度分为普通造影导丝（Angio）和硬导丝（Stiff）。按导丝长度分 150cm 和 260cm（或 300cm）两种规格，后者主要用于交换导管时用，故又称交换导丝。一个优秀的脑血管造影医生应对常用和不常用的导管及导丝非常熟悉，而不是简单的去比较各种导管或导丝的优缺点，只有做到这一点，才可能在第一时间挑选适合某些特殊血管的造影器材。不断地在患者血管中尝试各种不同的导管或导丝只会增加血管损伤的概率，包括增加斑块脱落及血管夹层形成的可能性，浪费时间的同时也增加经济成本。结合一些医生的经验，下面的一些简单方法可帮助初学者选择合适的造影导管，选用主动脉弓完全展开时的造影图片（大部分患者采用左前斜位时主动脉弓可完全展开），取主动脉弓下缘的最高点（Z点）做参照，以这一点为中心画一虚拟的水平线和一垂直线，这样将造影图分为四区，如图示分别为 A 区、B 区、C 区和 D 区，然后如图又以 Z 点为起点引一条线，将 B 区均匀分为两部分，分别为 B1 区和 B2 区（图 9-7）。如弓上某血管开口位于 A 区 + D 区 + B1 区，做这一血管造影时则首先选用 Vertebral 导管，其次选 Hunterhead 导管，三选 MPA 管；如弓上某血管开口位于 B2 区，做这一血管造影时则首先选用 Hunterhead 导管，其次选 Simmons 导管；如弓上某血管开口位于 C 区，做这一血管造影时则首先选用 Simmons 导管，其次选 Cobra 导管（选用导管原则见表 9-4）。

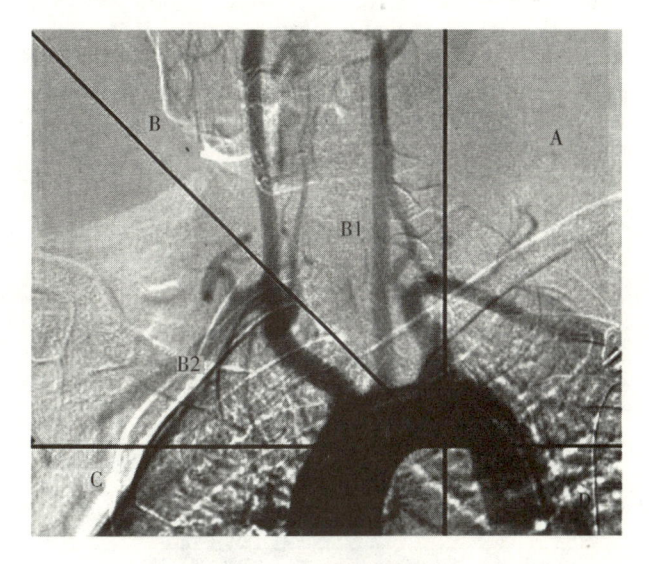

图 9-7 主动脉造影划区

表 9-4 导管选择的原则（供参考）

血管开口所在区域	首选导管	第二选择导管	第三选用导管
A 区 + B1 区 + D 区	Vertebral	Hunterhead	MPA
B2 区	Hunterhead	Simmons	
C 区	Simmons	Cobra	

Myla根据头臂干（无名动脉）开口与主动脉弓的关系，将主动脉弓分为三型：Ⅰ型弓（图9-8A）为弓上血管开口在主动脉弓上缘切线的水平线上；Ⅱ型弓（图9-8B）为头臂干开口在主动脉弓上下缘之间；Ⅲ型弓（图9-8C）为头臂干开口于主动脉弓上缘。该分型指导造影和治疗选取适合的导管：Ⅰ型弓，首先考虑应用Vertebral导管；Ⅱ型弓，更适合Hunterhead或Simmons导管；Ⅲ型弓，首选Simmons导管。

一般情况下普通造影导丝已能满足我们的造影要求，偶然弓上血管迂曲而导致导管已进入血管开口但无法进行选择性造影时需要用硬导丝加强支撑作用。亲水导丝的湿润方法包括肝素生理盐水纱布擦拭和肝素生理盐水浸泡，有些学者更推荐后者，后者能使导丝的亲水层更好的和水分子结合。

我们选用的大部分导管在进行选择性脑血管造影时并不需要对导管进行特殊处理，送导管进入主动脉弓后可直接进行操作来寻找弓上大血管的开口，而一些特殊形态的脑血管造影需选用Simmons导管时，则需在Simmons导管进入血管后首先对其进行塑型处理，塑型方法见后。

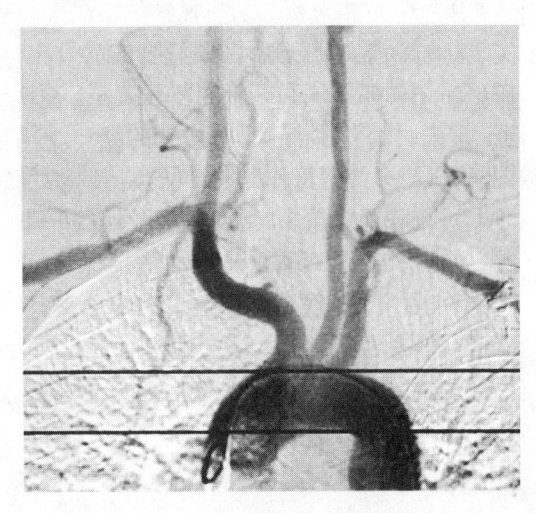

图9-8A　Myla主动脉弓分型：Ⅰ型弓

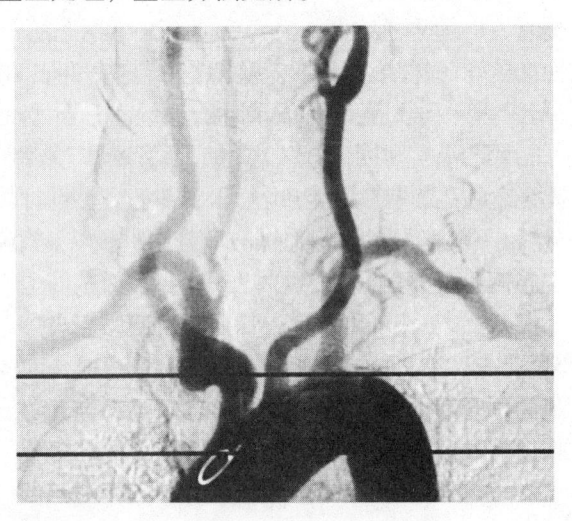

图9-8B　Myla主动脉弓分型：Ⅱ型弓

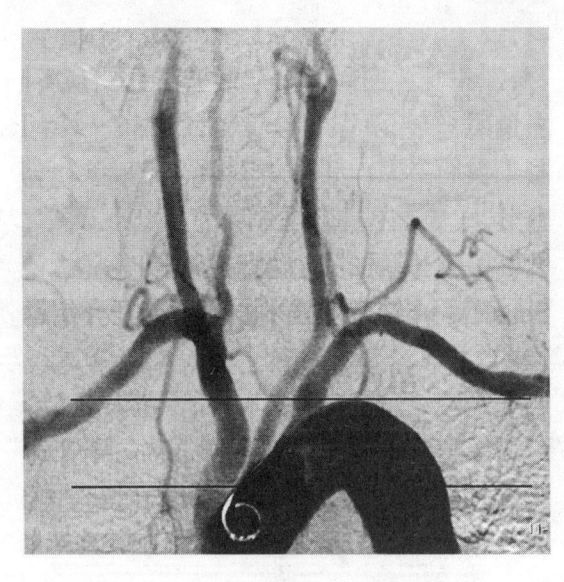

图9-8C　Myla主动脉弓分型：Ⅲ型弓

（曹　驰）

第六节　选择性脑血管造影

每一个初学者在学习脑血管造影前都需注意：①为什么几乎我们用的所有导管头端都有弯曲及有不同的形状存在？所有的弓上血管都和主动脉弓存在着一定的角度，直头导管往往无法进入这些血管，我们必须借助导管头端的弯曲来"寻找"血管开口，所以在造影过程中要善于应用各种不同形状的弯曲；②有效地利用人体的一些标志及主动脉弓的非减影造影图，我们在透视下操作导管，所能看到的是主动脉弓、人体的一些骨性结构以及气管，而主动脉弓的非减影造影图能清晰的显示主动脉弓以及弓上血管开口的位置和方向、走行方向以及与骨性结构和气管的相互关系。尤其是弓上血管开口异常时初学者会在主动脉弓附近"漫无目的"地"寻找"各血管的开口，如能利用人体的一些标志及主动脉弓的非减影造影图，可以明显缩短操作时间，同时也会减少血管损伤发生的几率。

进行脑血管造影时，需尽量做到以下几点：①了解弓上各大血管及其主要分支的大体情况，包括头臂干、双侧锁骨下动脉、双侧颈总动脉、双侧颈内动脉（颅外和颅内）、双侧椎动脉（颅外和颅内）、基底动脉以及它们的分支。②在条件许可的情况下，所需观察的血管应尽可能进行选择性造影。③选择性脑血管造影时，应以血管能显影清晰为前提，切忌盲目增加造影剂用量，否则只会增加并发症。我们将各脑血管选择性造影的造影剂常用剂量、注射速率及最高注射压力列于表9-5。

表9-5　建议的造影剂常用剂量、注射速率及最高注射压力

血管	注射速率（ml/s）	总量（ml）	最高注射压力（磅）
颈总动脉	5～6	8～10	200
颈内动脉	4～5	6～8	200
锁骨下动脉	5～6	8～10	200
椎动脉	3～4	5～6	150
主动脉弓	15～20	30～40	600

注：注射压力指的是注射器的每平方英寸的压力。

一个优秀的脑血管造影医生应熟练掌握单一弯曲导管（简称单弯导管）造影技术和Simmons导管造影技术。下面分开介绍运用上述两种导管的技巧。

一、单弯导管

实际操作过程中，除Simmons导管外其他的复合弯曲导管（如Hunterhead导管）所用技巧亦同单弯导管，Simmons导管在操作中因有其特殊性而分开介绍。

利用单弯导管行选择性脑血管造影时，首先，导管在造影导丝的指引下经过主动脉弓进入升主动脉，然后退出造影导丝，确认管腔内无气泡存在后用肝素生理盐水冲洗导管内腔。导管此时的形态通常是头端朝下指向主动脉瓣，然后边旋转导管边缓慢后撤，直到导管的弯曲指向弓上大血管的开口附近，在旋转导管的过程中需注意导管头端的运动情况，由于我们赋予导管尾端的旋转是逐渐传导到导管头端的，故导管头端的旋转运动往往滞后于导管尾端的旋转，所以一旦发现导管头端弯曲将指向大血管开口时应及时停止旋转。

当导管头端固定不动时，可稍后撤导管，这时我们往往会观察到导管头端出现一小幅度的"弹跳"动作，这提示导管头端已进入大血管开口。有两种方法可帮助我们确定这一血管是否就是我们需要造影的血管，一是在透视下注射少量造影剂（俗称"冒烟"），观察血管的走行情况；二是在已知大血管近端无病变的情况下送入造影导丝，观察导丝的走行和前面主动脉弓造影时该血管的走行方向是否一致。

确定该血管就是我们所要造影的血管时，送入导丝，使导丝的支撑力达到一定程度并使导丝头端保持在安全范围内，同时固定导丝，沿导丝缓慢前送导管，然后退出造影导丝行选择性脑血管造影（图

9-9)。

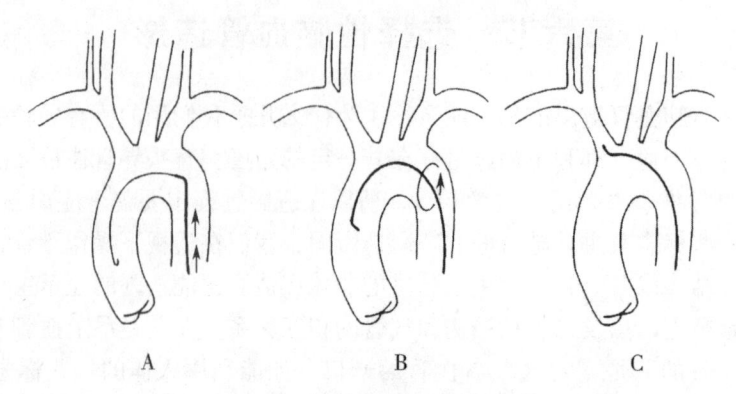

图 9-9 单弯导管行脑血管造影

还有另一种操作方法，即在主动脉弓内一边旋转导管，一边前送导管，导管头也可以进入弓上血管开口，这种方法技术上是完全可行的，但不应该作为一种常规来用，因为这种方法对血管的损伤会大的多，同时对于主动脉弓迂曲者会增加操作难度。

对于主动脉弓、弓上血管迂曲患者，行相应血管造影，尤其做头臂干上分支血管时，当导丝已达到血管远端，将导管沿导丝送入时，常出现导管在头臂干开口部位张力不能上传，即导管的输送具有明显的滞后现象，这种张力常将刚要到位的导管和导丝反弹回主动脉弓内。对于反复出现上述情况时，我们可以考虑尝试以下操作方法：①在安全前提下，导丝尽量送远，在导丝指引、支撑的前提下，推送一段距离导管，保持此张力并旋转导管。②在保持上述导管张力的前提下，让患者深呼吸或深吸气后屏住呼吸。③保持导管适当张力前提下，让患者咳嗽。④让患者的颈部最大限度地转向所选择血管的对侧。以上操作目的都是为了尽量让迂曲血管变直，这种短暂的血管伸直，可以使血管、导丝、导管同轴，在此前提下导管可以顺势输送到目标血管。

如患者主动脉弓上血管迂曲，在行右侧颈内动脉选择造影时，术者常有体会，当导丝头端已经送至颈总动脉中上段后，送导管时常有明显滞后性，当继续送导管时，张力突然释放，导致导丝、导管进入血管过深，导丝头端越过颈总动脉分叉处进入颈内动脉，如颈内动脉起始部有明显血管狭窄或存在不稳定斑块，可能会导致血管夹层或斑块脱落。最好在行此类型血管造影时，可以将导丝送到颈外动脉，导丝头端送到颈外动脉一段距离有足够的支撑力后，再送导管相对比较安全，而不主张将导丝送到颈内动脉做支撑。

二、Simmons 管

Simmons 导管因前端弯曲长度的不同而分为 1、2、3 三型，1 型最短，3 型最长，可以根据主动脉根部血管的直径去选择我们需要的导管，一般情况下，Simmons 2 可以适合大部分亚洲人的造影需要，Simmons 进入血管后，首先要对其进行塑型，以便行特殊形态脑血管造影。

Simmons 导管的塑型方法有四种：①利用弓上大血管特别是左侧锁骨下动脉来进行塑型；②利用主动脉瓣来进行塑型；③利用肾动脉及腹主动脉的大分支血管来进行塑型；④利用对侧髂总动脉进行塑型。后两种塑型方法不作为常规来用，只在无法用前两种方法进行塑型时才采用。在此重点阐述前两种塑型方法。

最常用的方法是利用左侧锁骨下动脉塑型：①在导丝的指引下插入 Simmons 导管至主动脉弓附近，后撤导丝，由于血管的限制，Simmons 导管不能恢复它原有的形态，但它的初级弯曲仍存在，利用它的初级弯曲送 Simmons 导管进入左侧锁骨下动脉开口，然后在导丝的支持下 Simmons 导管插入左侧锁骨下动脉，插入的深度为导管的初级弯曲进入，二级弯曲保留在主动脉弓内；②Simmons 导管到达上述部位后，缓慢撤出造影导丝，继续前送并旋转 Simmons 导管，这时导管的二级弯曲逐渐形成并弹出左侧锁骨下动脉，在主动脉弓内形成 Simmons 导管在体外的原始形状，Simmons 导管的塑型即完成。同样的方法也可利用左侧颈总动脉来完成（图9-10）。

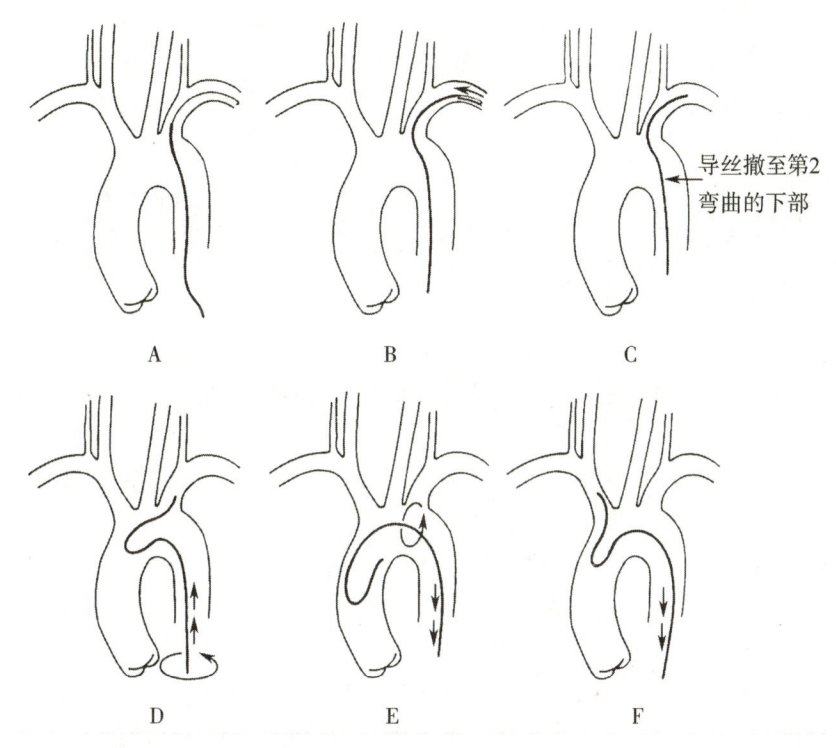

图9-10 左锁骨下动脉塑型

其次可利用主动脉瓣来完成Simmons导管的塑型。在弓上大血管开口或近端有斑块或狭窄存在，或利用弓上大血管为Simmons导管塑型失败时可采用主动脉瓣来完成塑型：①导丝引导下插入Simmons导管至升主动脉，固定导管，继续前送导丝，利用主动脉瓣的阻力，导丝头端在主动脉根部形成U形；②固定导丝，前送导管，当Simmons导管的二个弯曲都越过导丝的U形弯曲后撤回造影导丝，同时稍后撤导管，Simmons导管的塑型完成。利用主动脉瓣进行Simmons导管的塑型必须注意以下几点：①主动脉瓣有赘生物者属于禁忌，此操作可能导致赘生物脱落；②在利用主动脉瓣的阻力时，导管或导丝可能会进入左心室造成严重心律失常；③大血管严重迂曲患者导管长度可能不够；④导管或导丝有进入冠状动脉的可能（图9-11）。

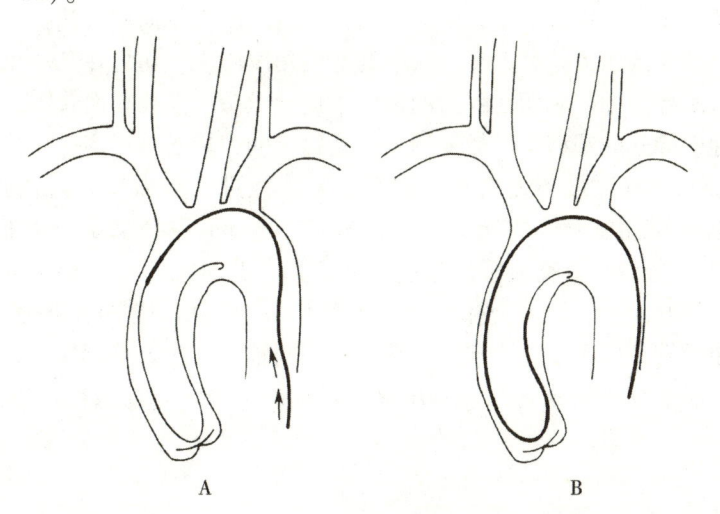

图9-11 利用主动脉瓣塑型

塑型后的Simmons导管前端呈钩形，操作步骤如下：①首先将塑型后的Simmons导管送过主动脉弓进入升主动脉，然后旋转导管，使导管头端向外向上；②轻轻回撤导管，导管头端会逐渐靠近大血管开口，经"冒烟"证实无误后，继续轻轻回撤导管，导管进入预期的大血管；③可以进行选择性的脑血管造影。

Simmons 导管进入弓上大血管开口后，如果我们还想超选择进入颈内动脉等血管会有一定的困难，原因在于前送导管的力量无法通过塑型后的 Simmons 导管的次级弯曲来传导。所以如需进一步行超选择性脑血管造影，往往需要通过交换导丝更换单弯导管。

用 Simmons 导管做完右侧头臂干造影后，如还需要左侧颈总动脉血管造影检查，操作方法为：前送导管，并旋转，使导管头端指向下方，远离大血管起点。然后将导管回拉，扭转，使导管头端再转向上，从而跨过无名动脉的开口，然后重复以上操作步骤。

（曹　驰）

第七节　超选择性血管造影

血管造影时导管进入主动脉一级分支血管时习惯称为选择性血管造影，而导管进入二级甚至三级分支血管时称为超选择血管造影。当需要重点观察某一血管并希望减少其他血管影像的干扰时，考虑行超选择性脑血管造影。导管插入颈内动脉或椎动脉开口后进行的脑血管造影称为超选择性脑血管造影。但当这些血管的开口有斑块或狭窄，或经过的大血管有病变时，禁忌行超选择性脑血管造影。

大部分患者进行超选择性脑血管造影不存在太大困难，但对于一些高龄患者，当导管进入弓上大血管开口后需做超选择性脑血管造影时，很多情况诸如主动脉弓及胸腹主动脉、髂动脉的迂曲、目标血管近端和主动脉弓成角较大或弓上大血管近端成角大于90°，尽管导丝已进入超选的血管，而导管同轴跟进时产生的明显张力，可使造影导管及导丝弹入主动脉弓内。可通过下述4种方法完成超选择性脑血管造影：①换用复合弯曲导管如 Simmons 导管，导管进入大血管部位较深时，通过交换导丝更换单弯导管再进行超选择性脑血管造影；②嘱咐患者深呼吸，心脏及主动脉弓下降，同时尽量将颈部转向目标血管的对侧，此操作可使目标血管的近端扭曲拉直；③若由胸腹部及髂动脉迂曲导致超选困难时可使用长鞘，一方面可使部分迂曲血管拉直，增加造影导管对前送力量的传导，另一方面通过血管鞘的支持可以使导管的后坐力得到支撑，而使得导管进入超选的目标血管；④造影导丝头端的塑型，目前我们所用的导丝基本上都为0.035英寸亲水导丝，对导丝进行塑型时会损伤导丝的亲水层，同时有潜在的增加导丝断裂在血管中的可能性，但某些特殊情况下我们不得不对导丝头端塑型而进行一些变异或扭曲血管的选择性造影。导丝塑型工具可选用穿刺针、血管钳的光滑面或2ml的注射器，用右手示指及拇指持塑型工具，将导丝头端置于塑型工具及术者示指中间，并给予一定的压力，向后匀速拉动导丝，导丝头端即可形成一定弧度的弯曲。给予的压力越大，导丝头端的弯曲角度越大，切忌在某一点试图折弯导丝而达到塑型目的，这样可能折断导丝的内芯而在随后的操作中使导丝头端断裂在血管内。这种造影导丝的塑型技巧在脑血管支架中导引导丝的塑型中仍然适用，只是给予的力量要小得多。

经交换导丝进行导管更换的技巧无论对于初学造影者或进行脑血管介入治疗都很实用，特别对于一些复杂的脑血管造影需用复合弯曲导管（大部分指 Simmons 导管）者，我们虽然"寻找"到弓上大血管开口，但无法进行一些分支血管的超选择性造影，此时我们会用到交换导管技术，即在复合弯曲导管进入弓上大血管开口后，送入交换导丝（长260cm 或 300cm）进入该血管较深位置，固定导丝，然后撤出复合弯曲导管，肝素生理盐水擦拭导丝后以同轴方式送入单弯导管，单弯导管进入该血管较深位置可退导丝，然后继续寻找分支血管的开口（要点：在单弯导管未到合适位置前始终保持导丝位置不动）。

（徐　宁）

第八节　特殊变异血管的造影

典型的弓上大血管发出次序为：头臂干为第一分支，其次为左颈总动脉，然后是左锁骨下动脉。但往往存在着变异，最常见的变异有：①左颈总动脉开口于头臂干，或左颈总动脉和头臂干共干，这两种变异占到所有弓上血管变异的27%；②左侧椎动脉直接开口于主动脉弓；③右侧颈总动脉或右侧锁骨下动脉开口于主动脉弓，这种变异相对较少；第二和第三种变异只要我们在主动脉弓造影时发现，在行选择性造影时一般难度不大，但发生第一种变异时右锁骨下动脉和右颈动脉造影并不困难，而左颈总动脉的选择性造影对于初学者甚至有一定经验的造影医生来说非常困难，故在此重点讨论第一种变异时的解决方案。在出现左颈总动脉开口于头臂干，或和头臂干共干时，首选 Simmons 导管，其次可选用 Cobra 导管，后者在左颈总动脉和头臂干共干时可能合适。

选用 Simmons 导管造影时首先对其进行塑型，将已塑型的 Simmons 导管送入主动脉根部，使其头端越过头臂干开口，旋转导管，使导管头端朝向头部，同时指向患者身体右侧，然后轻轻回撤导管，导管头端会逐渐靠近头臂干开口，经"冒烟"证实无误后，继续轻轻回撤导管，导管头进入头臂干。但此时的导管形态仍是导管头端朝向头部，同时指向患者身体的右侧，而左侧颈总动脉往往开口于头臂干的左侧，所以我们应尽量使导管头端指向患者的身体左侧。操作技巧如下：回撤 Simmons 导管，使其次级弯曲接近头臂干开口（塑型后的 Simmons 导管次级弯曲一般无法进入头臂干开口），然后旋转导管，由于头臂干内径较小，导管头端无法在血管内完全展开，在旋转导管时，导管的两个弯曲逐渐会形成一"8"字形，导管头端逐渐指向身体左侧，"8"字形一旦形成，缓慢前送导管，并不时"冒烟"确定导管头端的位置，导管一旦到达左颈总动脉开口，回拉导管并同时以其形成"8"字形的反方向旋转导管，解开"8"字形弯曲，故可进入左颈总动脉近端。如果考虑需行颈内动脉超选择性造影需要应用交换导管技术。

（徐 宁）

第九节 脑血管造影中应注意的问题和常见并发症

一、脑血管造影时应注意的问题

1. 及时观察血管状况 一旦发现弓上血管有狭窄或斑块，导丝或导管禁止越过这些病变，否则有可能导致栓塞的发生。

2. 始终保持导管和导丝头端在视野范围之内 在操作导丝或导管时需保持导丝或导管的头端在 X 光的视野中，否则导管或导丝的头端已进入一些"危险区域"（诸如已越过斑块或狭窄、进入颅内血管等），可造成一些本可避免的并发症。

3. 输送导丝、导管要轻柔匀速 送入导丝要轻柔匀速，尤其是在导丝头端刚要露出导管头端时。快速地送导丝并不能缩短造影时间，反而会增加各种血管并发症，用快速或粗暴的动作送入导丝时可产生一种"冲击力"，一旦发现导丝进入有阻力时往往提示导丝已进入过深，可能已进入血管夹层内或进入小血管。一般不主张在没有导丝的指引下送入导管，尤其在高龄、动脉粥样硬化明显、入路血管迂曲、未有主动脉弓参照图的患者中进行。

4. 导管和血管、导丝和血管的同轴性 即导管头端的纵轴是否和导管头端所在血管的纵轴在一条直线上或呈平行关系，脑血管造影时尽量做到这一点，以避免导管头端嵌顿在血管内，保证血管走行形态和导管形态同轴，这样既可以避免在注射造影剂时刺激血管壁而造成血管痉挛或造成血管内膜的损伤，又可以避免前送导丝时造成血管夹层或严重的血管痉挛。

5. 动态灌洗、排除气泡 在造影过程中保持所有的管道中无空气或血栓存在，在导管停止操作时保持高压肝素盐水的持续冲洗可以有效地预防导管内血栓形成，注意高压灌洗的速度和剂量，尤其是高龄、心功能不全患者，避免诱发急性心衰。每一次在导管中注射生理盐水或造影剂都需回抽直到确定导管内无气泡。

6. 密切观察导管和导丝头端的运动 在旋转导管的过程中严密观察导管的头端运动和我们的操作是否一致。一般情况下造影导管对外力的传导有一滞后现象，导管越柔软，滞后现象越明显，所以我们常常会观察到体外已停止旋转导管了，导管头端仍自行缓慢地在血管中作顺时针或逆时针的旋转，但正常情况下导管头端和尾端的运动幅度应该是一致的，即导管尾端旋转360°，导管头端也应该旋转360°。如导管头端的运动幅度明显减少或完全消失，特别是导管头端发生固定时，我们需考虑到有如下可能：①导管头端已嵌顿在血管中，此种情况见于导管头端已进入迂曲血管，或血管发生痉挛造成导管头端固定；②导管已在血管中打结，此种情况多见于髂动脉或腹主动脉严重迂曲者，如操作者未发现导管已打结而继续旋转导管则可能造成导管断裂在血管中。

7. 导丝的特殊应用　髂动脉迂曲严重时更换导管时需先送入导丝，保留导丝头端在髂动脉内，然后再退出导管，为再次送入导管建立良好的通道。如果退出一根导管而未保留导丝在血管内，再次送入导管及导丝将会有困难。

二、脑血管造影时的常见并发症和处理

在早期开展脑血管造影时，各种并发症发生率较高，报道高达17%～25%，但随着导管及其他介入器材的生产工艺不断改进，同时造影技术的提高及介入经验的不断积累，目前脑血管造影的并发症已明显的下降。一个熟练的造影医生其操作的并发症仅仅在0.5%左右，而我们完成的近4 000例的脑血管造影，并发症发生率约0.1%～0.2%。初学者并发症的发生率远远超过此比例，常见的主要包括以下几个方面。

1. 腹股沟血肿、假性动脉瘤　原因多见于：①反复股动脉穿刺，穿刺时穿透股动脉后壁或同时累及股动脉分支，股动脉穿刺后的压迫不当；②少数患者术前查凝血指标正常，但术后压迫血管时出现凝血困难；③术后压迫时间过短或穿刺侧下肢过早负重。对于腹股沟血肿处理：小血肿一般不需特殊处理，多可逐渐自行吸收，并无严重后果；较大血肿，可在血肿内注入透明质酸酶1 500～3 000U，促进血肿吸收，加压包扎24小时可给予局部热敷；伴活动性出血血肿时，可向其内注入适量鱼精蛋白并加压包扎；对引起压迫症状的大血肿，应及时施行外科手术清除血肿并彻底止血；对于假性动脉瘤：可以局部加压包扎、带膜支架置入。

2. 后腹膜血肿　后腹膜血肿的发生原因包括：①穿刺点过高或导管、导丝损伤髂动脉所致，穿刺点过高可造成穿刺时因股动脉后壁穿透而血液进入腹腔，同时因血管后壁缺少坚韧组织支持而无法进行有效的压迫；②导管或导丝损伤髂动脉，特别是髂动脉本身已有严重病变如严重的动脉粥样硬化或有动脉瘤存在。出现后腹膜血肿病情则极凶险，同时缺少有效的处理方法，有时后腹膜出血量可达数千毫升，维持血压及生命体征可能为最有效的方法。外科医生不主张在生命体征尚平稳的情况下进行外科干预，因髂窝部位血管、神经及其他组织分布极复杂，手术本身风险很大。曾有报道因导管操作而破裂出血的髂动脉动脉瘤造成后腹膜出血，后经带膜支架处理而出血停止。

3. 血管夹层形成　股动脉或髂动脉血管夹层多由于穿刺或介入经验不足造成，穿刺针或导管、导丝进入内膜下而未及时发现，这种情况因内膜破口位于血管夹层的远心段，而血管夹层位于近心段，如没有导管的持续刺激，血管夹层不易继续扩大，一般数小时或数天后可自行愈合，但如血管夹层延伸太深可能会累及对侧大血管供血。颈动脉、椎基底动脉夹层多由于操作不规范，动作过于粗暴引起，如推送导丝过快、未在导丝指引下直接推送导管或者在导管头端直接贴壁的情况下直接高压注射造影剂，弓上血管形成夹层内膜开口一般位于近心端，而血管夹层位于远心端。对于血管夹层，可以考虑抗血小板聚集治疗，国外推荐给予阿司匹林325mg/d，必要时给予双抗血小板治疗；给予肝素抗凝治疗；如果夹层继续扩大、相继的手术操作要通过夹层部位，可以置入支架治疗夹层，经过上述治疗，一般随访3～6个月能够痊愈。所以规范化操作是减少夹层形成最有效的办法。

4. 脑血管痉挛　多见于导管或导丝的刺激，有时造影剂也可以导致脑血管痉挛，其可发生于有病变的血管，但也可以发生于正常血管，前者更多见。导管或导丝的粗暴操作更易诱发脑血管痉挛的发生。仅仅由于造影造成脑血管痉挛相对少见，而更多的见于脑血管介入治疗手术中。脑血管痉挛在造影影像中多呈现规律而对称类似于"波浪形"、"串珠样"的局部血管壁的不规则状，严重者可出现血管完全闭塞，所以有时会被初学者误以为动脉硬化、肌纤维发育不良造成的血管狭窄。脑血管痉挛如能及

时发现一般不会造成严重后果，但血管痉挛时间较长可能会造成脑缺血或脑卒中发生，一旦出现血管痉挛，可经导管给予抗痉挛药物如罂粟碱或硝酸甘油等，我们建议用生理盐水将罂粟碱稀释成1mg/ml的浓度，经导管以每分钟1mg的速度给药，血管痉挛可逐渐缓解，但最有效的方法仍然是及时终止各种刺激性操作。

5. 缺血性脑卒中　无论何种目的的造影，因造影而造成的缺血性脑卒中是操作者应关注的一个重点，因一旦发生脑卒中可能造成灾难性的后果，重者可危及患者生命，轻者也可能造成永久性神经功能缺损。缺血性脑卒中多由于术中血管壁斑块脱落或导管壁上血栓形成而出现脑栓塞，少部分由于气体栓塞造成。预防包括：①穿刺成功后全身肝素化，可有效预防导管壁上血栓的形成；②依次进行主动脉弓、弓上大血管、二级或三级分支的超选择性造影，一旦发现血管壁有斑块形成的可能，导管、导丝禁忌超越这些部位，可有效防止斑块脱落。③严防管道中空气的存在，可有效预防气体栓塞的发生。血栓形成溶栓有效，斑块脱落则无有效的处理方法，但有时两者很难鉴别。气体栓塞形成高压氧治疗效果极佳，而且恢复较快。

6. 迷走反射　多见拔除血管鞘时，在血管鞘未拔出血管前压力过大，对血管牵拉刺激较大，及拔鞘后加压包扎压力过大时。主要表现为血压下降，心率下降，患者可有出冷汗、苍白、四肢湿冷等休克表现。特别在高龄、心脏功能不健全者严重时可危及生命。静推阿托品为首选处理方法，同时可适当补充血容量。有学者建议在拔鞘前动脉穿刺点周围利多卡因局部浸润处理以减少血管的牵张反射不失是一个有效方法。

7. 皮质盲　有多个病例报道在脑血管造影结束后出现皮质盲，数小时或数天后完全恢复，机制目前不完全清楚，推测可能和造影剂的浓度及剂量，以及导管刺激后血管痉挛有关。有报道20余例脑血管造影出现3例皮质盲，所有患者用的造影剂浓度为370mg/ml。脑血管造影后的皮质盲无特效处理，可适当补液，促进造影剂排泄，同时可给予血管解痉药物。我们建议脑血管造影剂浓度为200mg/ml，如市场上无此浓度造影剂提供，可通过稀释造影剂完成。

（徐　宁）

第十节　脑血管病变的判断和测量

一旦脑血管造影结束，我们需对一些病变血管做一个尽可能完整的判断，其内容包括病变形态学的分析及血管狭窄度的判断。血管病变的形态学又包括病变是否伴有钙化、血栓、溃疡，这些形态学的变化决定了：①这一血管是否病变相关血管，血栓或溃疡的形成往往提示发生动脉-动脉的栓塞可能性较大；②评价以后行脑血管介入治疗的适应证及风险，同样的狭窄程度，溃疡斑块和内膜完整的斑块相比较，溃疡斑块处理的意义更大；而血管壁的广泛钙化会给介入治疗带来麻烦。血管病变形态学的分析并不困难，一个完整血管造影已能提供给我们这方面比较详尽的信息，特别是DSA中3D软件的应用，动脉粥样斑块是否伴有钙化、血栓、溃疡很容易判断。

血管狭窄程度的判断在部分患者中我们可以借助DSA机携带的血管狭窄定量分析软件（即QC分析软件）来进行（图9-12）。而对于脑血管狭窄中最易发生颈动脉，血管迂曲或变异较大部位大部分则不合适用QC分析软件来判断，原因在于此段血管内径变化较大，计算机往往不能正确判断正常血管直径。颅内外动脉在解剖结构上存在不同，与颅外动脉相比，颅内动脉血管相对迂曲，血管腔较细，并有较多分支等，由于这些不同，在血管狭窄计算上，我们常采用不同测量方法。

判断颈动脉颅外段狭窄国际上倾向于以下两种方法。

NASCET (North American Symptomatic Carotid Endarterectomy Trail) = $(1 - a/b) \times 100\%$

式中：a为狭窄处最小血管直径；b为狭窄以远的正常颈内动脉直径。

ECST (European Carotid Surgery Trail) = $(1 - a/c) \times 100\%$

式中：a为狭窄处最小血管直径；c为狭窄处正常血管直径。

很显然，如病变位于颈总动脉或颈动脉窦部，第一种方法会明显低估狭窄程度。而第二种方法可能更合理，但正常颈动脉窦的形态很不规则，如病变位于颈动脉窦则难以判断狭窄处正常血管直径（c），在这种情况下，如能用腔内血管超声（IVUS）来判断狭窄程度会更合适，因 IVUS 很容易就能判断血管狭窄处最小血管直径及狭窄处正常血管直径，但 IVUS 在脑血管介入中应用很少且价格昂贵，前景难以预料。所以我们建议在颈动脉狭窄的分析中，如病变位于颈动脉窦部以远，可以用 NASCET 法来判断狭窄程度，如病变在颈动脉窦部或颈总动脉，而大部分人的颈动脉窦部血管直径更接近于颈总动脉，可以用以下公式。

狭窄率 = $(1 - a/d) \times 100\%$

式中：a 为狭窄处最小血管直径；d 为颈总动脉正常血管直径。

颈内动脉颅内段血管狭窄的判断，目前国内通常采用：WASID（Warfarin – Aspirin Symptomatic Intracranial Disease Study）。

狭窄率 = $(1 - D_S/D_N) \times 100\%$

式中：D_S 为狭窄处最小血管直径；D_N 为狭窄处近端正常血管直径。

由于解剖的原因，狭窄处近端正常血管直径在颈内动脉颅内段与大脑中动脉、椎动脉颅内段、基底动脉之间的定义是不同的。

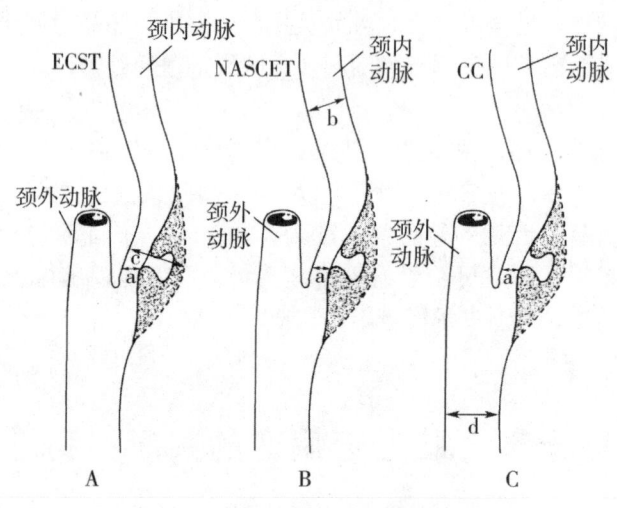

图 9-12 颈动脉狭窄的评估方法

（1）在大脑中动脉、椎动脉颅内段和基底动脉中，D_N 的测量：①如果狭窄部位没有累及到动脉起始部，D_N 为狭窄部位近端最宽、平直无迂曲的正常动脉直径（即起始部动脉，如 MCA 中 M1 段）；②如果狭窄部位在动脉起始部，供血动脉正常，D_N 为狭窄部位近端最宽、无迂曲的正常供血动脉直径；③如果狭窄部位累及到动脉起始部、供血动脉，D_N 为狭窄部位远端平直、无迂曲、正常动脉直径（图 9-13A）。

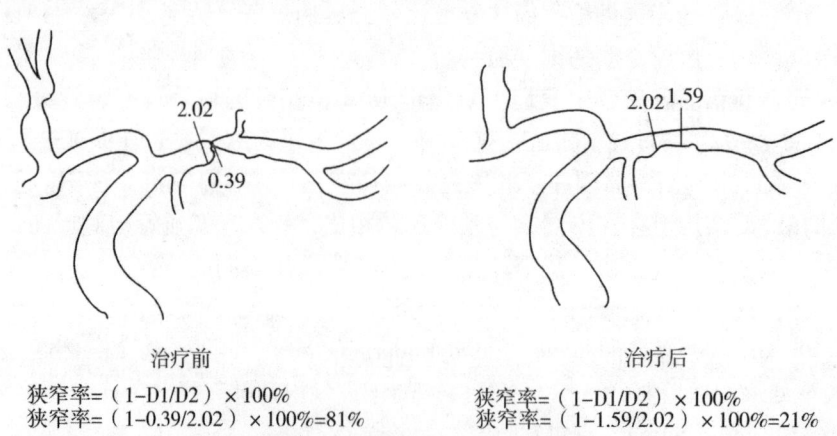

治疗前
狭窄率 = $(1-D1/D2) \times 100\%$
狭窄率 = $(1-0.39/2.02) \times 100\% = 81\%$

治疗后
狭窄率 = $(1-D1/D2) \times 100\%$
狭窄率 = $(1-1.59/2.02) \times 100\% = 21\%$

图 9-13A 颅内动脉狭窄的计算方法

（2）在颈内动脉颅内段中，D_N 的测量：①对于颈内动脉床突前段、床突段、床突后段各部位的狭窄（即 $C_3 \sim C_7$ 段），颈内动脉岩骨段正常，D_N 为狭窄部位近端最宽、无迂曲颈内动脉岩骨段直径；②如果整个颈内动脉岩骨段狭窄病变，D_N 为正常、平直的颈内动脉颅外段远端直径（图 9-13B）。

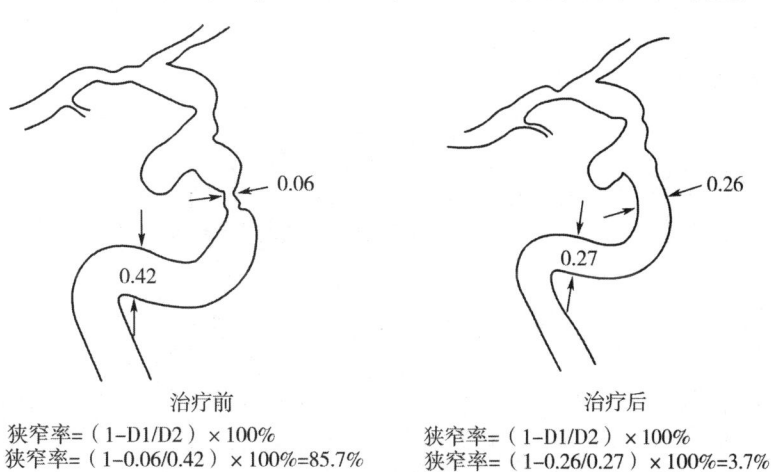

治疗前
狭窄率=（1-D1/D2）×100%
狭窄率=（1-0.06/0.42）×100%=85.7%

治疗后
狭窄率=（1-D1/D2）×100%
狭窄率=（1-0.26/0.27）×100%=3.7%

图 9-13B　颅内动脉狭窄的计算方法

（徐　宁）

第十章

缺血性脑血管病急性期的介入治疗

缺血性脑血管病一旦发生，必须在最短时间内（有效时间窗）展开治疗，才能最大限度地降低患者的死亡率和致残率。缺血性脑血管病急性期介入治疗主要包括动脉内接触溶栓、血栓抽吸术、超声动脉溶栓术、机械辅助的动脉溶栓术等；其中动脉内接触溶栓的治疗效果已经为大样本多中心随机对照研究所证实，在一些发达国家已经广泛开展。另外，血管内取栓术等技术最近几年来也发展迅速，将来有可能成为治疗急性缺血性脑血管病的主流方法。本章将主要介绍接触性动脉内溶栓技术及其相关问题。

第一节 理论基础和常用方法

目前，脑血管病已成为我国城乡居民第一位的致死原因和致残原因。随着人口老龄化速度的加快，脑血管病的发病率还有逐年上升的趋势；目前我国每年有新发脑血管病患者250万例；其中脑梗死是最常见的脑血管病。临床研究表明，急性脑梗死传统治疗的效果并不理想，许多患者遗留严重的后遗症。急性脑梗死于30天及5年的死亡率分别为17%和40%；大脑中动脉急性闭塞患者早期死亡或严重残疾的发生率高达78%。因此，对急性缺血性脑血管病必须采取更积极的治疗方法，以改善患者的预后，提高患者的生活质量。

一、溶栓治疗的理论依据

缺血半暗带理论是急性缺血性脑血管病救治的理论依据。研究表明，脑组织仅能耐受5～10分钟完全缺血。由于侧支循环的存在，局灶性脑梗死周围存在着部分受损的神经细胞。当缺血区组织及时恢复供血后，这部分神经细胞可恢复正常。因此，尽快恢复缺血组织的血供，抢救半暗带内濒死神经细胞是缺血性脑血管病救治的关键。

溶栓治疗可迅速恢复缺血脑组织的血供，缩小梗死体积，拯救缺血半暗带内濒死神经细胞。动脉内接触溶栓是将多侧孔微导管直接插入血栓内注射溶栓药物，可显著提高局部溶栓药物浓度，增加药物与栓子接触面积，减少药物使用总量。同时，使用微导丝实施机械碎栓，从而加速血栓溶解的速度。与单纯药物溶栓相比，动脉内接触溶栓可显著提高溶栓效果，减少全身副作用，缩短溶栓时间，增加闭塞血管再通率，而不增加出血危险性。一般认为6小时恢复灌注是缺血神经细胞恢复功能的时间窗。超过这一时间不仅溶栓效果明显下降，还会加重脑组织缺血后的再灌注损伤。目前，前循环静脉溶栓治疗的时间窗通常为使用 rt-PA 溶栓为4.5小时以内，使用尿激酶溶栓为6小时以内。

尽管动脉内溶栓在急性脑梗死救治的有效性已被多项随机对照研究所验证，但这一方法仍存在局限性。如部分患者溶栓成功后，管腔仍残留明显狭窄；当栓子很大或很硬，或被阻塞的血管有动脉粥样硬化性改变时，单纯用动脉接触溶栓很难使血管再通。即使溶栓成功，再次血栓形成的发生率也很高。临床研究表明，由于这些因素的存在，单纯药物溶栓的血管完全再通成功率甚至低于35%。如此低的血管再通率显然不能达到脑血管病急性期救治的目的。因此，应用血管内介入技术，提高动脉内溶栓的再通率，是目前缺血性脑血管病急性期治疗研究的一个重点问题。

二、溶栓治疗的种类和特点

溶栓治疗包括药物溶栓及机械辅助溶栓。机械辅助溶栓包括栓子部位的直接机械球囊扩张、机械取栓、抽吸取栓、捕获装置、经动脉抽吸装置、激光辅助溶栓和能量辅助多普勒溶栓。其中已经有两种装置获得FDA的批准应用于临床。药物溶栓目前已经在临床广泛应用。药物溶栓可根据给药途径分为静脉溶栓、动脉溶栓以及动静脉联合溶栓。美国国家神经病及脑血管病研究所（NINDS）的研究结果表明，发病3小时以内的急性脑梗死患者，静脉给予rt-PA（0.9mg/kg，总量≤90mg）治疗，有30%接受rt-PA静脉溶栓治疗的患者仅遗留轻度或没有神经功能障碍，显著优于对照组。此后，其他的对照研究将治疗时间窗延长至6小时，由于rt-PA静脉溶栓治疗显著增高脑出血转化而未能取得肯定的结果。根据这些研究结果，美国FDA批准t-PA仅用于发病3小时内的急性脑梗死静脉溶栓治疗。但是ECASS-Ⅲ试验提示在4.5小时内使用rt-PA仍可获益。这一结论已经在2008年欧洲脑卒中指南和2010年美国AHA脑卒中二级预防指南中进行推荐使用了。

由于静脉溶栓受治疗时间窗的限制，而脑梗死多于夜间发作，且缺乏心肌梗死剧烈疼痛等明显症状，加之转运及诊断过程的延误，真正能够获得静脉溶栓治疗的患者仅占极小部分，即使像美国这样的发达国家3小时内t-PA静脉溶栓治疗的患者仅占缺血性脑血管病的3%~5%。

（徐　宁）

第二节　急性脑梗死动脉内接触溶栓

目前对于脑梗死患者，发病4.5小时以内进行rt-PA静脉溶栓是FDA批准的唯一药物治疗方法。但静脉溶栓能有效溶解较小动脉闭塞（如大脑中动脉M2段及以远的分支的闭塞），对大血管的闭塞如颈内动脉末段、大脑中动脉、基底动脉等的再通率还比较低。1983年Zeumer等首先报道动脉内直接溶栓，1999年PROACTⅡ试验完成，动脉内动脉溶栓取得迅速发展。动脉内动脉溶栓较静脉溶栓或其他治疗方法具有明显优势。首先可以直接发现血管闭塞的部位，评价侧支循环的状况；其次在血栓部位直接给药，降低系统溶栓药物的用量，减少因溶栓药物引起的继发性出血；还可以同时实施机械溶栓，使血栓破裂；最主要的是闭塞血管再通率高，并可同期实施血管成形术，减除血管狭窄，减少再闭塞或复发。但动脉溶栓同样存在不可忽视的缺陷，它需要昂贵的设备、复杂的技术和高昂的费用。血管内操作本身存在一定的并发症（例如脑栓塞、出血、血管损伤等）。另外，动脉插管造影和溶栓需要较长时间，在一定程度上会延误治疗时机，因此临床应用必须掌握时机和严格控制适应证。

一、院前转运和处理

因为治疗急性缺血性脑血管病的时间窗所限，因此当患者来院后及时评估和诊断是至关重要的。目前我国的脑血管病患者大多是由急救车辆或家庭首先运送到医院的急诊科，因此院前急救人员能够快速地识别和转运脑血管病患者非常重要；二是院前救护人员应了解急性脑血管病的简单评估和处理方法，在及时转运的同时，尽快与医疗机构进行联系，使其做好必要的接收和救治准备。

目前在适合时间窗内采取药物溶栓或其他手段开通血管的患者大约有一半来自急救中心，因此当来院前车辆上应当与医院急诊科通话，报告将运送一个疑诊为急性脑血管病的患者，这样有可能提高急性脑血管病的识别和诊断效率，同时医院急诊科也应当加强与救护车辆的联系，取得拟诊信息，这同样也有助于加快急性脑血管病的识别和诊断。对于另一半由家庭运送来院的患者，急诊也应当提高识别和诊断的效率。加强这方面的演练并培训出专门处理急性脑血管病的人员和方案是很有必要的。

二、急诊评估

对急性脑血管病患者的评估与其他疾病的初步评估基本一样，包括生命体征（呼吸、血压、心律、血氧饱和度和体温）是否平稳。这是最基础的评估，应当放在神经功能评估之前。这个评估能够帮助选择适合进一步介入治疗的患者。对于生命体征不平稳的患者首先要进行急救，而不是优先进行血管内治疗。对于生命体征平稳的患者，应进行病史、症状和体征的评估。

1. 病史　病史最重要的要素就是发病时间，这是决定进一步治疗方案的重要指标。有些患者并不是在发病当时就知道自己发病，例如可能是在醒来后发现出现了偏瘫，因此对于发病时间需要一个限定。目前对发病时间的定义是，能回忆的未出现此症状的最后时间。对于患者是醒来发病或因为发病后意识障碍不能提供上述时间的，就以睡前时间或最后意识清醒的时间为发病时间。如果患者先前有多次TIA发作，那些发作的状态均不计算在发病时间内，而以末次发病的时间来计算。发病时间越长，磁共振弥散加权成像（DWI）越容易检出病变，但是溶栓的成功率越低，并发症的发生率越高。

病史询问中还应注意结合发病时的情况及有关病史，可能会排除一些其他原因引起临床症状的可能，比如高血压脑病、低血糖昏迷等。对于急性脑血管病的诊断，危险因素的询问同样重要，比如既往是否有高血压、糖尿病等。为了鉴别诊断，还应了解患者是否有药物滥用史、偏头痛史、癫痫史、感染史、外伤史及妊娠史等。通过这些病史的询问有助于对急性脑血管病的诊断和鉴别诊断，对于进一步合理选择检查和治疗手段同样重要。病史搜集中应当注意向家人及目击者了解既往史及发病时的状况。运送患者来院的人员亦应注意询问，这样可以了解患者发病后病情有怎样的演变过程，这对于完善急性脑血管病的资料是相当重要的。

2. 体检　在评估生命体征及必要的病史询问后应当进行简要的全身体检，以筛选出可能引起脑血管病的疾病及可能对进一步治疗方案产生决定性影响的疾病（如肿瘤、血小板减少等）。首先是头颈部的检查，可以发现外伤及癫痫发作的一些表现（比如瘀斑和舌咬伤等），也可能发现颈动脉疾病的一些证据（比如颈动脉杂音）、充血性心衰的证据（颈静脉怒张）等。心脏的体检主要侧重于有无心肌缺血、是否有瓣膜疾病、心律失常等。胸腹体检应了解有无并相关疾病，这对于选择治疗手段是非常必要的。皮肤和肢端的检查可能发现一些系统性疾病（比如紫癜、黄疸等）。

3. 神经系统检查及量表评估　针对已获得的既往史及现病史，对于急性脑血管病患者应当已经有初步的判断，因此进行神经系统检查时应当有针对性，尽量简短。同时对患者应当进行量表评分，这对于决定进一步的治疗方案是必要的。目前常用的是NIHSS量表。该量表包括了11项内容，主要从患者的意识水平、意识内容、语言、运动系统、感觉系统、共济运动及空间位置等方面对患者进行评估，这些内容基本上涵盖了脑血管病患者的各个方面，依据此表进行检查不易遗漏，能够对病变部分进行初步的定位，且能对患者的病情严重程度进行量化评价，有利于依据指南的要求选择合理的治疗手段并对患者的预后及治疗中可能出现的并发症进行预估。量表评分最好能够在脑卒中单元进行，因为脑卒中单元的医生经过专业的训练，可以更准确地使用NIHSS量表，同时对脑卒中患者的管理更专业。

4. 辅助检查　在进行完神经系统体检后要进行必要的辅助检查，这对于进一步明确诊断，防止误诊及选择合理的治疗方案至关重要。这些辅助检查包括了血糖、电解质、血常规检查（主要了解血小板数）、凝血常规检查（APTT、INR、PT）、血生化检查（了解肝肾功能）。低血糖能导致局灶性体征，引起貌似急性脑血管病的表现；高血糖容易引起症状的恶化，导致不佳的预后。对于口服华法林及肝功能不良的患者，PT和INR值的检测是非常重要的。这些检查都是需要一定的时间才能得出结果的，因此除非发现了不能溶栓的一些体征（比如发现血小板减少性紫癜）或者怀疑是出血性病变，不能坐等检验检查结果回报，应当利用检验的时间进行进一步的工作，为尽早溶栓作准备。

5. 心血管检查　对所有的脑卒中患者常规的心脏的物理检查、心肌酶谱测定及12导联心电图检查是必要的。急性脑血管病患者中心脏疾病是普遍存在的，有些患者甚至存在需要急诊处理的心脏疾病。比如急性心肌梗死可能引起脑卒中，同样急性脑血管病也能引起心肌缺血。在急性缺血性脑血管病中可能合并心律异常。引起缺血性脑血管病的一个重要的原因的房颤通过心脏检查可以较容易发现。对于有严重心律不齐的患者应当常规进行心电监护。

6. 其他检查　以前推荐急性脑血管病患者进行胸片检查，后来一项研究发现胸片检查与常规临床检查之间的差别仅有3.8%，这意味着常规进行胸片检查意义有限，当然也不是全无意义。对于疑诊蛛网膜下腔出血而常规CT检查无阳性发现的患者可进行腰椎穿刺脑脊液检查。当然，CT检查阴性的蛛网膜下腔出血与缺血性脑血管病的鉴别诊断还是比较容易的。对于怀疑癫痫的患者可进行脑电图检查。缺乏相应影像学证据的癫痫是使用 rt-PA 的相对禁忌证。至少其他的一些相关检查（比如血液酒精含量、毒素水平、血气分析以及妊娠试验等）主要根据病史的询问以及体检中的对诊断的初步判断来实施（表10-1）。

表10-1 脑血管病鉴别诊断常用检查手段

检查项目	目的
血清肝功能检查	除外肝脏疾病引起类脑卒中表现的患者
血清毒理学检查	除外某些毒物引起类脑卒中表现的患者
血酒精水平测定	除外因酒精摄入引起意识改变的患者
血 HCG 检查	对部分女性患者除外妊娠
血气分析	了解是否无低氧血症引起意识变化
胸片	除外胸部疾病引起类脑卒中表现
腰穿	除外 CT 阴性的蛛网膜下腔出血
脑电图	与癫痫部分性发作相鉴别

三、急性脑血管病的影像学检查

为了选择合理的治疗方案，急性脑血管病患者进行影像学检查的重要性越来越大。通过脑的影像学检查发现的病变的部位、大小、血管分布区域以及是否存在出血，这些对于选择治疗方案非常重要。通过这些检查可以了解病情是否可逆，了解颅内血管的状态及脑血流动力学状态，还能筛选出适合进行溶栓或血流重建治疗的患者。针对脑血管病常用的影像检查见。头颅 CT 平扫是最常用的手段，可以发现患者是否有颅内出血或者发现有无新发低密度病灶。一些临床中心可以很便利地获得头颅 MRI 影像学检查，特别是弥散加权 MRI（DWI）能够准确地提示缺血性脑血管病的部位、大小。但是选择进行 MRI 检查必须是在不影响溶栓治疗开始时间的情况下进行。

1. 头颅 CT 扫描 绝大部分的颅内出血及引起神经功能缺失的颅内占位可以通过头颅 CT 平扫发现。指南里推荐 CT 平扫是诊断脑血管病的常规检查。该检查对于幕下病变尤其是小脑干的病变的诊断是有限的。因此这些部位的病变的影像检查需要其他手段。为了筛选出适合进行溶栓治疗的患者，进行 CT 检查时应注意是否在病变区域已经出现低密度病灶或者有没有出现大脑中动脉高密度征等变化。有时前循环的脑梗死，虽然没有出现低密度灶，但是仔细阅片还是可能会发现一些征象的，比如灰白质界限不清、脑沟变平或消失等等，这些 CT 征象提示前循环大血管闭塞病变的发病时间多在 6 小时内，其检出率高达 82%。因此应当认真阅片，尤其是对这些细节多加关注，才能为选择合理的治疗方案提依据。因为出现这些征象如果采取溶栓治疗，出血率会大大增加。研究表明发病 3 小时内的缺血性脑血管病患者如果 CT 检查发现脑水肿或团块效应，溶栓治疗的出血率增加 8 倍。但是也有研究表明，如果大脑中动脉闭塞引起的急性脑梗死，早期 CT 检查发现已有超过其血区域 1/3 脑区的部位出现早期脑梗死征象，并不表明这些患者进行 rt-PA 溶栓治疗预后不佳，反而这部分患者对溶栓治疗还能获益。ECASS 试验的结果与此不同，如果急性大脑中动脉闭塞脑梗死患者发病 6 小时以内即在头颅 CT 检查中发现超过 1/3 其供血区域早期脑梗死征象，溶栓治疗后出血风险大大增加，而小于 1/3 其供血区域发现早期脑梗死征象的患者溶栓治疗是可以获益的。因此对于这些发病 6 小时以内的急性缺血性脑血管病患者，如果头颅 CT 平扫发现了一些比如灰白质界限消失或者脑沟变浅或消失的征象，其对于治疗方案的选择的影响到底如何尚需进一步研究，溶栓治疗需慎重。幸运的是在目前国内不少的临床中心，不仅只有溶栓治疗一种方案，条件许可时可以尝试采用机械的方式再通血管，这或许可以减少因为药物使用引起的出血性并发症。应当争取在患者进入医院急诊科后的 25 分钟内完成头颅 CT 检查，同时从事脑血管病的专业人员应当学会判读 CT 片，在 CT 检查完成后能够立即作出正确的和全面的研读，这样才能为尽早进行溶栓治疗节省时间。

2. 多模式 CT 通过造影剂增强 CT 扫描,可以进行脑灌注检查及血流动力学检查。这些检查目前在国内的部分临床中心均可进行,但是这不仅增加了患者的放射照射剂量,而且这些检查均有各自的缺点,且对于超早期溶栓治疗的指导性不强,因此各指南中均未推荐此检查作为常规检查,仅认为此项检查能够提供一些更丰富的信息。

3. 头颅 MRI 扫描 目前常用的检查手段有 T_1 加权、T_2 加权、梯度回波、弥散加权(DWI)、灌注加权(PWI)。对于急性缺血性脑血管病患者,尤其是常规 CT 扫描不敏感的区域(比如小脑、脑干),MRI 检查有着不可替代的作用。在上述各种检查手段里 DWI 是最有用的手段,在不需要注射对比剂时可以检出病变的部位、大小,其所显示的病变多为已经发生不可逆性脑梗死的所谓病灶的核心部位。此检查的准确性约为 88% ~100%,特异性约为 95% ~100%。而 PWI 则在通过注射对比剂的条件下显示整片病变的大小,其中包括了可以通过治疗挽救的半暗带区域。半暗带的大小定义为 PWI 所显示的病变的区域(主要表现为灌注减少)减去 DWI 所显示的病变的核心区域。因此在进行 MRI 检查时如果同时进行 DWI 和 PWI 检查,不仅可以了解病变的核心的位置和大小,而且可以了解通过治疗可能挽救的脑组织的大小,对于预判治疗的效果有一定的帮助。通过这种检查手段使一些超过时间窗的患者也获得了接受溶栓治疗的机会,但是目前没有任何指南推荐使用此方法来选择适合溶栓治疗的患者。而且这种方法需要花费不少的时间,对于尽早进行血管再通治疗是一种时间上的耗费。随着 MRI 对于超早期脑出血诊断水平的提高,直接进行头颅 MRI 检查而不是头颅 CT 检查可能成为将来进行急性脑血管病影像学检查的首选方案。当然如果临床怀疑是蛛网膜下腔出血的患者,还是应当首选头颅 CT 检查(表 10-2)。

表 10-2 脑血管病患者常规检查

检查项目	目的
头颅 CT 平扫	明确是缺血性脑卒中还是出血性脑卒中;对缺血性脑卒中还要观察是否出现新发低密度病灶
头颅 MRI 平扫+弥散检查	作为头颅 CT 平扫的补充,对于 CT 检查受限的部位(如后颅窝、脑干等)及 CT 检查发现的低密度病灶不能明确是否为本次发病的新发病灶时使用,不作为常规检查手段
心电图检查	了解心律及其他
血生化检查	了解患者血糖水平、水电解质情况及肾功能
心肌酶谱检查	了解有无心肌缺血
凝血常规检查	了解 PT、APTT、INR、Fib 等值
血常规检查	主要了解血小板计数

四、动脉溶栓的时机及病例选择

溶栓治疗的时间窗并非一成不变的。在事实是应从分考虑病理的动态变化和患者的个体化因素等,溶栓的效果往往与脑梗死后侧支循环情况、血压、年龄、梗死类型、有无合并症、并发症等因素有关。总体而言,目前比较认同的动脉溶栓治疗的时间窗,前循环梗死为 6 小时;后循环梗死由于其预后差、死亡率高,脑干对缺血再灌注损伤的耐受性强,可放宽至 12 小时,甚至 24 小时。中国脑血管病指南(2010)中推荐如下:发病 6 小时内由大脑中动脉闭塞导致的严重脑卒中且不适合静脉溶栓的患者,经过严格选择后可在有条件的医院进行动脉溶栓(Ⅱ级推荐,B 级证据);发病 24 小时内由后循环动脉闭塞导致的严重脑卒中且不适合静脉溶栓的患者,经过严格选择后可在有条件的单位进行动脉溶栓(Ⅲ级推荐,C 级证据)。

颈内动脉系统急性脑梗死,当患者出现严重的神经功能障碍,CT 出现大脑中动脉高密度征(M1段血管闭塞的标志)或早期皮质(岛叶外侧缘或豆状核)灰白质界限消失和脑沟变浅,进行经静脉药物溶栓治疗预后往往较差。一项非随机研究对比了伴或不伴 CT 显示大脑中动脉高密度征的 83 例患者的预后,分为经动脉溶栓组和经静脉溶栓组,溶栓药物为 rt-PA。不管有无大脑中动脉高密度征,在经动脉溶栓组更有可能获得良好预后,表现为出院时的 NIHSS 评分显著降低。亚组分析表明,经静脉溶栓组有大脑中动脉高密度征的患者获得良好预后(表现为出院时的 mRS 评分降低)的可能较无高密度征的患者小。这提示有无大脑中动脉高密度征经静脉溶栓与经动脉溶栓的效果不同。MRA 或 DSA 显示颈内动脉受其主要分支或大脑中动脉 M1 段闭塞,予 rt-PA 静脉溶栓治疗的再通效果差。因此应积极采取动脉内溶栓治疗，越早越好，可以给更多地挽救一些半暗带的神经元，减少梗死范围。溶栓时机应尽可能掌握在6小时以内，能在3小时以内则更为理想，如果发病超过6小时，溶栓后缺血区血流再灌注导致出血转化和脑水肿加重的危险性增加，特别是豆纹动脉等终支闭塞6小时以上，更增加其危险性。而单纯颈内动脉近段闭塞，Willis环代偿良好时，是否需要采取溶栓治疗目前尚无定论，总体认为溶栓治疗可能导致栓子脱落导致远端血管闭塞，存在加重神经功能缺损的风险。

虽然缺乏针对椎-基底动脉系统脑梗死动脉溶栓治疗的临床大规模随机试验，1986年以来报道的椎-基底动脉系统脑梗死 UK 或 t-PA 动脉溶栓治疗的病例数达300余例，70%的患者血管再通，总体存活率达55%~70%，其中2/3患者预后良好。椎-基底动血供区的脑梗死动脉溶栓治疗的时间窗文献报道的差异非常大，但普遍认为较颈内动脉系统而言相对较长。一方面由于后循环闭塞的预后非常差，总体死亡率高达70%~80%；另一方面脑干对缺血的耐受性强。但是否采取积极的动脉溶栓治疗的关键取决于患者当时的临床状况。

进行性椎-基底动脉供血区梗死伴不完全性脑干功能损害和进行性梗死，DSA 示双侧椎-基底动脉闭塞，是局部动脉溶栓治疗的适应证，应尽早溶栓治疗。当患者因椎-基底动脉闭塞昏迷超过6小时，或脑干反射消失也可考虑溶栓治疗，但当昏迷6小时呈去脑强直状态，提示预后极差，则不适合动脉溶栓治疗。Becker 等报道13例椎-基底动脉血栓形成行动脉溶栓治疗的患者，其突出的特点是患者从发病到接受溶栓治疗的时间较长，4例24小时内接受溶栓；9例24~48小时内由于症状逐渐加重而接受溶栓治疗。动脉溶栓治疗前患者头颅 CT 或 MRI 检查均提示有明显的梗死灶，接受治疗的平均时间24h。10例存活的患者溶栓后血管再通，溶栓时间与血管再通没有明确关系，未再通的3例全部死亡，2例出血。Cross 等报道20例经 DSA 证实的基底动脉血栓形成的患者，分析治疗时间、术前影像学改变、术前症状、血栓的部位、患者的年龄与溶栓后出血转化及预后的关系，7例发病10小时之内接受治疗，术前头颅 CT 阴性，术后3例出血；13例发病10小时之后接受治疗（最长79小时），术前 CT 提示有明显梗死灶，动脉溶栓术后无出血病例。认为动脉溶栓治疗出血转化与血栓部位有关，与其他因素无关；基底动脉远段再通率高于中段和近段，再通后3个月预后良好的比例分别为29%和15%；脑干比大脑半球更加能够耐受缺血，50%的患者再通，其中60%的患者生存，30%预后良好；未再通者全部死亡。

动脉内溶栓治疗应尽可能在脑梗死发病6小时以内进行，推荐应用于颈内或颅内的主要动脉闭塞，临床产生明显神经功能障碍的患者。脑动脉闭塞通常采用 Qureshi 分级（ACA：大脑前动脉；BA：基底动脉；ICA：颈内动脉；MCA：大脑中动脉；VA：椎动脉），由研究者推荐 Qurehi 分级2级以上时，可以考虑动脉溶栓（表10-3）：Qureshi 分级包含血管闭塞音 B 位以及缺血程度两方面的情况。

表10-3 动脉闭塞之 Qureshi 分级

级别			
0级	未发现闭塞血管		
1级	大脑中动脉闭塞 M3 段	ACA 闭塞 A2 或 A2 段远端	BA/VA 分支闭塞
2级	大脑中动脉闭塞 M2 段	ACA 闭塞 A1 和 A2 段	BA/VA 分支闭塞
3级	大脑中动脉 M1 闭塞		
3A	M1 闭塞，豆纹动脉通畅或存在软脑膜侧支循环		
3B	M1 闭塞，豆纹动脉闭塞，无软脑膜侧支循环		
4级	ICA 闭塞 存在侧支循环	BA 闭塞 部分灌注（不完全闭塞或通过侧支循环）	
4A	大脑中动脉侧支供应	顺行充盈（主要血流模式）	
4B	ACA 侧支供应	逆行充盈（主要血流模式）	
5级	ICA 闭塞，无侧支循环	BA 完全闭塞，无侧支循环	

对于单一血管闭塞的患者，也可借用心肌梗死溶栓治疗时血管闭塞的评分法：TIMI 0：完全闭塞；TIMI 1：可见少量造影剂通过血栓部位；TIMI 2：部分闭塞或再通；TIMI 3：无血管闭塞或已经完全再通。一般溶栓时间最迟不超过发病后 48 小时。临床实践证明：发现有临床症状 6 小时以内溶栓疗效最佳，12 小时效果亦显著，若超过 48 小时，近期效果不明显，但有利于后期恢复。故介入治疗时间应尽早，一旦病情确诊，应及时行溶栓治疗。

五、动脉溶栓的病例选择

动脉溶栓治疗尚未广泛应用于临床，仅限于一些硬件和软件比较完备的医院或专科中心，因此目前缺乏统一的病例选择标准，不过有学者认为除治疗时间窗适度放宽外，病例选择应基本遵循 NINDS 急性脑梗死 rt-PA 静脉溶栓治疗试验的入选和排除标准。动脉溶栓病例选择应遵循的原则见表 10-4。（说明：目前美国 ASO/AHA 指南及中国脑血管病指南 2010 年版均明确指出，动脉溶栓目前推荐的适应证为一定的时间窗内不适合进行静脉溶栓或预期静脉溶栓不能取得良好预后的患者中进行。）

表 10-4 动脉内溶栓治疗的病例选择原则

临床入选标准
- 表现为脑血管病综合征，临床考虑大血管闭塞可能
- 发病 6~8 小时以内，后循环梗死可延长至 12~24 小时
- 年龄 18~85 岁
- NIHSS 评分 11~24 分
- 患者或家属理解治疗的可能危险性和益处，并签订知情同意书

临床排除标准
- 最近 3 个月头部外伤和脑血管病病史
- 最近 3 个月发生过心肌梗死
- 最近 30 天消化道及泌尿道出血病史
- 最近 30 天曾进行外科手术、实质性脏器活检、内部脏器外伤或腰穿
- 最近 7 天曾行不可压迫部位的动脉穿刺
- 颅内出血、蛛网膜下腔出血或颅内肿瘤病史（小的脑膜瘤除外）
- 临床考虑脓毒性栓塞或腔隙性脑梗死者
- 出血素质，基础 INR≥1.7、APTT 大于正常值 1.5 倍或血小板计数 <100×10^9/L
- 无法控制的高血压，收缩压≥180mmHg，舒张压≥100mmHg
- 体检发现活动性出血或急性创伤（骨折）证据
- 口服抗凝药物且 INR≥1.5
- 最近 48 小时内曾使用肝素治疗，APTT 大于正常值 1.5 倍
- 合并妊娠或严重肝肾功能不全
- 血糖浓度 <50mg/dL（2.7mmol/L）
- 不能排除癫痫发作后遗留的神经功能缺损，或者发病时曾有癫痫发作

CT 排除标准
- 颅内肿瘤（小的脑膜瘤除外）
- 颅内出血
- 明显的占位效应伴中线结构移位，或超过大脑中动脉供血区 1/3 的低密度病灶或脑沟消失

六、动脉溶栓的技术与方法

动脉溶栓需要 DSA 设备和训练有素的神经介入专家，即使是训练有素的医生从股动脉穿刺至开始

进行动脉溶栓过程约需 0.6 小时，而如果包括术前的准备等方面，则需耗时约 1 小时余，这是临床无法推广和普及的主要原因，但随着介入技术的发展以及介入材料更新，血管内治疗必将给缺血性脑血管疾病超急性期治疗带来重大的突破。

1. 人员配备　经动脉溶栓治疗必须由能够熟练掌握全脑血管造影及有血管内治疗经验的医生完成，每台手术至少有术者两名，台下医生一名，手术护士两名。

2. 器械准备　如下所述。

（1）数字减影血管造影机及常规血管造影用品。

（2）5F 猪尾巴导管、造影导管和 8F 或 6F 导管鞘、Y 型阀、连接管、三通开关。

（3）动脉加压输液装置及袋装生理盐水。

（4）6F 或 8F 指引导管、交换导丝、微导管、微导丝。

（5）其他介入操作常用器材。

（6）药物及特殊材料。

（7）rt-PA。

（8）肝素。

（9）脱水药物。

（10）急救药品及急救器材。

3. 介入的一般操作过程　患者仰卧于血管造影床上。凡能合作患者均采用右侧腹股沟区穿刺部位浸润麻醉，以便于术中观察患者意识状态、语言功能及肢体运动等。对不能合作的患者予以镇静，必要时可气管插管全身麻醉。一般术中需监护患者生命体征并记录。两侧腹股沟区常规消毒，铺巾。在穿刺部位行局部浸润麻醉。用 16G 或 18G 穿刺针穿刺一侧股动脉，采用 Seldinger 法插入 6F 或 8F 导管鞘，导管鞘与 Y 形阀相连接，Y 形阀侧臂通过两个三通连接管与加压输液管道相连及高压注射器相连接。注意排清管道内的气泡，调节加压输液持续滴入生理盐水（生理盐水中加入肝素钠注射液，配比为 2 000U 加入 500ml 生理盐水）。不进行经静脉途径的全身肝素化。

进行全脑血管造影，首先进行主动脉弓造影，了解弓上血管分布及病变情况（此步骤虽然可能耗费一定的时间，但是能够为进一步的造影和治疗提供明确的路径和可能有用的诊断信息，因此建议在动脉溶栓过程中还是有必要进行主动弓造影这一步骤的）。然后对经过临床检查或影像学初步检查预判的责任血管进行造影，了解闭塞血管的部位。同时还应当进行其余血管的造影，这主要是为了评估患者脑区的血管代偿状态，部分代偿较好的患者造影时可以通过侧支循环的逆向显影判断责任血管的闭塞段长度，为进一步治疗提供决策依据。如果是颅外段闭塞，如颈内动脉颅外段或椎动脉颅外段，可以将指引导管贴近病变处，将微导丝穿过病变，引导微导管越过闭塞段，进行远端血管造影，来判断闭塞段的长度及累及的远端分支。

动脉溶栓治疗时，先在闭塞处的远心端注射一定剂量的 rt-PA，然后在闭塞段的近心端注射一定剂量的 rt-PA，再将微导管置入闭塞段，余量 rt-PA 通过微导管注射入闭塞段内。有文献报道注射剂量分别为近心端和远心端各 1mg，闭塞段内 20mg，总量为 22mg。注射完毕后进行血管造影，了解血管再通情况。一般说来整个手术时间不超过 2 小时。早期在国内通常采用尿激酶（原）实施动脉内接触溶栓（图 10-1），与 rt-PA 治疗相比除药物本身特点有差别外，它们在使用的步骤上是相同的。

一旦闭塞血管再通，溶栓药物的灌注即刻停止，撤出溶栓微导管。若血管粥样硬化狭窄严重，再闭塞可能性较大，而病变血管不适合采取支架成形或球囊成形术，可留置微导管（肝素化生理盐水持续灌洗），密切观察患者的临床症状和体征，必要时可复查血管造影甚至再次灌注溶栓药物。术后予甘露醇脱水、扩容、自由基清除剂以及预防血栓形成的药物治疗。

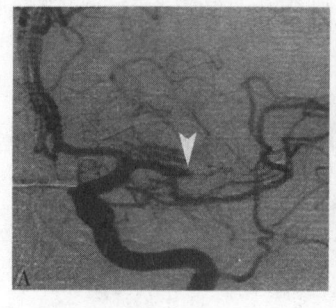

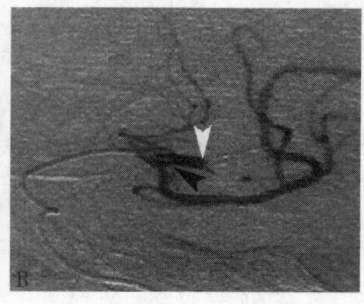

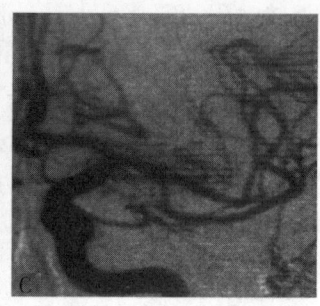

图 10-1 大脑中动脉闭塞动脉溶栓术

患者，女性，78岁；因"突发右侧偏瘫及不能言语5小时"入院，入院时NIHSS评分20分，出院时患者恢复良好。

A. 左侧颈内动脉后前位造影示大脑中动脉上段完全闭塞（箭头）；B. 溶栓微导管头端（黑箭头）插入至血栓的近端（白箭头）；C. 2小时内给予尿激酶原9mg，造影示大脑中动脉上段完全再通

七、动脉溶栓的药物选择及溶栓药物的研究进展

临床上理想的溶栓药物应具备较好的安全性，毒性/疗效比值低的优点，应具备以下特点：①对血栓选择性高；②血浆半衰期短，作用迅速；③快速清除，不产生持续性的毒性代谢产物；④无免疫性反应；⑤引起颅内出血并发症的作用轻微。

第一代溶栓药物链激酶、尿激酶临床已应用多年，其优点是价廉，缺点是特异性差。ASK、MAST-E、MAST-I 等诸多的急性脑梗死链激酶溶栓治疗均因极高的出血转化和早期死亡率而终止，此外链激酶具有抗原性，易造成过敏反应，因此链激酶目前已不用于急性脑梗死的溶栓治疗。尿激酶是双链蛋白酶，不同于链激酶，尿激酶是直接的纤溶酶原激活剂，其优点是无抗原性，对新鲜血栓溶解迅速有效，缺点是对陈旧性血栓的溶解效果差，是目前常用的溶栓制剂。我国"九五"攻关课题——急性脑梗死发病6小时内尿激酶静脉溶栓治疗的临床多中心双盲试验的结果表明，急性脑梗死的尿激酶溶栓治疗安全有效。诸多的动脉溶栓试验也同样证实其有效性，而且准确地说尿激酶是目前动脉溶栓治疗使用最多的溶栓制剂。动脉溶栓时2小时内给予尿激酶50万~70万U，一般不超过75万U，但也有总量至100万~150万U的个案报道。PROACT的结果表明大脑中动脉主干闭塞6小时内尿激酶原（proUK）动脉溶栓治疗有效。PROACT选择的病例比其他急性脑梗死溶栓治疗试验选择的病例病情严重，proUK动脉溶栓治疗的绝对和相对效益分别为15%和60%。尽管PROACT表明proUK疗效确切、安全性高，但由于必须有两个以上严格的临床试验证实该药物有效方能获得FDA批准，而制造商（Abbott Laboratories）预计进一步的临床试验所耗费的资金将超出获得FDA批准后该药销售所获得利润，因此proUK或许永远只能作为罕用药。PROACT proUK的推荐用量为（6~9）mg/2h。

第二代即组织型纤溶酶原激活剂（tissue-type plasminogen activator，t-PA）。t-PA属天然的血栓选择性纤溶酶原激活剂，具有选择性与血栓表面的纤维蛋白结合能力，结合后的复合物对纤溶酶原具有极高的亲和力，t-PA的这种"血凝块特异性"的溶栓作用，对循环血液中的纤溶系统几乎没有影响，不致产生全身纤溶和抗凝状态，这是t-PA与尿激酶的根本区别。此外，t-PA体内半衰期短，溶栓迅速，再通率高，无抗原性，并可通过基因重组技术大量生产（rt-PA），是目前最为理想、应用广泛的治疗血栓性疾病的药物，缺点是价格过于昂贵。

第三代溶栓药物是应用现代分子生物学对第一代和第二代溶栓药物进行改造，在特异性、半衰期、溶栓效率等方面进行改进和提高。它们都是对t-PA进行蛋白质工程技术的改造获得。如瑞替普酶、兰替普酶、孟替普酶等。瑞替普酶（reteplase，rt-PA）是一种单链无糖基化的t-PA缺失突变体，能自由地扩散到凝块中，以降解血栓中的纤维蛋白，发挥溶栓作用。其半衰期较长，为12~16分钟。在体外rt-PA与纤维蛋白的结合力很低，但在体内对纤维蛋白具有选择性。兰替普酶（lanoteplase，NPA）是采用重组DNA技术生产的t-PA中间缺失突变体衍生物，具有纤维蛋白特异性而没有抗原性。

八、动脉溶栓的并发症

动脉溶栓除了介入操作本身的风险外,症状性脑出血和再灌注损伤是其最主要的并发症。

1. 出血 所有溶栓药物均有产生出血的可能,包括脑内出血和脑外出血。影响药物疗效的主要为脑内出血。出血转化的机制尚有争论。大多数学者认为:

（1）急性脑梗死发生后:闭塞血管因缺血缺氧而受损,血管的强度降低,当血栓溶解后,受损的血管暴露于升高的灌注压下,导致出血。

（2）脑梗死时:血小板聚集形成血小板栓子,以后由于凝血酶及纤维蛋白的作用形成稳固的血栓,限制梗死区出血,溶栓药物干预血栓形成,因而溶栓药物本身是引起或加剧颅内出血的重要因素。动脉溶栓的出血转化率不同的文献报道的差异比较大,Perry等对急性脑梗死的动脉内溶栓治疗试验进行荟萃分析,结果表明动脉溶栓治疗患者24小时内出血转化发生率35%～42%,对照组患者7%～13%;发病后10天动脉溶栓治疗的出血转化发生率可高达68%,对照组为57%,两者并无显著性差异。从上述结果可以看出,出血转化与血管再通后再灌注密切相关。尽管出血转化的发生率非常高,但动脉溶栓治疗后症状性脑出血的发生率为10%～17%,比静脉 t-PA 溶栓的症状性脑出血发生率6.4%（NINDS）、8.8%（ECASS II）稍高,可能与动脉溶栓所入选的患者病情重有关。目前认为症状性脑出血的发生可能与伴随使用的抗凝药物如肝素的剂量、溶栓治疗的时间、溶栓药物及剂量、梗死的范围及侧支循环水平、血糖及血压等因素相关,但均缺乏定论。这给溶栓后是否适合支架置入的判断带来一定的难度。

2. 再灌注损伤 缺血脑组织在血流供应重新恢复后的短时间内,其神经损害体征和形态学改变往往会有所加重,形成脑缺血再灌注损伤,目前认为自由基级联反应是造成这种损害的重要原因。再灌注损伤引起的脑水肿可使颅压升高,严重可危及生命。因此动脉溶栓血管再通后应立即给予甘露醇脱水及自由基清除剂治疗。

九、动脉溶栓并发症的预防和处理

有关动脉溶栓的导管导丝的操作技术目前还没有统一的标准。但熟练的导管导丝操作技术对于降低并发症、提高再通率是非常重要的。在作动脉溶栓时,将微导丝穿过闭塞段到达远端往往是溶栓成功的关键。由于闭塞血管远端没有血流,因此导丝在前行过程中往往无法在路图的指引下实施。对于 Willis 环以内的闭塞血管可以借助交通支血管建立路图。例如,左侧颈内动脉闭塞时,如果前交通动脉开放良好,可以通过右侧颈内动脉建立路图,这样在路图下指导导丝安全通过闭塞段并位于血管腔内。

对于需要用球囊扩张来促进溶栓的病例,颅内段血管闭塞宜选取较小球囊进行扩张（图10-2、图10-3）,颈内动脉颅外段血管闭塞的患者可从小球囊起逐渐换用较大球囊进行扩张。对于闭塞病变较长的患者,可选用短球囊由远端向近端逐步实施扩张,同时注意同步的血管造影,了解有无发生夹层及出血等并发症。

术中注意观察患者,观察的内容包括意识状况、生命体征及神经系统体征。如果发现躁动、血压升高及呕吐等表现时,应立即暂停治疗,行血管造影及神经系统体检。如果造影发现血管破裂出血或出现新的神经系统体征应立即停止治疗。必要时进行头颅 CT 检查。

出血是溶栓治疗较常见的并发症。出血总体上分为中枢神经系统和其他器官出血两大类。治疗出血的依据如下:①血肿的大小和位置;②出血产生机械压迫效应的可能性;③神经系统症状恶化或死亡的风险;④给予溶栓药物和出血发生之间的时间间隔;⑤所使用的溶栓药物。如果怀疑出血,应当立即进行血常规检查,了解血细胞比容和血红蛋白值及血小板计数;行凝血功能检查了解活化部分凝血活酶时间（APTT）、凝血酶原时间（PT）国际标准值（INR）和纤维蛋白原值（Fib）。某些部位的活动性出血可以采取机械的方法送行压迫止血。例如动脉或静脉穿刺点的出血可以机械压迫止血。对所有潜在的威胁生命的出血,包括可疑的颅内出血,应当立即停止给予溶栓药物。尽管颅内出血易出现血压升高,但是胃肠道出血或腹膜后出血更易引起低血压或低血容量性休克。有时即使大量补液也不能纠正。怀疑颅内出血应当立即进行急诊头颅 CT 平扫检查。如果证实存在颅内出血，应当请神经外科会诊，决定是否进行手术治疗。如果是非神经系统的严重出血，在进行外科手术或进一步处理前应当进行相关急诊影像学检查。

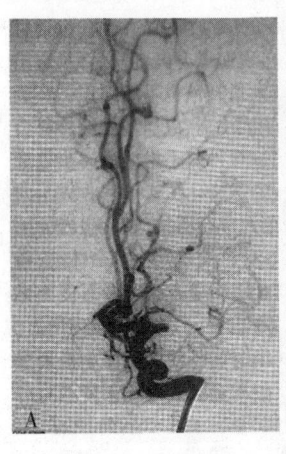

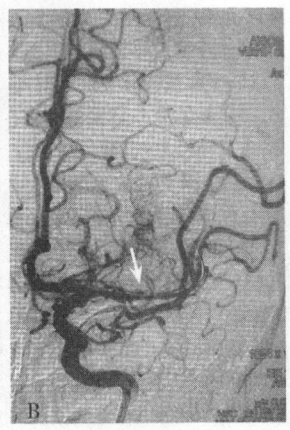

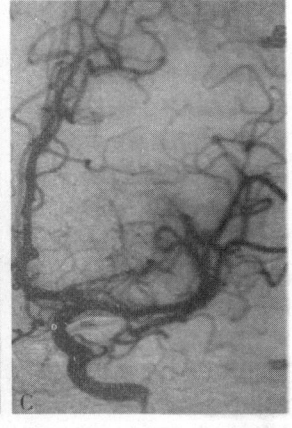

图 10-2　球囊扩张机械碎栓

女性，39岁；因"突发右侧肢体无力伴言语不能 1.5 小时"入院。入院时 NIHSS 评分 18 分，出院时 NIHSS 评分为 4 分。

A. 血管造影提示左侧大脑中动脉闭塞；B. 2.0mm 球囊扩张（箭头）；C. 血管再通

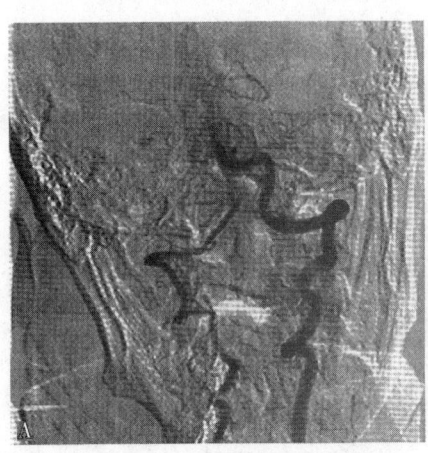

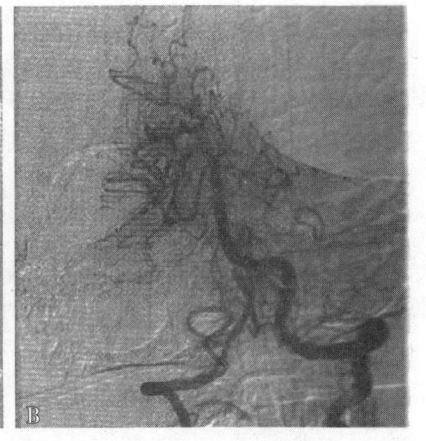

图 10-3　动脉内溶栓联合球囊碎栓重建闭塞的基底动脉

患者，男性，76岁；因"突发意识不清 4 小时"入院，入院时 NIHSS 评分 18 分，出院时患者恢复良好。

A. 治疗前基底动脉尖端闭塞；B. 予 rt-PA 20mg 动脉溶栓后血管未通，遂行球囊血管成形术后基底动脉尖端完全再通

无论是否实现血管再通，在治疗完成后患者应进入脑卒中单元进行监护，观察患者的生命体征及神经系统体征的变化。动脉溶栓后最初 3 小时内每 15 分钟测量一次生命体征，每半小时进行一次神经系统体检。一旦发现生命体征变化（比如血压明显升高或者血压明显降低等）及神经系统新发阳性体征或原有症状加重，应当认真检查患者，了解有无颅内出血，对于怀疑颅内出血的患者应当立即复查头颅 CT。一般术后 24 小时内不使用抗血小板聚集药物。当然如果是单纯使用机械辅助的方法实现再通的患者，在复查凝血常规无禁忌时可以及早应用抗凝或抗血小板聚集药物。

十、急性脑梗死动脉溶栓的预后

诸多临床试验结果使由保守的抗凝和抗血小板治疗转向积极的溶栓治疗。就目前的研究结果而言，

静脉溶栓适合于小血管闭塞导致的缺血性脑血管病，动脉内溶栓则更适于颅内大血管闭塞的再通。大脑中动脉近端闭塞动脉内溶栓和静脉溶栓治疗的再通率分别为70%和31%，再通率高可能是动脉内溶栓时间窗长的原因。动脉内溶栓的另一优势是所需溶栓制剂的总量低，对全身出凝血功能的影响较小，这对一些存在出血倾向的患者可能较为安全。但动脉内溶栓症状性脑出血的发生率显著高于静脉溶栓，尽管目前认为动脉内溶栓症状性脑出血高的原因可能与入选的患者重、治疗时间窗长有关。

动脉溶栓的预后除了与溶栓后症状性脑出血直接相关外，还取决于闭塞血管供血区的侧支循环。例如：颈内动脉末端闭塞（CTO），也称为血管分叉口闭塞，即T形闭塞，此时既影响同侧的ACA A1段又影响同侧大脑中动脉M1段。这类患者预后极差。原因是缺少软脑膜提供的侧支循环。甚至有些学者认为，若CT、MRI或血管超声等检查考虑CTO，应视为非溶栓治疗适应证。

总体而言，血管再通预示良好的开端，但应该强调的是，动脉溶栓后血管再通并不总意味着良好的临床预后，血流的恢复不代表功能的恢复；反之溶栓后尽管血管未能完全再通，但可能因溶栓后侧支循环形成而取得良好的临床疗效。此外，高龄是动脉内溶栓预后不佳的独立危险因素。

（徐　宁）

第三节　急性脑梗死动脉内溶栓联合支架置入术

早期针对缺血性脑血管病的溶栓治疗，无论是经动脉还是经静脉途径，主要是使用单一溶栓药物。但随后的研究发现，使用一种药物无论经动脉或静脉途径均不能快速有效地开通大动脉的闭塞。即使奏效，也要花费至少15~20分钟。没有证据表明某种溶栓药优于其他溶栓药物。颈内动脉或基底动脉闭塞通常对单一药物溶栓反应更差。TCD超声研究证实，经静脉途径rt-PA溶栓治疗大脑中动脉闭塞仅有30%的再通率，48%的部分再通率，而开通动脉的再闭塞率高达27%。经动脉rp-UK溶栓大脑中动脉完全再通率2小时后仅为20%，63%的部分再通率。而完全开通动脉1小时后的再闭塞率为50%。一般在rt-PA溶栓后24小时内不能使用阿司匹林，这可能与较低的再通率和较高的再闭塞率有关。

对闭塞血管实施快速而完全的再通是患者良好预后的前提。为达到这一目标，在处理急性冠脉综合征（ACS）时，目前的共识是使用多种药物，而且更多地联合应用经皮冠脉介入方法。其目标就是要尽快并完全地恢复闭塞或狭窄冠脉的血流。目前，针对大多数ACS患者标准的治疗方法是包括抗栓（阿司匹林、氯吡格雷、Ⅱb/Ⅲa拮抗剂）、抗凝（肝素或低分子肝素）和直接经皮冠脉介入。TIMI研究组报道在处理ACS患者时，使用较小剂量的rt-PA联合Ⅱb/Ⅲa拮抗剂（阿昔单抗）闭塞血管能达更高的完全再通率。然而在GUSTO试验中，采用降低剂量的rt-PA联合阿昔单抗治疗发现>75岁的患者脑出血的风险显著增加。

为了提高急性缺血性脑卒中患者溶栓治疗的成功率，一个方法就是参考急性冠脉综合征（ACS）的治疗方法，应当探索多模式的治疗方法。颅内支架置入术治疗急性颅内血管闭塞即是其中可选方案之一。

颅内支架置入术治疗急性颅内动脉闭塞相对于其他机械性再通的方案其优势在于能够立即重建血流。有些时候因为血栓的固有结构特点对溶栓药物不敏感，有些时候因为栓子与血管内膜牢固粘连，使得机械碎栓等手段亦不易奏效。通过支架置入将栓子推移到血管壁上从而重建血流成为一种有效的治疗方法。

颅内支架置入重建脑血流的概念是从心血管治疗中演化过来的：最初关于颅内支架置入治疗急性颅内动脉闭塞的病例即是置入的冠脉用的球扩式支架。Levy等报道了19例患者在发病6.5小时内采用颅内支架置入进行补救性治疗，79%的患者实现了血管再通（TIMI 2~3级）；共6例患者死亡（5例死于进展性脑卒中，一例死于并发症），仅有1例患者出现症状性颅内出血。使用球囊扩张式冠脉支架行颅内支架置入术产生并发症更多是因为冠脉和颅内血管的解剖结构不同所致。与冠脉血管不同，颅内血管缺乏外弹力膜，并且因为发出众多的穿支动脉而相对位置固定。另外，血管闭塞的原因也不同。冠脉闭塞的原因就是因为局部的血管病变，而颅内血管闭塞的原因更多是因为来源于其他血管的栓子引起的栓塞。因为球扩式支架本身所具有的缺乏弹性，因而相对而言在前循环病变使用球扩式支架更难奏效。同时因为栓子的推移效应，导致在使用球扩式支架时栓子可能被推移到穿支血管的开口部位从而栓塞了穿支血管，形成大血管再通，但病变部位脑组织无复流的现象。因此为了避免这种现象，在进行球扩式支架释放前最好先用一个球囊进行一次预扩张而预扩张球囊的直径要小于血管直径，且不要打开得充分，最好约为命名直径的80%。然后再置入球扩式支架或有助于减少上述情况的发生。

相对而言，颅内自膨式支架治疗急性颅内血管闭塞更有优势，具体表现在以下几个方面。第一，自膨式支架输送系统较球扩式支架更柔顺，在送到靶血管区域时对沿途血管的损伤较球扩式支架要小，产生诸如夹层等并发症的可能性降低。第二，自膨式支架本身亦较球扩式支架更柔顺，在释放后与血管壁的贴壁性更佳。第三，改良后的自膨式输送系统对迂曲血管的通过性较自膨式支架更强。目前临床使用的自膨式颅内支架系统有以下5类：Neuroform（Boston Scientific）、Wingspan（Boston Scientific）、Enterprise Codman、euro、fascular）、Solitaire（ev3）、Leo（Balt，Montmorency）。这5类中只有Wingspan支架是经过FDA批准的用于治疗症状性颅内动脉狭窄的支架，其他4类都是用来治疗颅内宽颈动脉瘤的支架。

目前关于自膨式支架治疗急性颅内动脉闭塞的研究仅有少量的病例报告。前文所述的Levy等的研究中共纳入了19例患者，其中16例患者使用了Neuroform支架，在另3例中使用了Wingspan支架。另外的使用了一些其他辅助再通装置，如MERCI装置等。该研究总再通率为79%，NIHSS提高4分以上的患者为39%，所有的单支血管病变全部再通，多支血管病变的再通率为64%。Zaidat等报道9例患者，再通率为89%（TIMI 2~3级），主要并发症是颅内出血。其中一例出现支架内急性血管栓形成，经使用阿昔单抗及球囊扩张成形后缓解。有3例患者死于脑卒中相关并发症，存活的6例术后90天随访，mRS评分均小于2分。Brekenfeld报道了12例患者，治疗时间为发病510分钟内（平均310分钟），再通率为92%（TIMI 2~3级）。其中6例患者术后90天随访mRS评分小于3分，另有4例患者死于进展性脑卒中。未发生颅内出血病例。

SARIS试验是FDA批准的首个使用支架治疗颅内血管急性闭塞的前瞻性研究。共纳入20例患者，NIHSS评分为14±3.8，平均治疗时间为发病5小时。12例患者采用了联合治疗，其中包括血管成形8例、经静脉rt-PA溶栓2例、经动脉溶栓10例。研究中共使用了19例自膨式支架，其中Wingspan支架17例，Enterprise支架2例。其中一例患者在支架到位时发现闭塞血管再通，遂放弃使用支架治疗。全部闭塞血管实现了部分可完全再通，其中TIMI 2级为40%，TIMI 3级为60%。24小时内共出现3例颅内出血的并发症，其中1例是症状性颅内出血。65%的患者术后NIHSS评分提高大于4分。5例患者死于脑卒中相关的并发症。12例患者（60%）术后30天随访，mRS评分小于3分。

新一代的自膨式支架还可以实现临床血管再通的功能。这种临床再通的好处不仅可以实现血管再通，且避免了支架置入后的再狭窄以及患者需要长期服用抗血小板聚集药物的负担。Kelly等于2008年报道了1例临时使用支架辅助再通的病例。患者为一例55岁男性，NIHSS评分为20分，经过动脉使用阿昔单抗、rt-PA以及机械再通等治疗均未实现右侧大脑中动脉M1段闭塞再通。遂采用Enterprise支架在病变部位部分释放，实现血管再通。将支架在原位维持20分钟后加收支架。患者的NIHSS评分术后戏剧性地下降到7分。Hauck等报道了一个相似的病例。一例41岁男性患者椎基底动脉闭塞9小时，NIHSS评分为19分，采用上述相似的治疗方法，术后NIHSS评分立即下降到8分，术后30天为2分。前述的5种自膨式支架中Wallstent支架和Neuroform支架因为是开球式设计，不能回收，故不适合这种疗法。Enterprise支架、Leo支架和Solitaire支架可以实现部分释放后再回收功能。其中Enterprise支架释放<70%可实现回收，Leo支架释放<90%可实现回收，而Solitaire支架完全释放后亦可实现回收。

该治疗方法对患者的选择上与动脉溶栓不尽相同，主要注意排除的病例包括术前存在颅内出血、严重脑水肿以及没有缺血半暗带的患者。目前所进行的一些临床试验，例如SARIS试验以及Enterprise回收试验均对入组患者设定了颅内出血不能入组的排除标准。术前脑水肿是一个相对禁忌证，主要是因为术前存在脑水肿的患者进行支架置入血管再通治疗后可能会继发再灌注损伤。没有缺血半暗带血管再通后不能改善临床症状。

（肖国栋）

第四节　器械溶栓和超声辅助溶栓

正如前文所述，既往进行的一些关于经静脉溶栓、经动脉溶栓及两者的联合治疗在实现血管再通及良好临床预后上均未取得令人满意的效果。由此催生了进行其他方法实现血管再通及再灌流的研究热潮。第三节所述动脉溶栓联合支架置入治疗急性颅内血管闭塞即为其中方案之一，本节介绍几种近年得到重点研究并应用的治疗方法，这其中包括血栓清除、机械碎栓、血栓吸取等。

血栓清除指的是使用机械的方法将栓子从指引导管或动脉鞘中取出的方法：Chopko 等在 2000 年报道了采用血管内捕获装置对大脑中动脉进行血管内取栓治疗的报道。一例大脑中动脉 M1/M2 交界处闭塞的患者经过经静脉使用尿激酶、阿昔单抗以及经动脉微导丝碎栓等处理后仍不能实现血管再通，最后选用鹅颈式血管内捕获器成功取出栓子，立即实现了完全的血管再通。Nesbit 等报道使用 Microsnare（Microvena, Minneapolis, MN）和 Neuronet（Guidant, Temecula, CA）分别治疗了 6 例和 5 例患者，实现了约 50% 的再通，并且没有发生与器械相关的并发症（图 10-4）。

在 MERCI 装置于 2004 年获得 FDA 的批准用于临床之前，所有有关机械血管再通的研究均为临床试验研究。MERCI 装置是由三部分组成：镍钛合金的记忆导丝，其末端卷曲成环状、一个微导管以及一个球囊支持的指引导管。使用 MERCI 装置进行的第一阶段试验入组了 30 例不适合进行静脉溶栓或者经静脉溶栓失败的病例，43% 的患者成功实现了血管再通，64% 的患者追加了经动脉 rt-PA。在血管再通的 18 例患者中 9 例在术后 1 月随访时 mRS 评分 ≤3 分，术后一个月总的死亡为 36%，没有一例是因为手术相关的并发症而死亡的。由此设计了 MERCI 试验来验证 MERCI 装置治疗脑卒中发病 8 小时以内的患者的有效性和安全性。这是一个前瞻性多中心的研究，入组了 151 例不适合进行经静脉溶栓的患者。结果提示血管再通率为 46%，其中成功使用了 MERCI 的患者再通率为 48%。临床预后显著优于 PROCAT II 试验（P < 0.000 1）。3 个月随访良好预后（mRS 评分 ≤2 分）率为 27.7%，死亡率为 43.5%。血管再通组在术后 90 天随访时神经功能评分优于未再通组，而死亡率低于未再通组。后来又设计一个多中心的 MERCI 试验评价新一代 MERCI 装置的安全性和有效性。其中 166 例患者使用了 MERCI 装置，血管再通率为 55%，联合使用了经动脉溶栓后血管再通率提高至 68%。术后 3 个月随访良好预后率为 36%，死亡率为 34%，以上两项指标均优于 IERCI 试验的结果。Devlin 等采用与 MERCI 试验相似的设计对 25 例患者进行血管内 IERCI 再通治疗，其结果提示再通率为 56%，90 天时死亡率为 36%，但是所有死亡患者均为未实现血管再通的患者。

Phonex 血栓取出装置（Phenox, Bochum, Germany）是一种类似毛刷样的装置。其核心是一根微导丝，周边是长度不等的呈栅栏样排列的微丝样结构（图 10-4A）。这种装置自 2006 年起在欧洲被用于治疗急性脑血管闭塞。这种装置共有三种尺寸，最小的一种能够对直径为 2mm 的血管（比如大脑中动脉的远端分枝）进行治疗。

Liebig 等运用第二代这种装置对 55 例患者进行了血管内治疗，包括颈内动脉、大脑中动脉、大脑后动脉、椎-基底动脉系统。结果提示血管再通（定义为 TIMI 2~3 级）率 56.3%，没有发生装置导致的致残和致死。

血管内激光装置被认为是一种设计合理很有应用前途的装置。其设计原理是通过激光的能量将血栓粉碎成能够通过毛细血管进入微循环的微碎片，从而实现血管再通的目的。LaTIS 激光装置（LaTIS, Minneapolis, MN）是第一个在美国用来进行前瞻性和开放性研究的装置。这项研究是因为在 12 个动物上进行预实验取得成功后得到 FDA 批准的。入组标准为前循环脑卒中发病 8 小时以内，后循环脑卒中发病 24 小时以内。初步研究结果显示在 5 例患者中有 2 例装置不能到过病变部位，实验总共进行了 12 例患者即停止了。后来尽管对装置进行了改进，但是未开展进一步的试验。

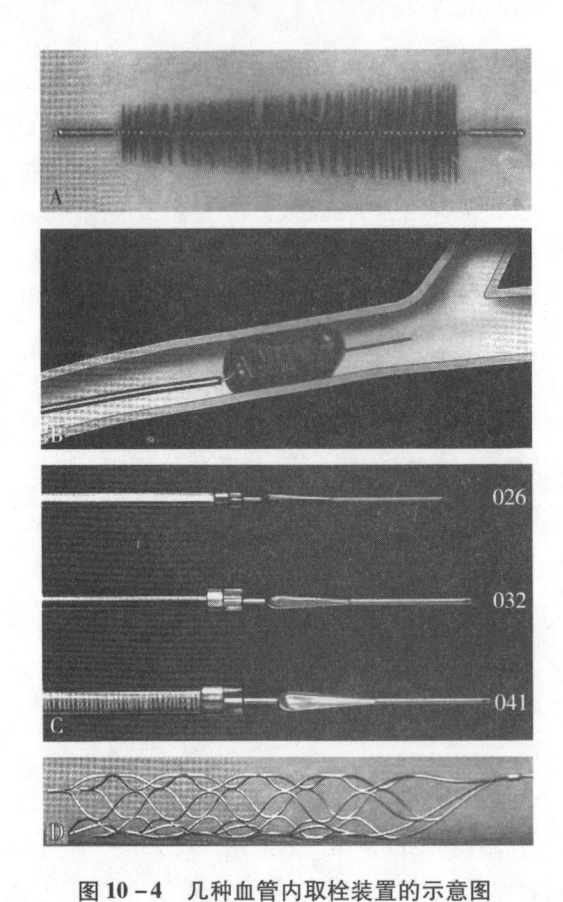

图 10 - 4　几种血管内取栓装置的示意图
A. Phonex 装置；B. MERCI 装置；C. Per∞bre 装置；D. Solitaire AB 支架装置

EPAR 激光装置（Endovasix，Belmont，CA）的原理是通过光纤将激光的能量转化为声能，在微导管的末端产生微气泡达到血栓消融的目的。一项使用此装置的先导研究纳入了 34 例患者，血管再通率为 41.1%。EPAR 试验中成功使用了该装置的病人数为 18 例，再通率为 61.1%，死亡率为 38.2%。目前正在进行对于该装置的 2 期临床试验。

通过微导管或指引导管进行血管内抽吸新鲜栓子的方法已经开展了多项研究。比如对颅外血管进行抽吸的装置，如 Angiojet System（Possis Medical，Minneapolis，MN）、Oasis System（Boston Scientific，Natick，MA）、Hydrolyzer（Cordis Endovasc ular. Warren，NJ）、Amplatz Device（Microvena，White Bear Lake，MN）等。这些装置通过在血栓局部形成涡流进而碎裂并吸出栓子。曾有一个试验用来评价使用 Angiojet System 用来抽吸颅内血管的栓子，包括颈内动脉颅内段、大脑中动脉及椎 - 基底动脉系统等，因为产生的动脉夹层及装置不能到位等导致试验提前终止了。尽管厂商更改了装置的设置及试验的设计，但目前有关该装置的安全性和有效的试验仍未得到批准。

Penumbra 装置是 FDA 于 2008 年批准用于临床的一种新型的血栓抽吸装置。研究该装置的先导试验是在欧洲完成的，共纳入了 23 例患者，均为脑卒中发病 8 小时以内的患者。尽管有 3 例患者因为血管迂曲未能使用该装置治疗，其余患者经过该装置治疗后再通率为 87%。接着这个试验又设计了一个更大规则的前瞻性多中以的研究（PPST，the Penumbra Pivotal Stroke Trial），共纳入了 125 例患者，81.6% 的患者实现了完全或部分再通，3 个月后随访死亡率为 32.8%。在该装置被批准用于临床后，一项荟萃分析提示 6 个国际中心共使用该装置治疗了 105 例患者，术前 NHISS 平均分为 17 分，56 例患者治疗后 NIHSS 评分提高至少 4 分以上。术前靶血管大部分 96% TIMI 分级为 1~2 级，治疗后 52% 的患者血管再通的 TIMI 分级为 2 级，31.3% 的患者为 TIMI 3 级。24 小时内颅内出血率为 5.7%，死亡率为 21%。

另外，Solitaire AB 支架装置已用于脑血管急性闭塞再通的治疗（图 10 - 5）。最新的研究表明，63.6% 的急性大脑中动脉闭塞的患者经 Solitaire AB 支架装置再通后，NIHSS 评分下降了 10 分；血管再通率高达90.9%。

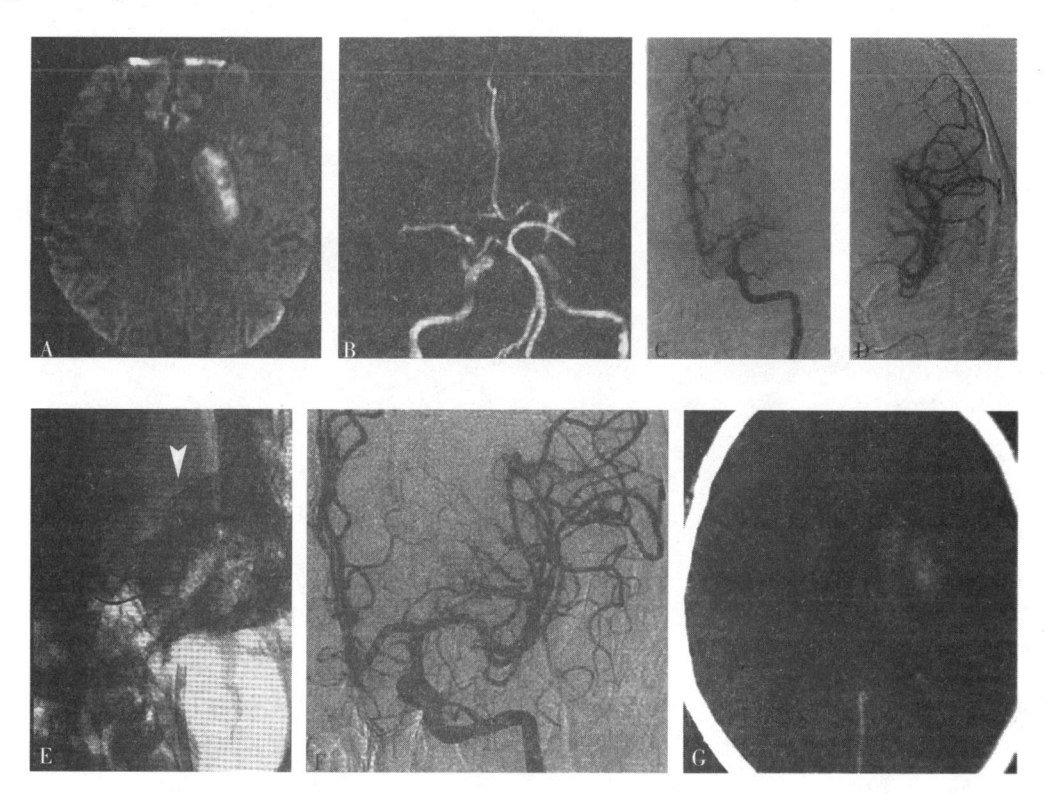

图10-5 Solitaire AB支架用于脑血管急性闭塞再通的治疗

患者,男性,58岁,因"突发右侧肢体无力伴言语不清6小时"入院。入院时NHISS评分为15分,既往有高血压病和糖尿病史。行Solitaire AB支架取栓术,出院时NHISS评分为4分
A. MRI-DWI提示左侧基底节区、左侧颞及顶叶急性脑梗死(处超急性期);B. MRA提示左侧大脑中动脉(L-MCA)M1段闭塞;C. DSA证实L-MCA M1段闭塞,且大脑前动脉的软脑膜支向L-MCA血区代偿血;D. 通过微导管证实L-MCA远端显影;E. Solitaire支架置入病变血管(箭头);F. 支架回收后L-MCA M1再通(取出的栓子图片未提供);G. 术后CT提示左侧基底节区小片梗死伴少量造影剂外渗

(肖国栋)

参考文献

[1] 王增武,等. 脑血管病临床检查与治疗. 北京：世界图书出版公司, 2014.
[2] 周继如. 实用临床神经病学. 北京：科学出版社, 2015.
[3] 坎贝尔. DeJong 神经系统检查. 北京：科学出版社, 2014.
[4] 尹涛. 脑血管病. 北京：中国医药科技出版社, 2016.
[5] 张晓曼. 脑血管病诊疗与进展. 郑州：河南科学技术出版社, 2014.
[6] 吴江, 贾建平. 神经病学. 北京：人民卫生出版社, 2015.
[7] 德斯兰. 神经病学. 北京：北京大学医学出版社, 2014.
[8] 贾亭街. 缺血性心脑血管病的防治. 兰州：兰州大学出版社, 2014.
[9] 李建章. 脑小血管病诊断与治疗. 北京：人民卫生出版社, 2016.
[10] 王伟, 卜碧涛, 朱遂强. 神经内科疾病诊疗指南. 北京：科学出版社, 2015.
[11] （美）本多克. 出血性和缺血性卒中：内科、影像、外科和介入治疗. 毛颖, 张仁良, 王亮, 译. 上海：上海科学技术出版社, 2017.
[12] 蒲传强, 崔丽英, 霍勇. 脑卒中内科治疗. 北京：人民卫生出版社, 2016.
[13] 董为伟. 神经系统与全身性疾病. 北京：科学出版社, 2015.
[14] 田新英, 王丽琴, 陈丽萍. 脑血管疾病. 北京：军事医学科学出版社, 2015.
[15] 赵继宗, 周定标. 神经外科学. 第3版. 北京：人民卫生出版社, 2016.
[16] 高颖. 脑血管疾病安全用药手册. 北京：科学出版社, 2015.
[17] 刘新峰. 脑血管病的防与治. 北京：人民卫生出版社, 2014.
[18] 孙斌. 脑血管病基础与临床. 北京：金盾出版社, 2014.
[19] 黄永锋. 神经内科危重症及监护监测. 南京：东南大学出版社, 2014.
[20] 杨华. 神经系统疾病血管内介入诊疗学. 北京：科学出版社, 2016.